功能性解剖與運動治療

物理治療師的臨床指南——

工藤慎太郎

聲明

　　本書中記載的診斷法、治療法都是作者及出版社在出版時基於當時的最新資訊，各自盡最大努力確保其正確性及完備，然而隨著醫學、醫療的進步，書中記載的內容有時並非正確且完備的。

　　由此可知，實際診斷、治療時，使用並不熟悉、常用的新藥等醫藥品，施行檢查並判讀之際，希望各位首先確認醫藥品隨附文件及器械試藥的說明書，充分考量診療技術，並時時小心多注意。

　　本書記載的診斷法、治療法、醫藥品、檢查法、應用於患者的方法等，未來如果因為往後醫學研究及醫療的進步在本書出版後有所變更，對於該診斷法、治療法、醫藥品、檢查法、應用於患者的方法等所引起不測的事故，作者及出版社並不負責任，敬請理解。

序言

對骨骼肌肉系統施行物理治療時，最重要的是懷抱著能「治癒某處」的自信去面對患者。想要逼近「某處」，解剖學很重要，如果能確認治療對象的構造，便能想見該處有何功能。基於功能性解剖學的物理治療處置，既是掌握了骨骼肌肉系統病況的物理治療法，也是骨骼肌肉系統疾病物理治療的「捷徑」。

對我們來說，以往一貫會有的「如何治好」想法並不重要，因為物理治療可想到各式各樣的處置法。如果有「這樣做能治好所有○○患者」的治療方法，應該幾乎所有的物理治療師都會記住這種技術吧。不過很遺憾的是，並沒有前述的方法。不用說，本書所有的筆者一點也不認為本書中記載的徒手治療與運動治療屬於前述的種類，大家都一邊想著「說不定有更好的方法」，一邊猶豫著下筆。那麼，為什麼會在如此的想法中出版本書呢？

本書希望以下幾類的物理治療師或學生，能從中獲得運動治療的提示：
・對治療患者沒有自信的新手物理治療師。
・見習前輩治療機會少的物理治療師。
・想要規劃更佳物理治療法的物理治療師。
・對首次規劃患者治療方案感到不安的學生。

我們還是菜鳥物理治療師時，會偷瞄前輩的治療方法，或是請前輩來幫忙看看進展不順利的患者，於其中模仿其實際的運動治療法，也藉此累積如何治療某處的「How to」經驗。然而如今新手物理治療師及學生所處的環境改變，不僅沒有仔細見習物理治療的機會，也沒有機會請人來看看自己的治療技術。物理治療的領域增加，應該學習的內容自然也跟著增加，也就是說，必須要更有效率地學習前輩們物理治療技術的「How to」。

所以本書將困難的解說與解剖學的解說盡可能簡化成重點，用翻開同一面的2頁結束1個運動治療的解說。除此之外，還使用照片來說明技術上的重點、常見的失敗範例。假如各位有今天治療不順利的經驗，希望你務必翻開記載該治療的那頁，整理重點後，隔天活用在臨床上。如果能幫助你多拯救一位患者，實屬萬幸。

這個企劃在股份有限公司羊土社 鈴木美奈子女士的強力推動下終於實現，此外，橫內和葉女士幫忙細心地檢視了版面與呈現方式，讓本書變得更容易閱讀，我由衷地感謝兩位。最後向滿心期待父親休假回家的圭一郎與蒼士，以及努力奮鬥養育兩個孩子的妻子——美知，致上深深的謝意。

2022年2月

森之宮醫療大學保健醫療學部物理治療法學科 教授

工藤慎太郎

功能性解剖與運動治療

目　次

◆ **序言** .... 工藤慎太郎　3

◆ **附錄**　從動作障礙、功能障礙尋找運動治療法 10

第1章　肩部

【OKC運動】
1）肩膀外展的運動 14
2）肩膀外轉的運動 16
3）肩膀內轉的運動 18
4）菱形肌的運動 20
5）前鋸肌的運動 22
6）斜方肌的運動 24

【徒手治療】
7）喙肱韌帶周圍的徒手治療 26
8）肩峰下滑液囊、棘上肌的徒手治療 28
9）棘下肌深層組織的徒手治療 30
10）喙肱肌的徒手治療 32
11）腋神經的徒手治療 34
12）胸神經的徒手治療 36
13）胸背神經、胸長神經的徒手治療 38
14）前鋸肌上束的徒手治療 40
15）盂肱關節的鬆動術 42
16）腋神經前枝的徒手治療 44

| 【案例探討】 | Case1 | 盂肱關節可動範圍受限伴隨夜間疼痛的沾黏性肩關節囊炎 | 46 |
| | Case2 | 具有肩帶與旋轉肌袖功能障礙的夾擠症候群 | 48 |

第2章　肘部

【OKC運動】	17）尺側屈腕肌的運動	50
	18）屈指淺肌的運動	52
【徒手治療】	19）肱肌的徒手治療	54
	20）橈神經的徒手治療	56
	21）正中神經的徒手治療	58
	22）尺神經的徒手治療	60
	23）肱三頭肌的徒手治療	62
	24）橈側伸腕短肌ECRB、伸指肌EDC、旋後肌的徒手治療	64
	25）近端橈尺關節的鬆動術	66
【案例探討】	Case3　肘部、前臂可動範圍受限的橈骨頭骨折	68
	Case4　肘部內側疼痛的棒球肘病例	70

第3章　手部

【OKC運動】	26）射飛鏢、逆射飛鏢	72
	27）掌內在肌的運動	74
	28）掌外在肌的運動	76
【徒手治療】	29）遠端橈尺關節的鬆動術	78
	30）橈腕關節的鬆動術	80
	31）伸肌支持帶、第2區塊的徒手治療	82
	32）腕隧道、正中神經掌枝的徒手治療	84
	33）尺神經背側枝的徒手治療	86
	34）掌板的徒手治療	88
【案例探討】	Case5　手部可動範圍受限、殘存尺側疼痛的橈骨遠端骨折	90

第4章　頸部

【OKC運動】
35）頸部屈肌群的肌力運動 ……… 92
36）頸部伸肌群的肌力運動 ……… 94

【徒手治療】
37）提肩胛肌的拉伸 ……… 96
38）斜方肌上束的拉伸 ……… 98
39）胸鎖乳突肌起端的徒手治療 ……… 100
40）枕下肌群的徒手治療 ……… 102
41）夾肌與半棘肌的徒手治療 ……… 104
42）中斜角肌的徒手治療 ……… 106

【案例探討】 Case6　伴隨頸椎伸展受限的頸部揮鞭症 ……… 108

第5章　腰部

【CKC運動】
43）側腹肌、多裂肌的運動 ……… 110
44）骨盆底肌的運動 ……… 112

【OKC運動】
45）多裂肌的運動 ……… 114
46）腹橫肌的運動 ……… 116
47）腹內斜肌的運動 ……… 118
48）腹直肌的運動 ……… 120
49）胸椎的伸展運動 ……… 122
50）腰方肌的運動 ……… 124

【徒手治療】
51）闊背肌的鬆動術 ……… 126
52）多裂肌的舒緩法 ……… 128
53）最長肌的舒緩法 ……… 130
54）椎間孔的擴大法 ……… 132
55）肋椎關節的鬆動術 ……… 134

【案例探討】 Case7　跳舞時產生腰痛的病例 ……… 136

第6章　髖關節

【CKC運動】
56）深層外轉六肌的運動 ……… 138
57）寬距深蹲 ……… 140

【OKC運動】
58）髂腰肌的運動 ……… 142
59）臀小肌的運動 ……… 144

	60）臀大肌的運動	146
	61）臀中肌的運動	148
【徒手治療】	62）股直肌的徒手治療	150
	63）閉孔外肌的舒緩法	152
	64）股神經的徒手治療	154
	65）股外側皮神經的徒手治療	156
	66）臀上皮神經的徒手治療	158
	67）臀上神經的徒手治療	160
	68）臀中皮神經的徒手治療	162
	69）坐骨神經的徒手治療	164
	70）臀下皮神經的徒手治療	166
【案例探討】	Case8　坐姿、蹲踞有困難的變形性髖關節炎病例	168

第7章　膝部

【CKC運動】	71）深蹲	170
	72）前跨弓箭步	172
	73）側向弓箭步	174
【OKC運動】	74）股四頭肌原位運動	176
	75）腿部伸展	178
	76）腿部屈曲	180
	77）膕肌的運動	182
【徒手治療】	78）腓腸肌內側頭周圍的徒手治療	184
	79）半膜肌的舒緩法	186
	80）髕骨的鬆動術	188
	81）股中間肌與股骨前脂肪墊的徒手治療	190
	82）股外側肌的徒手治療	192
	83）隱神經的徒手治療	194
	84）鵝足的徒手治療	196
	85）股二頭肌短頭的徒手治療	198
	86）脛神經的徒手治療	200
	87）髂脛束深層脂肪墊的徒手治療	202
	88）髕骨下脂肪墊的徒手治療	204
	89）腓總神經的徒手治療	206
【案例探討】	Case9　膝部前面疼痛引起蹲踞困難的 　　　　變形性膝關節炎病例	208

Case10　站立後期無法伸展膝關節
　　　　　主訴膝部前面疼痛的變形性膝關節炎病例 210

第8章　足部

【CKC運動】
90）提踵 212
91）骰骨支撐深蹲 214
92）離心提踵 216

【OKC運動】
93）脛骨後肌的運動 218
94）腓骨肌群的運動 220
95）脛骨前肌的運動 222
96）縮足運動 short foot exercise 224

【徒手治療】
97）屈趾長肌的徒手治療 226
98）脛神經的徒手治療 228
99）外展拇肌的徒手治療 230
100）內側肌間中隔處的內蹠神經徒手治療 232
101）腓腸神經的徒手治療 234
102）屈拇長肌及腓骨短肌的徒手治療 236
103）後方關節囊的徒手治療 238
104）距骨前脂肪墊的徒手治療 240
105）跗骨竇周圍的徒手治療 242
106）比目魚肌的徒手治療 244
107）阿基里斯腱下脂肪墊的徒手治療 246
108）足底腱膜的拉伸法 248

【案例探討】
Case11　主訴衝刺時踝關節後方疼痛的阿基里斯腱炎病例 250
Case12　殘存底屈受限、負重時疼痛的踝關節扭傷病例 252

◆ 文獻一覽 254

◆ 索引 255

◆ 執筆者一覽 260

●關於足部關節運動的定義
　根據2022年4月修訂的《關節可動範圍表示及測定法》，本書中所謂的足部關節運動指的是踝關節、足部、腳趾的運動。

附錄　從動作障礙、功能障礙尋找運動治療法

第1章　肩部	參考頁數
背後綁帶動作受限	28, 30, 32
肩膀運動時骨頭往前方偏移	42
肩膀轉動受限	42
肩膀外轉受限	26, 36
肩膀外展、外轉時上臂前側疼痛	44
肩膀外展受限	28
抬高肩膀時外轉受限	18
抬高肩膀時肩胛骨下角浮起	20
抬高肩膀時肩胛骨上方轉動、外展不足	22
抬高肩膀時肩胛骨上方轉動不足	24
抬高肩膀時肩胛骨內側疼痛	40
抬高肩膀時上臂外側疼痛	34
抬高肩膀時受限	24, 30, 32, 34, 38, 42
在抬高肩膀途中可動範圍受限	14, 16, 26, 28
在抬高肩膀途中前臂外側疼痛	32
肩膀後下方的延展性低下	16
肩胛骨的運動異常	24
肩胛骨浮起	22
肩胛骨固定肌低下	20, 22
肩胛骨固定肌的肌力低下	24
肩胛骨後傾受限	36, 40
肩胛骨內收不足	40
肩膀上方夾擠	14
肩膀伸展、外展受限	32
肩膀伸展受限	44
肩膀水平外展受限	44
肩膀水平內收受限	34
肩膀前方的延展性低下	18
肩膀內轉受限	30, 34
肩膀內收受限	26, 28
肩峰下夾擠	30
肩膀旋轉肌肌力低下	14, 16, 18

第2章　肘部	參考頁數
近端指間關節（PIP）屈曲肌力低下	52
握力低下	52
尺神經障礙	50
前臂旋前、旋後受限	66
前臂旋前位下無法抓握	64
前臂屈肌群功能低下	58
投球時肘部外翻不穩定	52
投球動作中的揮臂期疼痛	50
肘部外側疼痛、感覺障礙	56
肘部屈曲可動範圍受限	60
肘部屈曲受限	56, 62
肘部伸展時後方夾擠	62

（後續）

（接前面）

	參考頁數
肘部伸展受限	54, 58
手指伸展的功能低下	56
手腕尺屈的功能低下	60
手腕尺屈肌力低下	50
手腕背屈肌力低下	64
手腕背屈時肘部外側疼痛	64

第3章　手部	參考頁數
收取零錢的動作受限	78
轉動門把的動作受限	78
遠端橈尺關節不穩定	76
尺骨的背側不穩定	76
手指伸展受限	88
手指對掌運動受限	74
手部尺側疼痛	86
手部掌屈肌的功能低下	84
手腕掌屈受限	72, 80, 82
手部伸肌滑動不全	82
掌內在肌萎縮	74
需要手腕背屈、掌屈可動範圍的所有手工作業	72
手腕背屈時肘部外側疼痛	82
手腕背屈受限	72, 80, 84, 86
正中神經、尺神經障礙	74
洗臉有困難	88
前臂旋後受限	78
前臂旋前、旋後受限	86
前臂旋前、手腕背屈下的抓握動作不良	76
前臂旋前受限	78
日常生活中使用手腕關節的所有動作	80
大魚際肌群萎縮（猿手）	84

第4章　頸部	參考頁數
下位頸椎的伸展受限	106
難以維持收下巴的良好姿勢	104
收下巴有困難	102
伴隨肩胛胸廓關節可動範圍低下的肩膀抬高受限	96, 98
肩胛骨下降、往下轉動受限	98
肩胛骨下降、往上轉動受限	96
轉頭往後看的動作有困難	100, 104
在抗重力位下維持頭頸部中間位有困難	92, 94
在重力位下維持頭頸部中間位有困難	102
上位頸椎屈曲、下位頸椎伸展受限	100
所有伴隨側彎的動作有困難	106
頭部及上位頸椎屈曲受限	102
頭頸部及上位胸椎屈曲受限	104
頭頸部及上位胸椎側彎、轉動受限	104
頭頸部的穩定性低下	92, 94, 102

（下頁繼續）

（接前面）

頭頸部屈曲困難	92
頭頸部伸展困難	94
維持頭頸部生理性前彎位有困難	100
頭頸部側彎、轉動受限	100
頭頸部屈曲肌群的肌力低下	92
頭頸部伸展肌群的肌力低下	94
維持頸部生理性前彎位有困難	106
頸部側彎、轉動受限	96, 98
頸部側彎受限	106
伴隨頸部轉動不足的往同側轉頭向後看有困難	98
伴隨頸部轉動不足的往對側轉頭向後看有困難	96

第5章　腰部

	參考頁數
平衡能力低下	110
下肢的神經根疼痛	132
胸廓擴張有困難	134
胸椎伸展受限	122, 134
胸椎伸展位下維持姿勢有困難	122
伴隨胸椎伸展運動的所有動作受限	134
穿脫鞋子或剪腳趾甲有困難	128, 130
肩膀抬高受限	126
呼吸功能低下	116, 122, 134
腰椎屈曲、伸展受限	132
伴隨腰椎運動的所有動作受限	132
腰椎前彎角減少	114
腰椎處不穩定性增加	124
需要腰部柔軟度的動作（前屈動作等）有困難	124
維持腰部生理性前彎有困難	112
腰部的不穩定性增加	128, 130
抬高上肢時轉動軀幹有困難	126
抬高上肢時所有動作受限	126
在生理性前彎位下維持姿勢有困難	114
軀幹、胸廓轉動受限	126
軀幹的不穩定性增加	120
軀幹屈肌群的肌力低下	118, 120
軀幹後彎角度減少	114
軀幹後彎動作有困難	114
軀幹支撐功能低下	110, 112, 116, 118, 120, 124, 128, 130
軀幹前彎可動範圍低下	128, 130
軀幹前彎動作有困難	118, 120
軀幹側彎可動範圍低下	124
軀幹不穩定性增加	116, 118
動作表現性低下	110
控制排尿能力低下（腹壓性尿失禁）	112
排尿功能低下	112
腹式呼吸有困難	116
站立、坐著時控制四肢的功能低下	110
抬高肋骨有困難	122
因為疼痛限制動作	132

第6章　髖關節

	參考頁數
蹲踞有困難	150
蹲踞動作困難	154
閉孔外肌肌力低下	140
起立有困難	164
穿脫鞋子有困難	150
髖關節不穩定	138, 140, 144, 148
髖關節外轉肌力低下	152
髖關節外展、內轉肌力低下	144
髖關節外展肌力低下	148
髖關節屈曲、內轉受限	150
髖關節屈曲、膝關節伸展受限	164
髖關節屈曲肌力低下	142
髖關節屈曲受限	150, 154
髖關節伸展肌力低下	146
髖關節伸展受限	154
腰臀疼痛	158, 162
伴隨軀幹前彎、轉動的動作受限	162
伴隨軀幹前彎、後彎、轉動的動作受限	158
大腿外側疼痛	156
大腿後側感覺障礙	164
大腿後側疼痛	164
臀中肌、臀小肌、闊筋膜張肌（外展肌）的肌力低下	160
長時間維持坐姿有困難	166
臀部下方會麻痺或疼痛	166
閉孔神經的絞扼障礙	152
單腳站立時維持骨盆水平有困難	152
單腳站立不穩定	140
擺動末期的膝伸展減速不足	164
起身時軀幹前傾位下骨盆前傾有困難	142
站立期的裘馨氏跛行	160
站立期的德氏跛行	160
站立末期的髖關節伸展不足	154
站立初期～中期的下肢負重量低下	152
站立初期～中期維持骨盆水平有困難	144, 148
站立初期的下肢負重量低下	156
站立初期的髖關節屈曲	146
站立初期的髖關節內轉（膝內移）	138
站立初期往側邊晃動增加	138
站立初期的軀幹前傾	146
站立初期的大腿外側疼痛	156
站立中期～後期維持骨盆水平有困難	144
站立中期～後期步幅減少	142
站立中期骨盆往側邊晃動	148
站立中期的重心降低	140

第7章　膝部	參考頁數
蹲踞動作有困難	180, 188, 190, 192, 204
緩慢就座有困難	170
小腿過度外轉	182
小腿皮神經區域會麻痺或疼痛	206
髖關節外展肌力低下	174
髖關節內收肌力低下	174
跪坐有困難	192
踝部背屈受限	184, 200
股四頭肌肌力低下	176, 178
長時間維持坐姿有困難	206
從低椅面起身有困難	206
膝外側處疼痛	202
膝部屈曲肌力低下	180
膝部屈曲受限	188, 190, 192, 198, 206
膝部伸展肌力低下	190
膝部伸展受限	182, 184, 186, 188, 198, 204
膝前側處疼痛	204
膝內側處疼痛	194, 196
擺動初期～中期的膝外側處疼痛	202
擺動中期～後期的膝屈曲不足	180
起身時伸展軀幹有困難	178
起身時抬臀離座～伸展有困難	190
起身時抬臀離座～伸展軀幹有困難	170, 176
起身時抬臀離座有困難	198
站立期整體的支撐時間減少	194
站立中期的膝部往側邊晃動（小腿內翻）	202
站立末期的膝部伸展不足	184
站立初期～中期髖關節內轉與小腿外轉（膝內移Knee-in）	196
站立初期的膝部過度屈曲	172, 176
站立初期的膝部過度伸展	172, 176, 178
站立中期～末期的腳踝背屈不足	200
站立中期～末期的膝部伸展不足	186
站立中期的下肢負重量低下	194
站立中期的往側邊晃動伴隨小腿外轉、內翻	182
站立中期維持骨盆水平有困難	174
站立中期的腳踝背屈不足	184
站立中期的膝部伸展不足	198, 204
站立中期的膝部往側邊晃動	196
脛神經支配領域的疼痛	200
股四頭肌的肌力低下	170, 172

第8章　足部	參考頁數
小腿前傾時阿基里斯腱疼痛	234
小腿前傾時外踝前方疼痛	242
小腿前傾時足部前方疼痛（卡頓感）	240
負重位小腿前傾時內踝後方疼痛	228
負重位的小腿前傾不足	236, 238, 244, 246, 248
負重位的腳底疼痛	230
承重反應期的足部過度旋前	218, 224
負重下過度的外側、內側負重	214
負重時阿基里斯腱著骨點疼痛	248
負重時小腿前傾不足	226
外縱弓低下	214, 220
起跑時小趾側過度負重	220
起跑時大拇趾側過度負重	218
起跑時蹬地不足	216
在踝底屈運動最終範圍的阿基里斯腱著骨點周圍疼痛	246
踩踏時阿基里斯腱疼痛	244
踩踏動作時踝關節前方有卡頓感	222
內縱弓低下	218, 222, 224
轉換方向時後足部過度旋後	220
大拇趾蹠趾關節（MTP）伸展受限	232
大拇趾外展肌力低下	224
站立末期的前足滾動（forefoot rocker）機轉受損	232
站立末期的蹬地不足	212, 216
站立中期的小腿前傾不足	212
足部旋後肌力低下	218
足部旋前肌力低下	220
踝關節不穩定	212, 216
踝部底屈肌力低下	212, 216
踝部底屈時外踝前方疼痛	242
踝部底屈受限	242, 246
踝部背屈肌力低下	222
踝部背屈受限	226, 228, 230, 234, 236, 238, 240, 244, 246, 248
腳趾屈曲肌力低下	230
腳趾伸展受限	248

功能性解剖與運動治療

第 1 章	肩部	14
第 2 章	肘部	50
第 3 章	手部	72
第 4 章	頸部	92
第 5 章	腰部	110
第 6 章	髖關節	138
第 7 章	膝部	170
第 8 章	足部	212

第1章 肩部

1 OKC運動
肩膀外展的運動

野田逸誓、工藤慎太郎

適用的功能障礙
1. 肩膀旋轉肌肌力低下。
2. 肩膀上方夾擠。

適用的動作障礙
1. 在抬高肩膀途中可動範圍受限。

■ 順序

◆ **姿　勢**：站姿或坐姿。
◆ **順　序**：①維持胸椎伸展位，內收肩胛骨，以站姿或坐姿為起始姿勢。
　　　　　②肩膀外展45°左右。進行棘上肌的運動時在近端部位施加阻抗。
　　　　　③進行三角肌的運動時則在遠端部位施加阻抗。
◆ **負荷量**：產生疲勞感的程度，尤其進行棘上肌運動時，要請患者一邊確認肩膀深層部位有無變熱一邊施行。

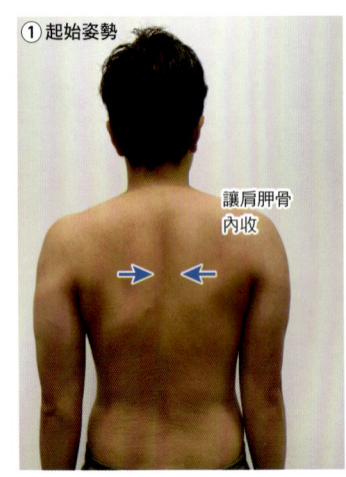

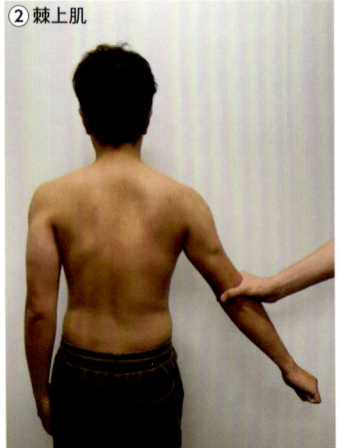

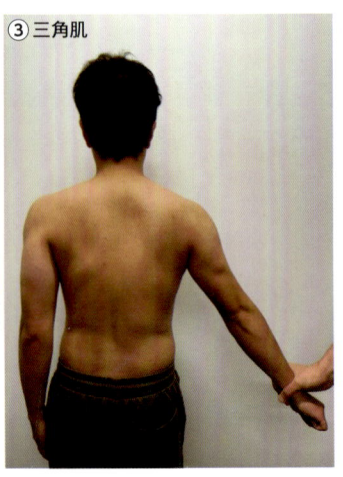

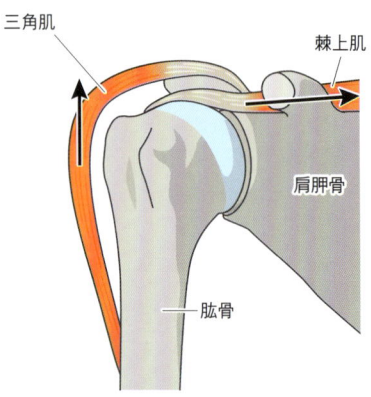

①起始姿勢（讓肩胛骨內收）　　②棘上肌　　③三角肌

三角肌　棘上肌　肩胛骨　肱骨

重點 肩膀外展運動的機轉
● 有時兩塊以上不同的肌肉發揮作用才能完成關節運動，比方只有三角肌作用時不僅肩膀會外展，還會舉起肱骨頭。此時棘上肌發揮作用，將肱骨頭拉進關節盂中，便能藉由三角肌的張力讓肩膀外展，這兩者稱為力偶（force couple）。
● 進行肩膀外展運動時，要由棘上肌將肱骨頭拉近關節盂（維持向心位），讓三角肌發揮肩膀外展向量。由此可知，如果肩膀外展肌力低下，便有必要進行棘上肌與三角肌雙方的運動。

運動處方的注意之處

1）不能讓肩胛骨呈外展位（圖1）

- 如果起始姿勢的肩胛骨呈外展、往下轉動位，便很難將肱骨頭拉近成向心位，由此可知，要讓肩胛骨呈內收、向上轉動位在開始運動。

2）要抑制肩胛骨抬高的動作（圖2）

- 對肩胛骨外展運動的阻力太過強烈等情況下，無法將肩胛骨固定在胸廓上，會產生肩胛骨提早抬高的動作，所以也要注意阻力的強度。

圖1　肩胛骨外展、往下轉動
圖2　肩胛骨抬高

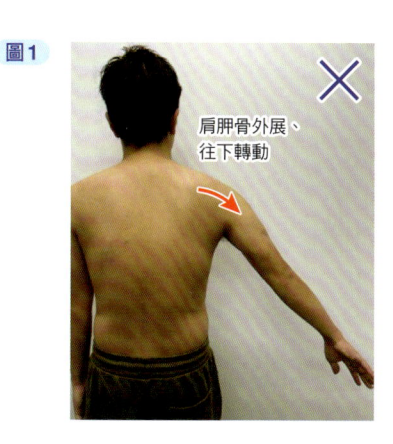

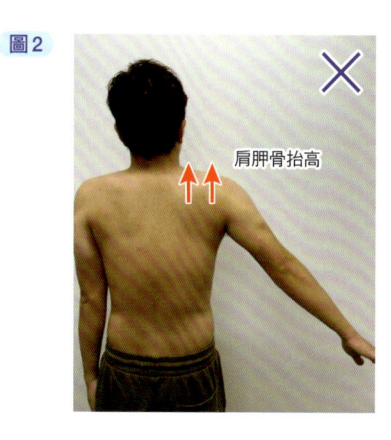

一起學！運動的變化版

◆ 四肢著地的外展運動（圖3）

- 肩膀旋轉肌斷裂的患者，可能有關節本體感覺低下的問題，因此也有必要進行針對本體感覺受器的運動。
  ①四肢著地趴著，肩膀屈曲90°，以掌心貼地的狀態作為起始姿勢。
  ②一邊維持肩胛骨外展位，一邊上下左右移動身體，促使肩關節運動。
  ③盡可能只撐著患側進行運動。

◆ 利用離心性收縮的外展肌運動（圖4）

- 施行目的在於促進棘上肌的離心性收縮。離心性收縮的運動對於組成肩膀旋轉肌斷裂患者身上殘存的旋轉肌很重要。
  ①手拿500g～2kg的重物，以肩膀外展90°作為起始姿勢。
  ②從肩膀外展90°慢慢進行肩膀內收運動。

圖3 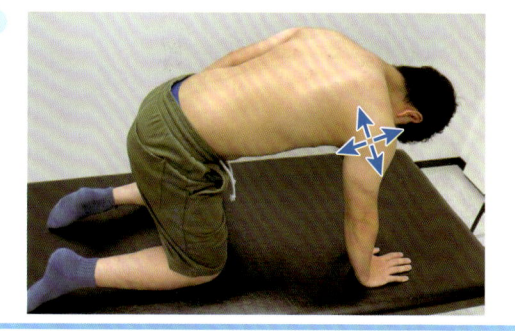
圖4　慢慢內收

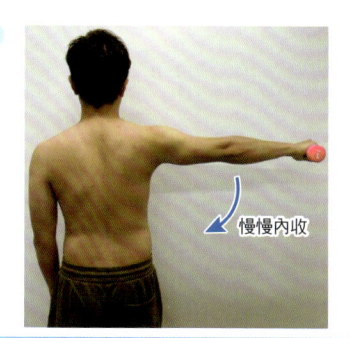

第1章 肩部

2　OKC運動
肩膀外轉的運動

野田逸誓、工藤慎太郎

適用的功能障礙
1. 肩膀旋轉肌的肌力低下。
2. 肩膀後下方的延展性低下。

適用的動作障礙
1. 在抬高肩膀途中可動範圍受限。

順序

◆ 姿　勢：坐姿。
◆ 順　序：①維持肩胛骨內收位作為起始姿勢。上肢垂在身側，手肘彎曲，貼在軀幹上。
　　　　　②使用彈力帶，讓肩膀外轉到底。
　　　　　③施行棘下肌下方部分、小圓肌的運動時，以肩膀屈曲90°進行。
◆ 負荷量：因沒有肩胛骨內收來代償，故外轉到運動最終範圍的程度。

棘下肌上方部分

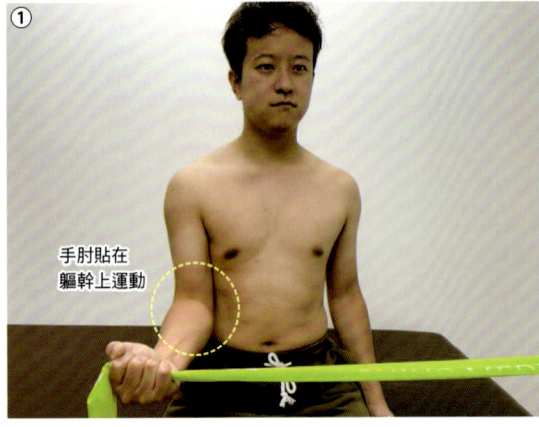

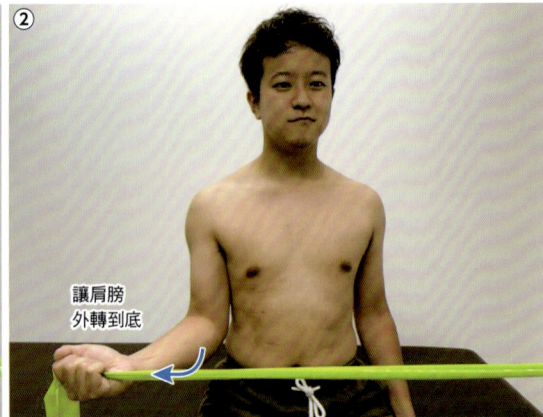

① 手肘貼在軀幹上運動

② 讓肩膀外轉到底

棘下肌下方部分、小圓肌

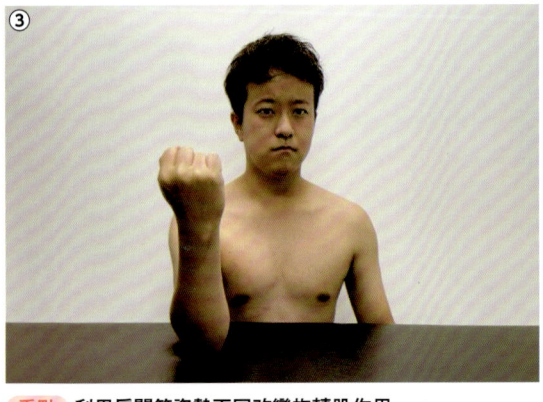

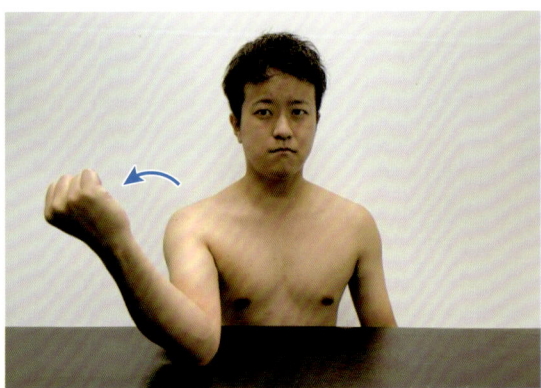

③

重點 利用肩關節姿勢不同改變旋轉肌作用
- 上肢下垂時會拉伸旋轉肌的上方組織，抬起時則會拉伸旋轉肌的下方組織。
- 運動時伸展位更能發揮肌肉張力。

16　功能性解剖與運動治療

運動處方的注意之處

1）注意利用肩胛骨內收的代償（圖1）

- 一旦產生利用肩胛骨內收的代償運動，就不會產生肩膀外轉運動，會變成斜方肌等的運動。

2）注意外轉運動時的姿勢（圖2）

- 由於肩胛骨外展或胸椎後彎等姿勢不良及肩膀外展的代償，有可能使得外轉肌無法順利收縮。

圖1　肩胛骨內收

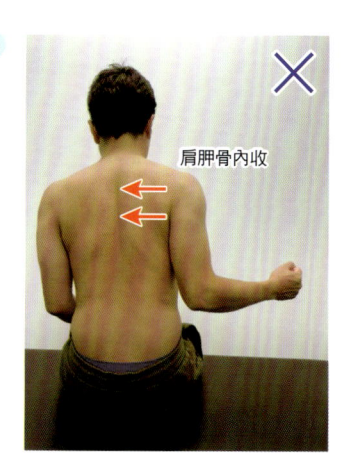

圖2　肩胛骨外展／胸椎後彎／肩膀外展

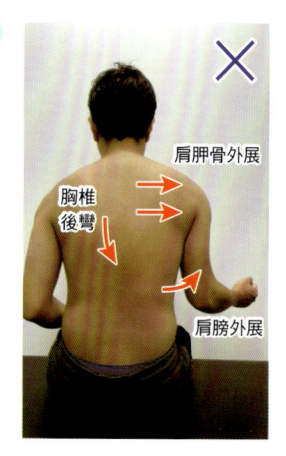

一起學！運動的變化版

◆ **側臥位的外轉運動**（圖3）
- 無法固定肩胛骨的情況下，用側臥位施行運動。
- 拿起500g～2kg的重物，外轉肩膀直到前臂平行地面。

◆ **坐姿的內收運動**（圖4）
- 肩膀外展120°位的肩膀水平外展運動可以促使外轉肌收縮，但是在穩定性低下的狀態很難讓目標肌肉收縮，因此要以取得骨頭的向心位為前提。

圖3

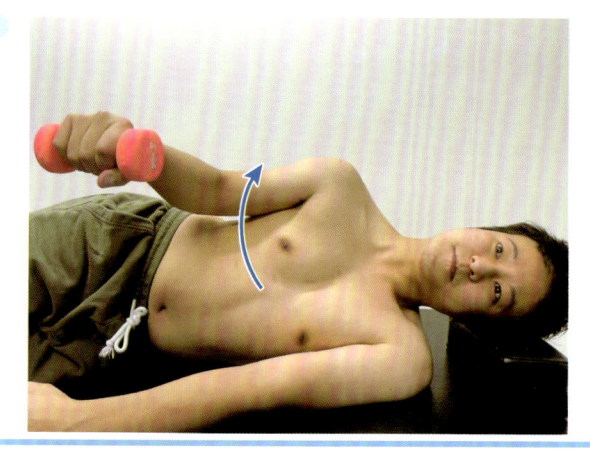

圖4

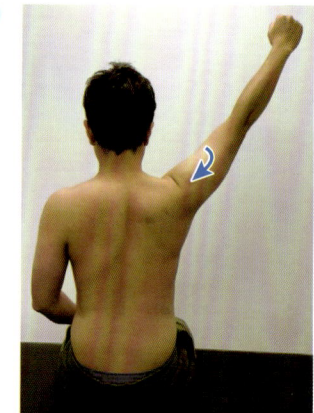

第 1 章　肩部

3　OKC運動
肩膀內轉的運動

野田逸誓、工藤慎太郎

適用的功能障礙
1. 肩膀旋轉肌的肌力低下。
2. 肩膀前方的延展性低下。

適用的動作障礙
1. 抬高肩膀時外轉受限。

順序

◆ 姿　勢：站立或坐姿。
◆ 順　序：①維持肩胛骨內收，肘部屈曲90°，再加上肩膀最大外轉位為起始姿勢。
　　　　　②使用彈力帶進行內轉運動到底。
　　　　　③施行肩胛下肌下束、大圓肌的運動時，讓患者坐著，肩膀屈曲90°，上臂放在床面等處，以穩定的姿勢進行。
◆ 負荷量：沒有肩胛骨內轉（前突）的代償，可運動到最終範圍的程度。

胸大肌、肩胛下肌上束
① 起始姿勢
肘部屈曲90°
最大外轉位

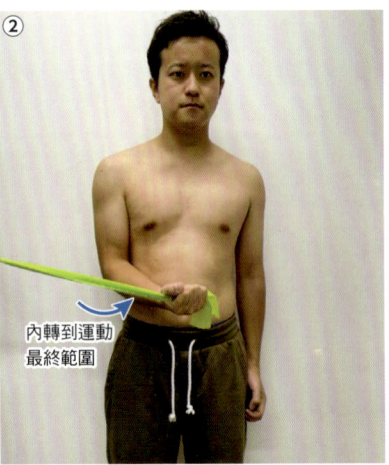

②
內轉到運動
最終範圍

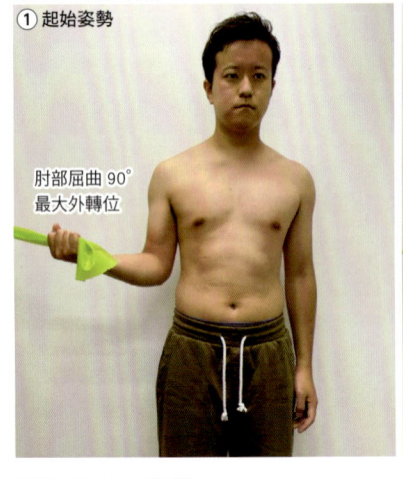

肩胛下肌下束、大圓肌
③

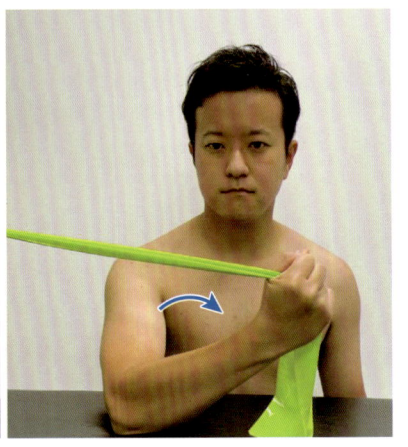

18　功能性解剖與運動治療

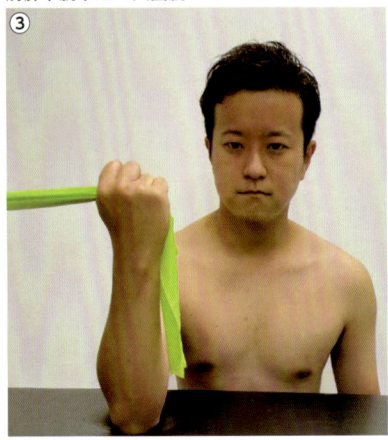

運動處方的注意之處

1）注意肱骨頭往前方偏移（圖1）

- 如果肩關節無法取得向心位，肩膀內轉運動時會產生骨頭往前方偏移。
- 產生骨頭往前方偏移時，請先依照第1章-9對後下方的軟組織施行運動治療。

2）肩關節後下方組織延展性低下與斜移（圖2）

- 一旦在抬高肩膀時進行內轉運動，會拉伸到位於肩關節後下方的棘下肌下方部分肌束、小圓肌，以及其深層的關節囊。如果這些組織的延展性低下，便無法取得向心位，肱骨頭會被往前上方推擠出來，這就稱為斜移oblique translation。

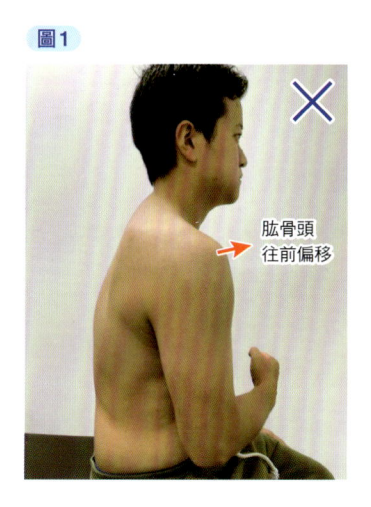

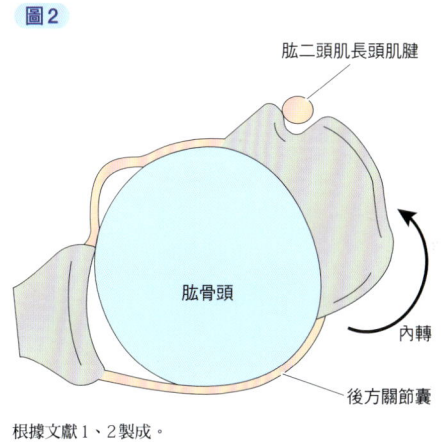

圖1

圖2

肱二頭肌長頭肌腱

肱骨頭往前偏移

肱骨頭

內轉

後方關節囊

根據文獻1、2製成。

一起學！運動的變化版

◆ 以俯臥位維持抬高上肢的姿勢（圖3）

- 想要以俯臥位維持抬高上肢的姿勢，肩胛骨內收運動的同時加上旋轉肌作用很重要。其中也需要藉由棘下肌下方部分、小圓肌、肩胛下肌同時收縮，來維持盂肱關節的向心位。
- 因此以俯臥位維持抬高上肢的姿勢，反覆些許的肩膀內收、外展運動，便能運動到棘下肌下方部分與肩胛下肌。此時伸展拇指、讓拇指朝上，強調肩膀外轉，便可避免肩峰下與肱骨大結節的衝突。
- 如果無法擺成外轉位，則優先擴大外轉可動範圍。

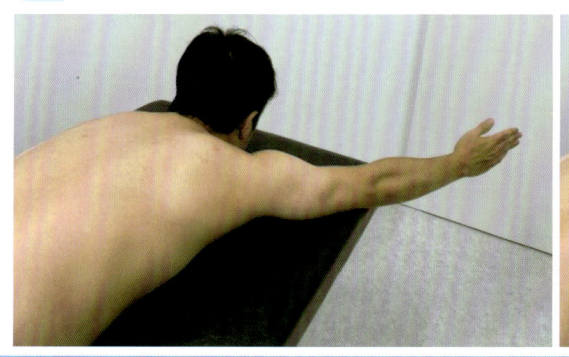

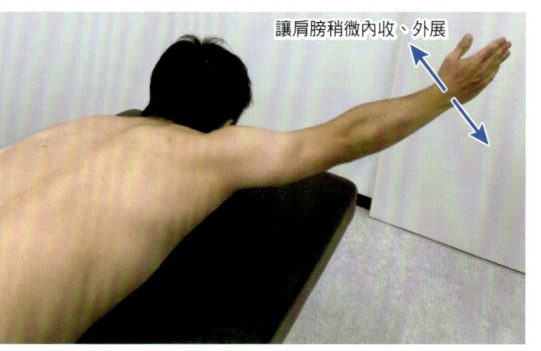

圖3

讓肩膀稍微內收、外展

第1章 肩部

4　OKC運動　菱形肌的運動

野田逸誓、工藤慎太郎

適用的功能障礙
① 肩胛骨固定肌低下。

適用的動作障礙
① 抬高肩膀時肩胛骨下角浮起。

順序

◆ 姿　勢：坐姿或站姿。
◆ 順　序：①肩膀往前抬高（約45°），以前臂旋前位抓住前方彈力繩作為起始姿勢。
　　　　　②維持前臂旋前位伸展肩膀，內收肩胛骨。
◆ 負荷量：肩胛骨不會抬高、前傾，能運動到最終範圍的負荷。

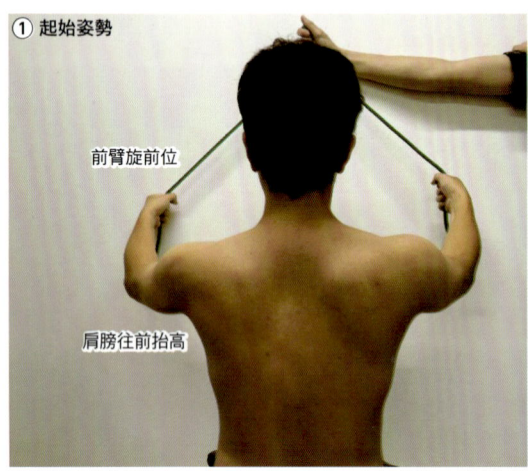

① 起始姿勢　　前臂旋前位　　肩膀往前抬高

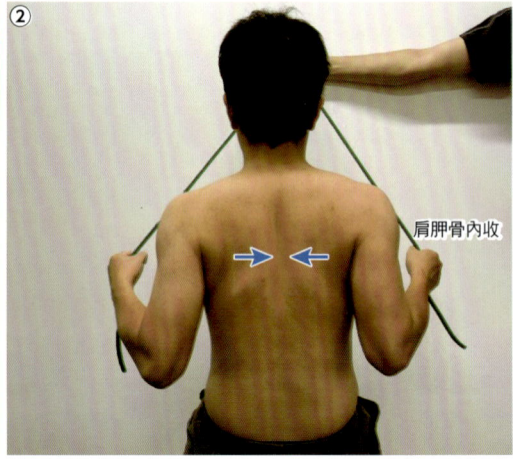

② 肩胛骨內收

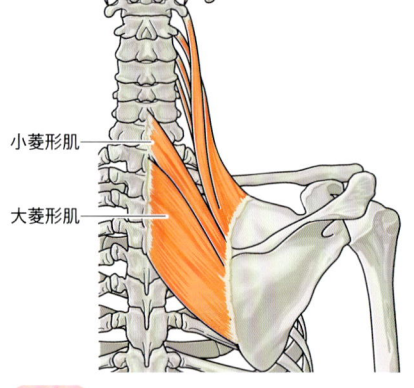

ⓐ 靜止時　　　斜方肌中間部分　大菱形肌　肋骨
ⓑ 收縮時（抬高肩膀時）　斜方肌中間部分　大菱形肌

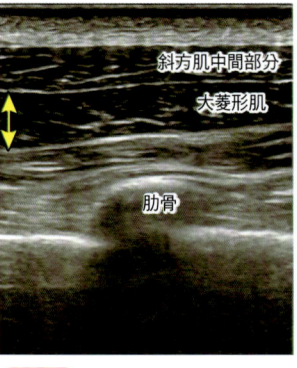

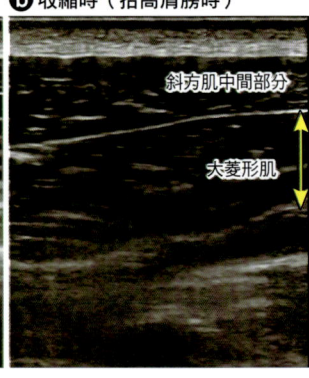

小菱形肌
大菱形肌

重點1
● 大菱形肌附著於第6、7胸椎棘突到肩胛骨下角，所以作用於肩胛骨內收、往下轉動時。

重點2
● 抬高上肢時肩胛骨會往上轉動，可想見菱形肌不會作用。然而大菱形肌具有將肩胛骨下角拉近胸廓的作用，會在抬高肩胛骨時收縮，肌肉厚度增加。

功能性解剖與運動治療

運動處方的注意之處

1）注意肩胛骨下角有無浮起（圖1）

- 肩胛骨內收運動時如果下角浮起，大多會增強肩胛骨前傾，所以要優先治療具有肩胛骨前傾作用的胸小肌、前鋸肌上束的過度緊繃。

2）注意肩胛骨有無早期抬高（圖2）

- 如果運動負荷強，會讓肩胛骨抬高，這種情況下要減弱彈力帶的牽引力來應對。

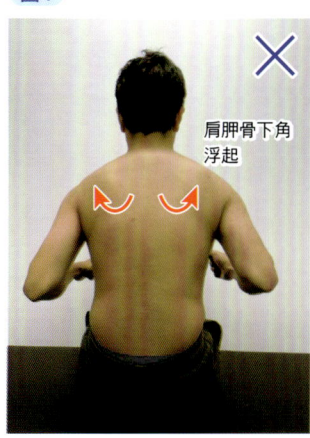

圖1　肩胛骨下角浮起

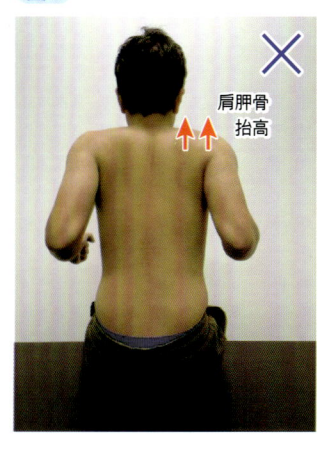

圖2　肩胛骨抬高

一起學！運動的變化版

◆ 俯臥位的划槳動作（圖3）

- 利用划槳動作（划船式肩胛骨內收運動）可以讓斜方肌與菱形肌同時收縮，要在斜方肌與菱形肌能充分收縮的情況下施行。

◆ 站姿肩膀屈曲120°的划槳動作（圖4）

- 俯臥位划槳能讓斜方肌與菱形肌同時收縮，想增強負荷時施行此運動。此外，此運動也需要軀幹的穩定性，所以要有意識地維持軀幹的列位。

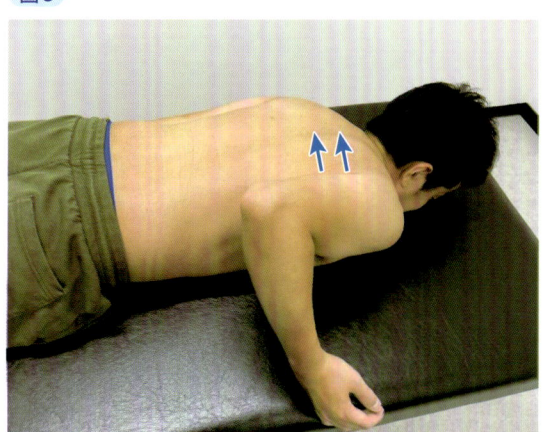

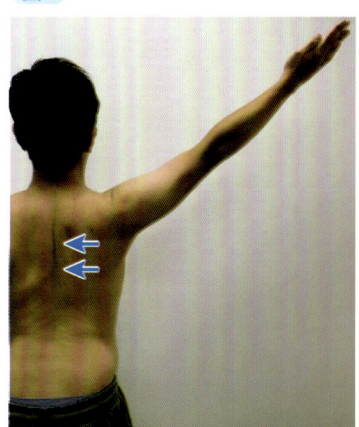

圖3

圖4

第1章 肩部

5 OKC運動
前鋸肌的運動

野田逸誓、工藤慎太郎

適用的功能障礙
① 肩胛骨固定肌低下。

適用的動作障礙
① 抬高肩膀時肩胛骨上方轉動、外展不足。
② 肩胛骨浮起。

順序

- ◆ **姿　勢**：坐姿或站姿。
- ◆ **順　序**：①胸椎伸展位，以抬高肩膀（約120°）、屈曲肘部（約90°）為起始姿勢。
  　　　　　②一邊抬高上肢，一邊讓肩胛骨往前突出（外展）。
- ◆ **負荷量**：不會抬高、前傾肩胛骨，且能在運動範圍內活動的負荷。

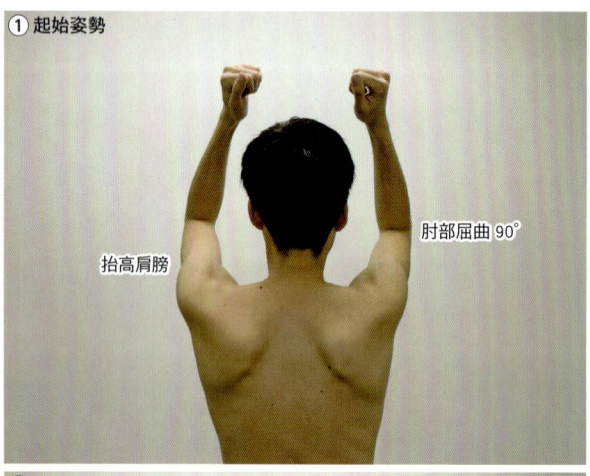

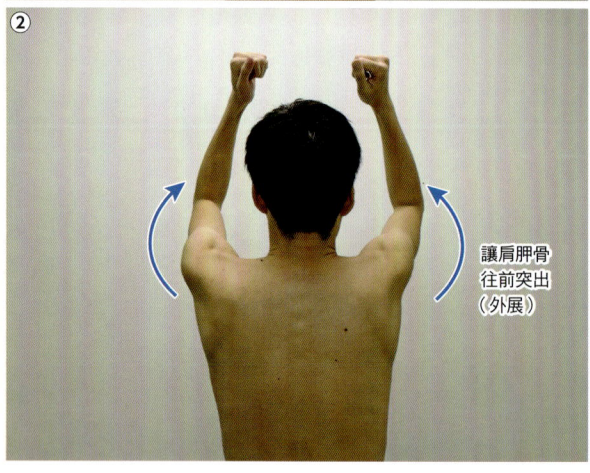

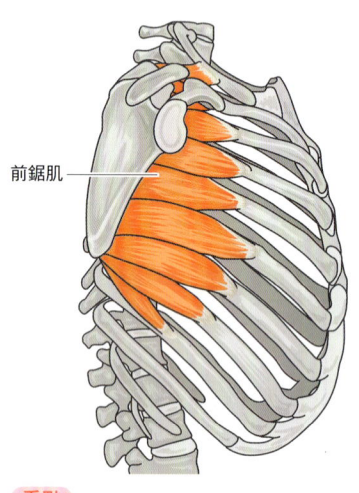

① 起始姿勢
抬高肩膀
肘部屈曲 90°

前鋸肌

② 讓肩胛骨往前突出（外展）

重點
- 前鋸肌的肌束分為上束、中束、下束，上束附著於第1、2肋骨到肩胛骨上角，中束附著於第2、3肋骨到肩胛骨內側邊緣，下束附著於第4肋骨以下到肩胛骨下角。
- 上束作用於肩胛骨前傾，中束作用於肩胛骨外展，下束作用於肩胛骨外展與往上轉動。

運動處方的注意之處

1）注意肩膀有無水平內收（圖1）

- 因為肩膀水平內收運動產生代償的患者大多會增強胸大肌的活動，這種情況下，則使用彈力帶等物，促進往水平外展方向的運動（也參照圖3）。

2）注意肩胛骨有無過早抬高（圖2）

- 如果運動負荷強，會產生肩胛骨抬高，這種情況下，則用減少運動次數等減弱負荷的方法來應對。

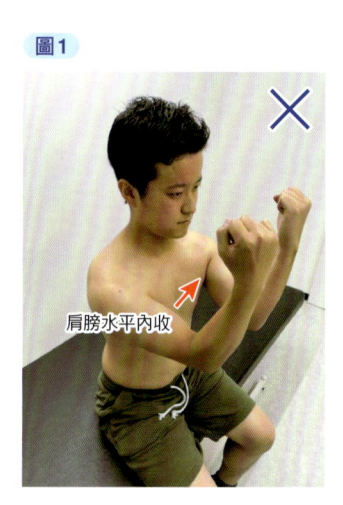

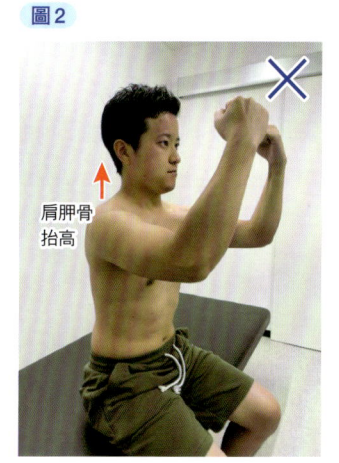

圖1　肩膀水平內收

圖2　肩胛骨抬高

一起學！運動的變化版

◆ 使用彈力帶的運動（圖3）

- 使用彈力帶，施加往肩膀水平外展方向的等長性收縮，便能抑制胸大肌的活動，針對前鋸肌進行強化。

◆ 伏地挺身運動（圖4）

- 用手掌與指尖支撐身體，擺出伏地挺身的姿勢，再讓肩胛骨從內收位往前突出（外展），便能提高前鋸肌的活動。
- 如果負荷強、出現肩胛骨抬高等情況，改用膝蓋跪著進行。

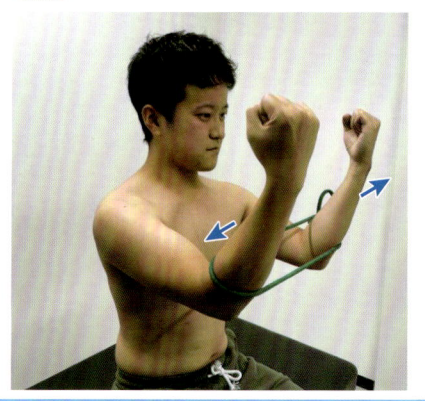

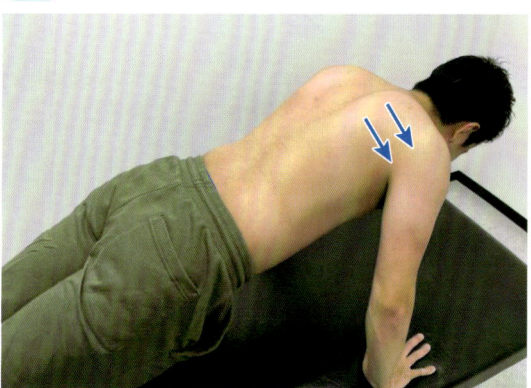

圖3

圖4

6 OKC運動 斜方肌的運動

野田逸誓、工藤慎太郎

適用的功能障礙
① 抬高肩膀時受限。
② 肩胛骨固定肌的肌力低下。

適用的動作障礙
① 抬高肩膀時肩胛骨上方轉動不足。
② 肩胛骨的運動異常。

■ 順序

◆ 姿　勢：俯臥。
◆ 順　序：①肩膀外展90°（斜方肌中束）或120°（斜方肌下束），以前臂中間位為起始姿勢。
　　　　　②如果要進行斜方肌中束的運動，則施行肩胛骨內收運動。
　　　　　③如果要進行斜方肌下束的運動，則施行肩胛骨下沉運動。
◆ 負荷量：不會抬高、前傾肩胛骨，且能在運動範圍內活動的負荷。

斜方肌中束
①②

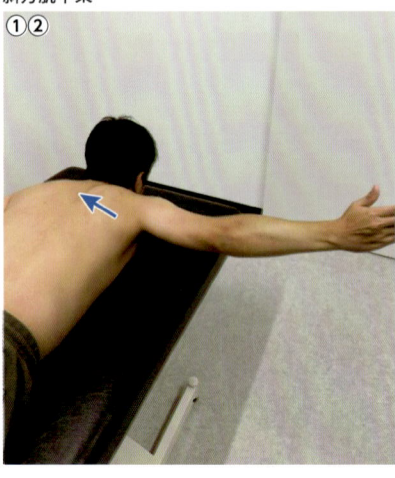

斜方肌下束
①③

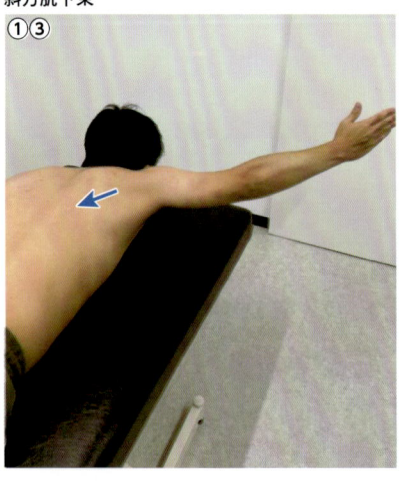

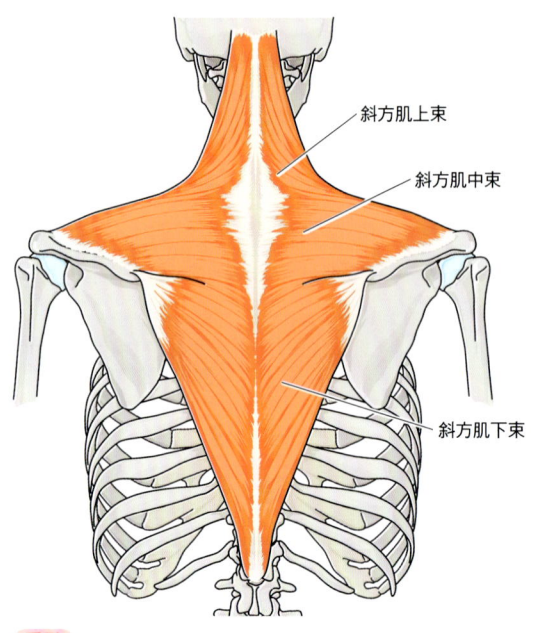

斜方肌上束
斜方肌中束
斜方肌下束

重點
● 斜方肌由上束、中束、下束纖維所構成，主要作用於肩胛骨內收，而上束也參與鎖骨、肩胛骨抬高及往上轉動，中束參與肩胛骨內收，下束則參與肩胛骨下沉及往上轉動。

運動處方的注意之處

1）注意肩胛骨有無過早抬高（圖1）

- 如果運動負荷強，會由肩胛骨抬高產生代償。這種情況下，要減少次數等降低負荷，或者以側臥位來應對（請參照圖3）。

2）注意肩膀有無水平外展（圖2）

- 如果斜方肌中束、下束的肌力低下，會由三角肌來代償，結果產生肩膀水平外展，因此要以側臥位來應對。胸大肌等前方延展性低下的情況也同樣會產生肩膀水平外展，所以有必要改善前方組織的柔軟度。

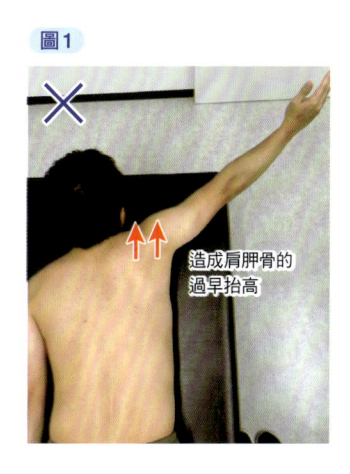

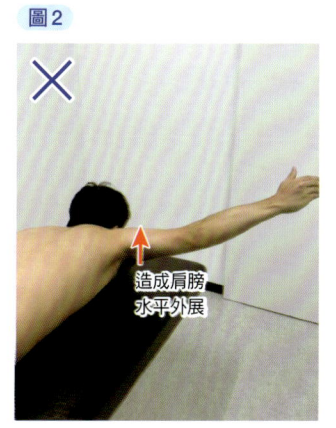

圖1　造成肩胛骨的過早抬高

圖2　造成肩膀水平外展

一起學！運動的變化版

◆ 側臥位的斜方肌中束、下束運動（圖3）

- 此運動能讓斜方肌與菱形肌同時收縮，要在斜方肌與菱形肌各自都能充分收縮時再施行。
  - ▶ 側臥位，在治療師輔助下誘導肩胛骨內收或往下沉方向的自主運動。
  - ▶ 藉由治療師維持患者上肢的姿勢，不讓盂肱關節產生代償運動。

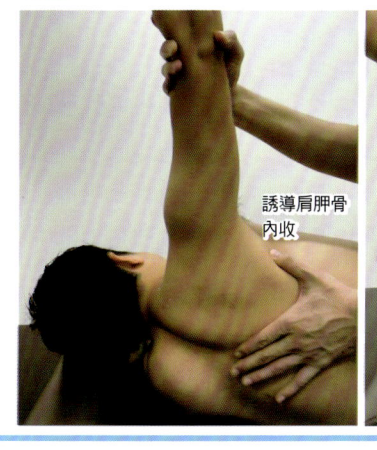

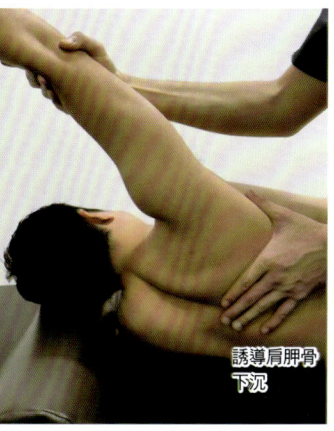

圖3　誘導肩胛骨內收／誘導肩胛骨下沉

7 徒手治療
喙肱韌帶周圍的徒手治療

野田逸誓、工藤慎太郎

適用的功能障礙
1. 肩膀外轉受限。
2. 肩膀內收受限。

適用的動作障礙
1. 在抬高肩膀途中可動範圍受限。

■ 順序

◆ 姿　勢：仰臥。
◆ 順　序：①肩膀輕度外展，肘部屈曲，治療師維持患者前臂姿勢。
　　　　　②治療師手指在喙突外側緩緩往深層按壓，觸摸到喙肱韌帶（CHL）基部（喙突側）（重點1）。
　　　　　③一邊輕輕壓迫CHL，一邊輔助患者自主外轉肩膀，施行時將患者的上肢放在治療師的大腿上（重點2）。
　　　　　④持續進行，直到CHL的壓痛消失或者肩膀外展可動範圍增加。

　　　訣竅　如果施行3分鐘左右壓痛或可動範圍仍舊沒有改善，也要對胸大肌及肩胛下肌等相鄰組織施行手技。

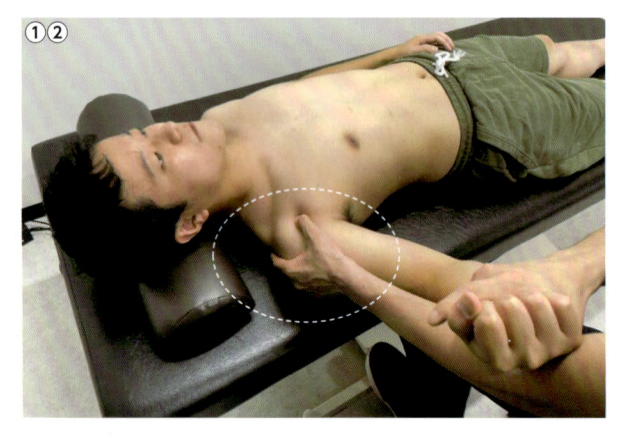

①②

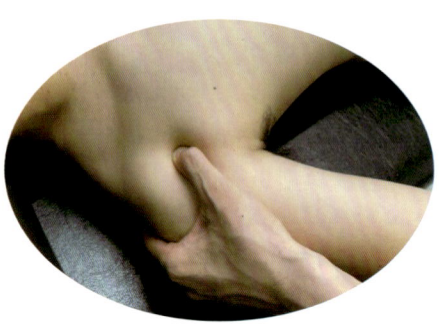

重點1　觸摸到CHL的基部
● 手指緩緩往深層按壓。

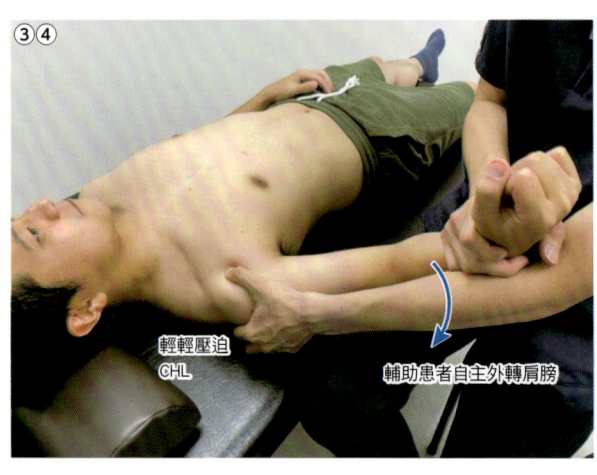

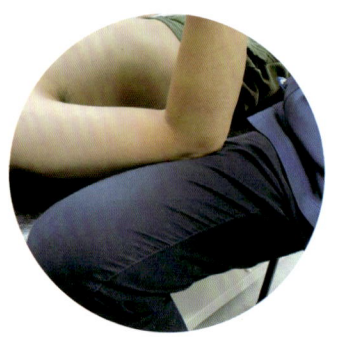

③④
輕輕壓迫CHL
輔助患者自主外轉肩膀

重點2　患者的上肢放在治療師的大腿上
● 如果患者的上肢浮起，會讓三角肌緊繃，治療師的手指便無法按壓到深層，因此施行運動時要將患者的上肢放在治療師的大腿上。

26　功能性解剖與運動治療

喙肱韌帶周圍的構造

- 喙肱韌帶（CHL）起於喙突的基部、下方部分（圖1），朝著肱骨小結節及大結節呈扇形行走，補強了旋轉肌間隙。其前方的纖維包覆著肩胛下肌（圖2），後方的纖維則包覆著棘上肌與棘下肌（圖3），藉此支撐旋轉肌。

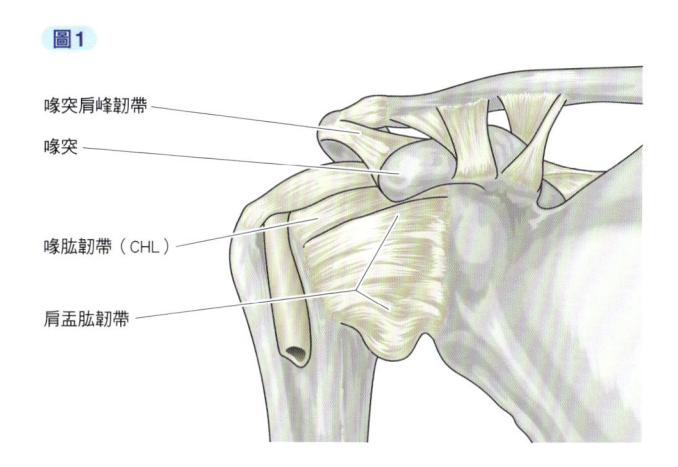

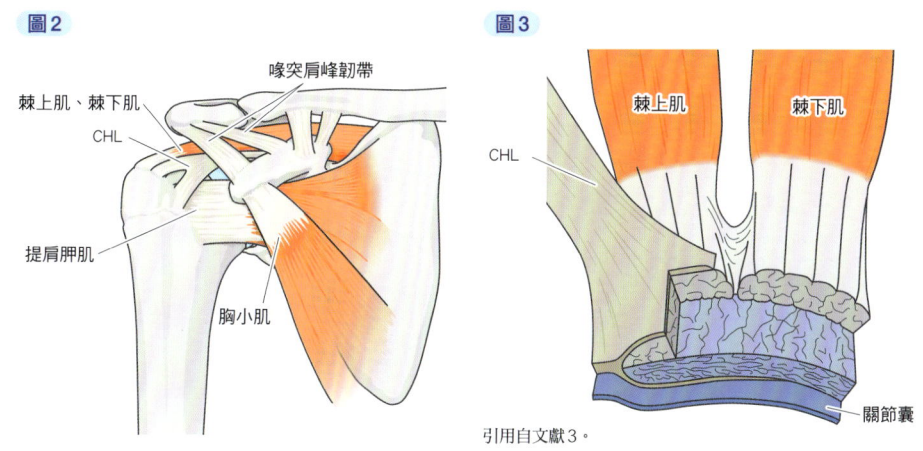

圖1
- 喙突肩峰韌帶
- 喙突
- 喙肱韌帶（CHL）
- 肩盂肱韌帶

圖2
- 棘上肌、棘下肌
- 喙突肩峰韌帶
- CHL
- 提肩胛肌
- 胸小肌

圖3
- 棘上肌
- 棘下肌
- CHL
- 關節囊

引用自文獻3。

物理治療的陷阱

1）與棘上肌之間的滑動性低下

- CHL為纖維排列不規則的疏鬆結締組織。一旦因為組織損傷或發炎引起與棘上肌之間的滑動障礙，會妨礙棘上肌往外側的滑動，連帶使得肩膀內收受限。

2）與旋轉肌間隙之間的關聯

- 旋轉肌間隙損傷可分為攣縮型與不穩定型[4]。
- 一旦因為損傷產生不穩定，有患者的CHL發炎、形成疤痕甚至引起攣縮。因此即使是肩關節攣縮，如果懷疑有旋轉肌間隙損傷，也有必要注意可動範圍改善後的不穩定性。

第1章 肩部

8 徒手治療
肩峰下滑液囊、棘上肌的徒手治療

野田逸誓、工藤慎太郎

適用的功能障礙
1. 肩膀外展受限。
2. 肩膀內收受限。

適用的動作障礙
1. 在抬高肩膀途中可動範圍受限。
2. 背後綁帶動作受限。

■順序

◆ **姿　勢**：側臥。
◆ **順　序**：①治療師抓住患者上肢，讓肩膀呈輕度伸展位（重點1）。
　　　　　②像要從前後包夾般觸摸肩峰下滑液囊（SAB）。
　　　　　③以外力讓肩膀從輕度伸展位往內收方向移動。
　　　　　④配合肩膀內收運動，像要將SA往外側方向拉出般誘導其活動（重點2）。
　　　　　⑤施行直到SAB的壓痛消失或肩內收可動範圍擴大為止。
　　　　　訣竅 如果施行3分鐘左右仍舊沒有改善，則將目標改為棘下肌等相鄰組織。

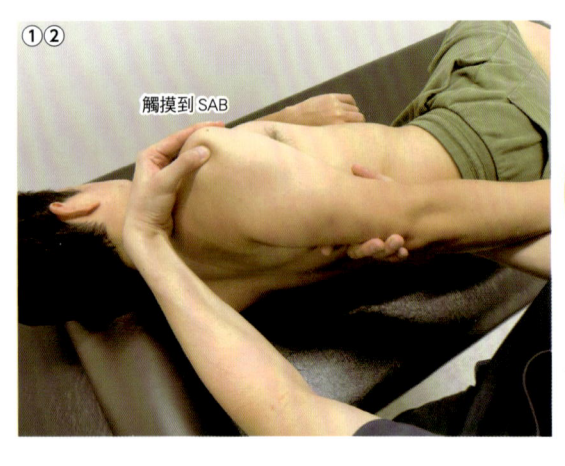

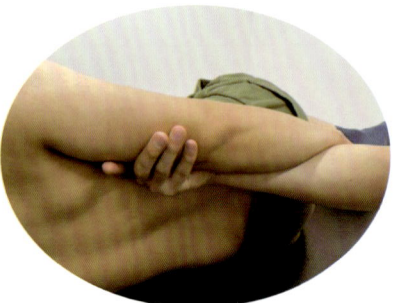

①②
觸摸到SAB

重點1　從下方維持患者上肢的姿勢
- 藉由從下方維持患者上肢的姿勢，可減弱三角肌的肌肉張力，讓手指按壓到深層。

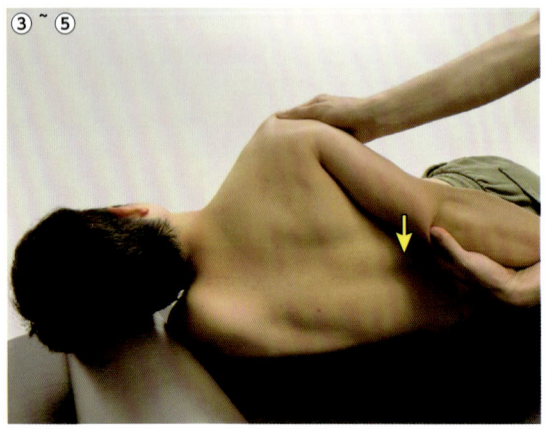

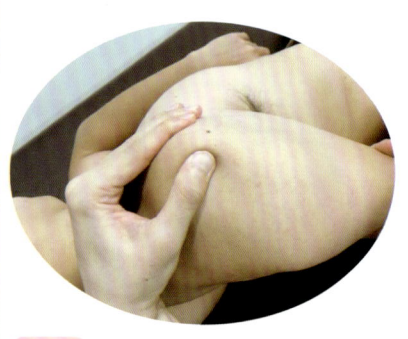

③～⑤

重點2　SAB的操作方法
- 從前後掌握住SAB，配合肩膀內收運動，像要將SA從深層往外側方向拉起般誘導其活動。

肩峰下滑液囊、棘上肌的構造

- 肩峰下滑液囊（SAB）位於棘上肌的正上方（圖1、2）。由於SAB存在肩峰與棘上肌之間，使得兩組織間的滑動狀態良好，讓棘上肌能順暢地發揮作用。SAB與三角肌下滑液囊、喙突下滑液囊相連（圖2、3）。
- 一旦SAB發炎，會與棘上肌肌腱一起增生變厚。由於棘上肌肌腱會被拉進肩峰下，所以一旦增生變厚，就會限制肩膀的內收及外展。

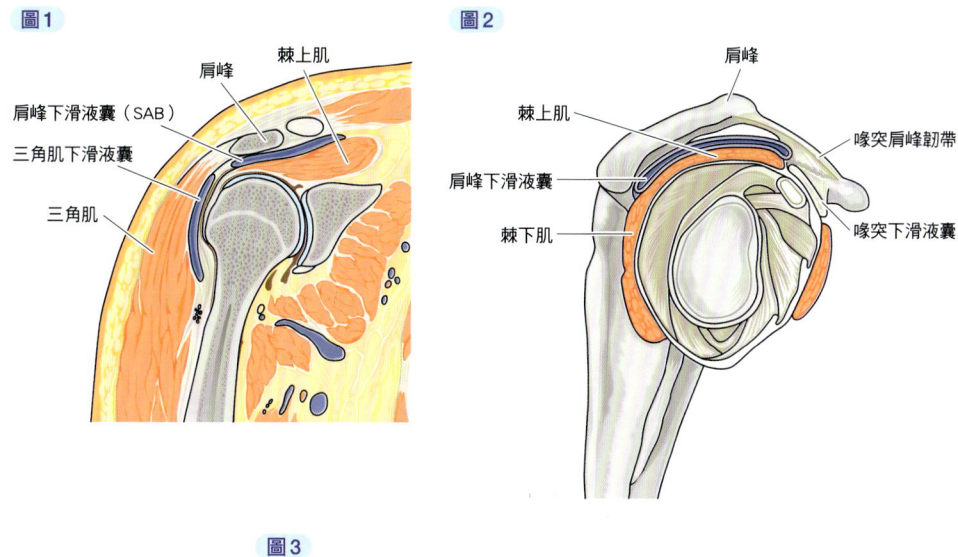

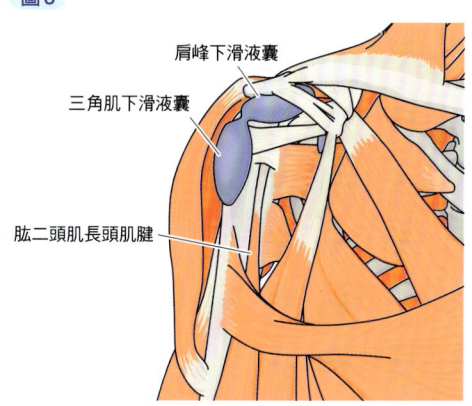

圖1

圖2

圖3

物理治療的陷阱

1）三角肌下滑液囊

- 三角肌下滑液囊與SAB連通（圖3），位於三角肌、棘上肌與肱骨頭之間，是滑動性很高的組織，所以針對此部分施行手技也很重要。

2）腱性部分的功能

- 棘上肌止端處肱骨大結節的上關節面（superior facet）最前端有強韌的腱性部分，肌纖維大多只於此處。肩關節伸展、內收、外轉時，是腱性部分被拉伸最強烈的姿勢，因此如果棘上肌的延展性低下，會限制背後綁帶的動作。

第1章 肩部

9 徒手治療
棘下肌深層組織的徒手治療

野田逸誓、工藤慎太郎

適用的功能障礙
1. 肩膀內轉受限。
2. 抬高肩膀時受限。
3. 肩峰下夾擠。

適用的動作障礙
1. 背後綁帶動作受限。

■順序

◆ 姿　勢：側臥位或坐姿。
◆ 順　序：①肩膀內收外展中間位，肘部屈曲90°（重點1）。
　　　　　②觸摸位在肩胛岡下方部分的棘下肌。
　　　　　③患者一邊（在治療師的輔助下）自主肩膀外轉運動，治療師一邊輔助棘下肌滑動。
　　　　　④肩膀外轉時棘下肌會往肩胛岡方向滑動，所以要配合外轉運動，讓棘下肌從下往上有如錯開般活動（重點2）。

　　訣竅　肩胛上神經周圍出問題的情況特別多。如果施行3分鐘左右仍舊有壓痛殘留，則將目標改為棘下肌的斜走纖維或小圓肌等相鄰的組織。

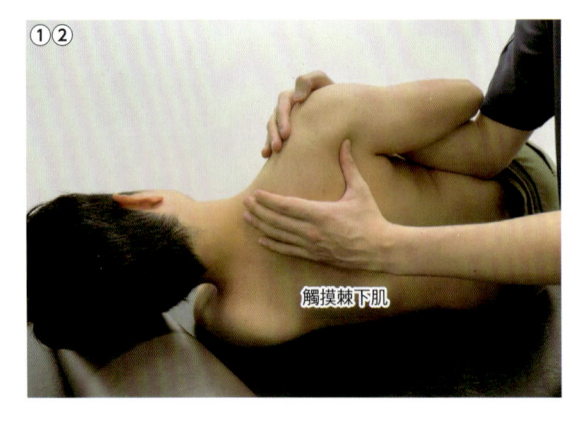

①② 觸摸棘下肌

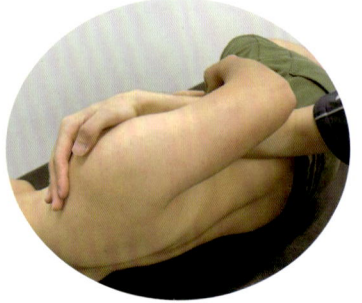

重點1　環抱上肢
● 一旦上肢的肌肉緊繃，手指就無法按壓到深層，因此治療師要環抱著患者的上肢施行手技。

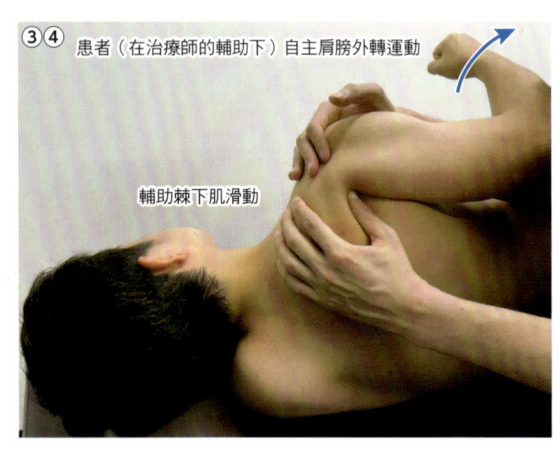

③④ 患者（在治療師的輔助下）自主肩膀外轉運動
輔助棘下肌滑動

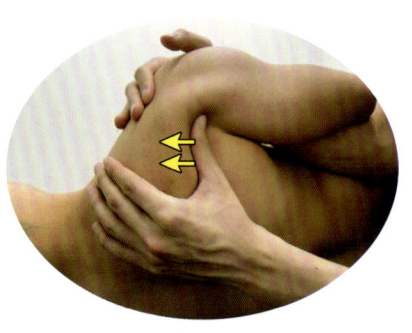

重點2　配合外轉運動活動棘下肌
● 從棘下肌的斜走纖維深層有如往橫向纖維的方向抓起般施行手技。

30　功能性解剖與運動治療

棘下肌深層組織的構造

- 棘下肌可分為橫向纖維與斜走纖維（圖1）。此外，在棘下肌的深層，含有脂肪組織的疏鬆結締組織從棘下窩分布到肩胛頸（圖2）。肩胛上神經、肩胛上動脈及靜脈行走在該疏鬆結締組織之內（圖3）。可推測棘下肌與肩胛骨之間存在著這種疏鬆結締組織，有助於棘下肌的滑動性。
- 肩胛上神經是從肩胛切跡到達棘上窩，在棘窩切跡處走向內側後，分布於棘下窩、棘下肌（圖4）。

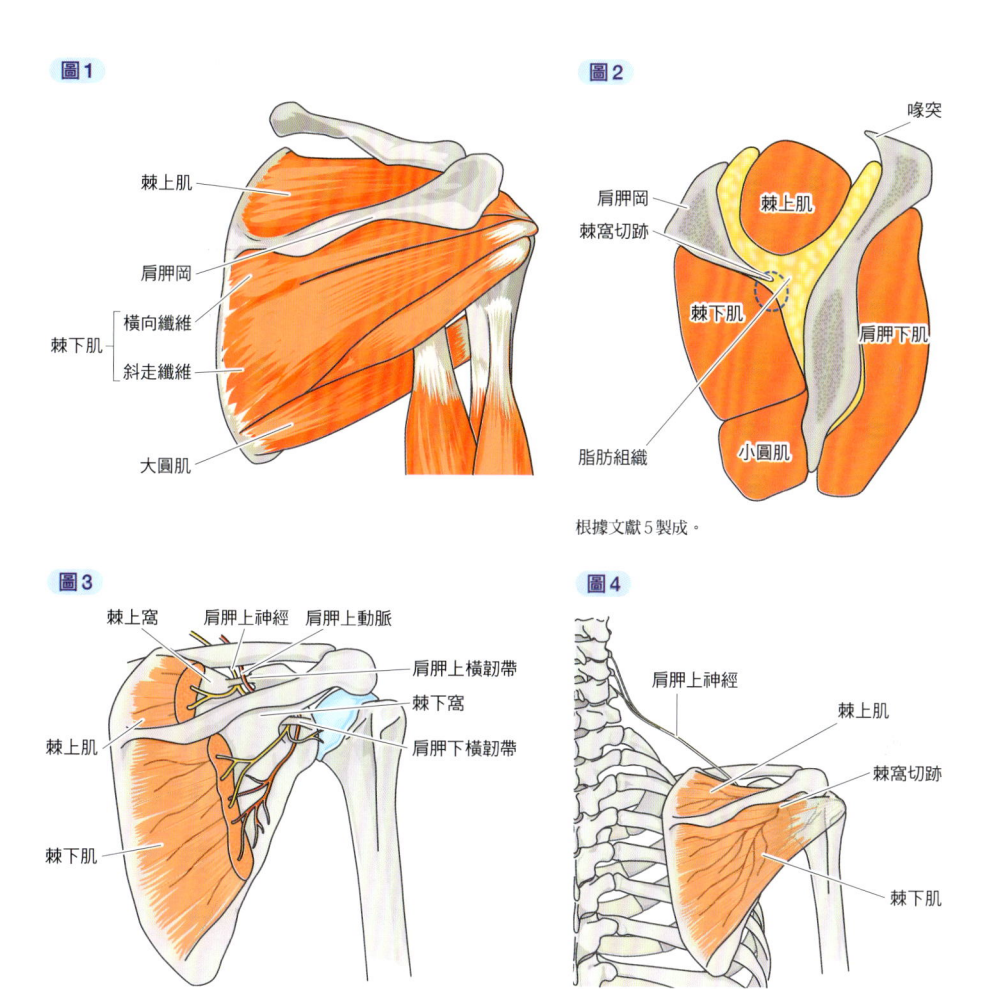

圖1

圖2

根據文獻5製成。

圖3

圖4

物理治療的陷阱

1）肩胛上神經的壓迫

- 位於棘下窩的疏鬆結締組織纖維化，會限制棘下肌的滑動，因此產生肩胛上神經的絞扼性神經障礙，有可能出現肌力低下等續發性的障礙。

2）與後方關節囊的關聯性

- 棘下肌、小圓肌行走時有如包覆著後方關節囊。棘下肌或小圓肌的延展性低下也有可能波及到後方關節囊，所以有必要評估第2位置（肩胛骨面上外展90°）或第3位置（肩膀屈曲90°）的內轉可動範圍。

第 1 章　肩部

10 徒手治療
喙肱肌的徒手治療

野田逸誓、工藤慎太郎

適用的功能障礙
① 抬高肩膀時受限。
② 肩膀伸展、外展受限。

適用的動作障礙
① 在抬高肩膀途中前臂外側疼痛。
② 背後綁帶動作受限。

■ 順序

◆ 姿　勢：仰臥。
◆ 順　序：①肩膀輕度外展，治療師從下方環抱住患者的上肢（重點1）。
　　　　　②治療師用抱住患者上肢的手觸摸到喙肱肌。
　　　　　③觸摸貫穿喙肱肌的肌皮神經，有滾動的觸感。
　　　　　④以外力伸展肩膀，避開肌皮神經，像要將喙肱肌往後方錯開般移動（重點2）。
　　　　　⑤施行運動直到喙肱肌的壓痛消失。

訣竅　如果施行3分鐘左右仍舊有壓痛殘留，則將目標改為肱二頭肌短頭等相鄰的組織。

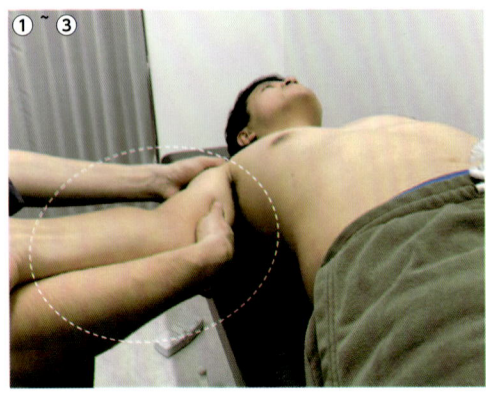

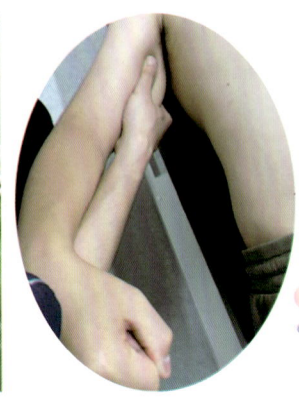

重點1　環抱著患者上肢施行
● 一旦上肢的肌肉緊繃，手指就無法按壓到深層，因此治療師要環抱著患者的上肢施行手技。

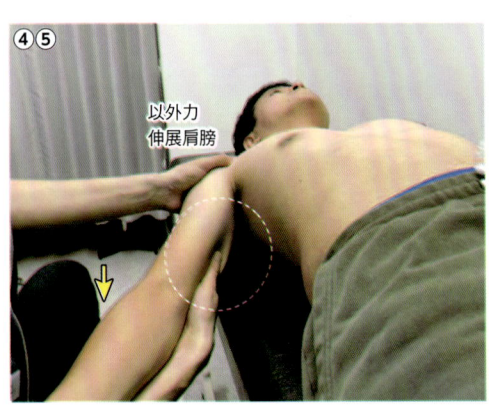

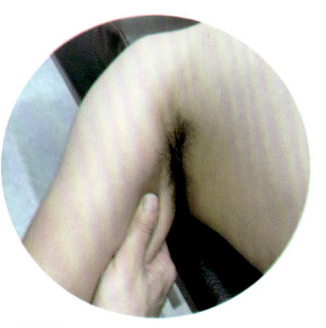

重點2　配合肩膀伸展運動活動喙肱肌
● 手指壓進肱二頭肌短頭與喙肱肌之間，配合肩膀伸展運動，像要將喙肱肌往後方錯開般移動。

32　功能性解剖與運動治療

喙肱肌的構造

- 喙肱肌起於與喙突肱二頭肌短頭的聯合腱（conjoint tendon），止於肱骨的中央內側面（圖1）。起端的共同肌腱處喙肱肌的肌纖維佔了大多數。
- 肌皮神經延續自臂神經叢的外側神經束，貫穿喙肱肌（圖2），行走於喙肱肌與肱二頭肌短頭之間，之後變成前臂外側皮神經，作為前臂外側及肘部前面的感覺枝。

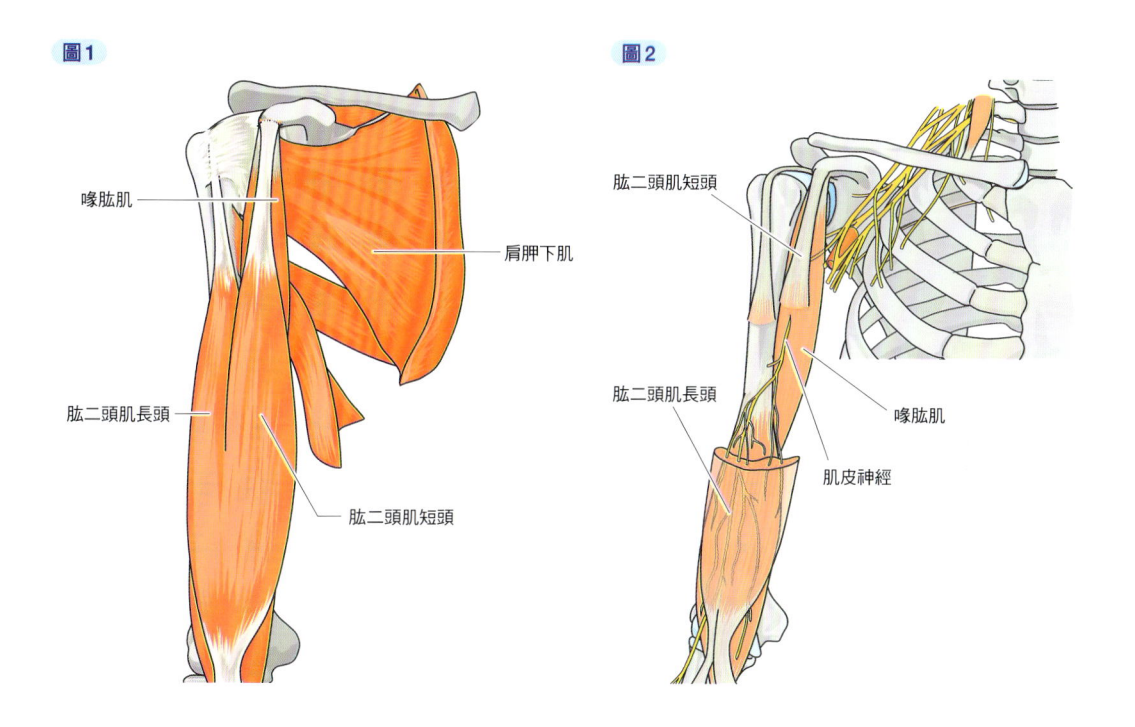

圖1

喙肱肌
肩胛下肌
肱二頭肌長頭
肱二頭肌短頭

圖2

肱二頭肌短頭
肱二頭肌長頭
喙肱肌
肌皮神經

物理治療的陷阱

1）肌皮神經的壓迫

- 一旦喙肱肌的延展性低下，抬高肩膀時會在肌皮神經貫穿喙肱肌處壓迫肌皮神經，有可能產生前臂外側的疼痛。此外，有時徒手治療也會過度壓迫神經引起疼痛，所以有必要多注意。

2）喙肱肌周圍的組織

- 位於喙肱肌深層與肩胛下肌之間的喙突下滑液囊周圍，以及喙肱肌與位於其表層的胸大肌、三角肌之間如果滑動性低下，也會使肩膀抬高時受限，因此也有必要對這些部位施行手技（請參照第1章-7）。

第 1 章 肩部

11 徒手治療
腋神經的徒手治療

野田逸誓、工藤慎太郎

適用的功能障礙
1. 抬高肩膀時受限。
2. 肩膀內轉受限。
3. 肩膀水平內收受限。

適用的動作障礙
1. 抬高肩膀時上臂外側疼痛。

順序

◆ 姿　勢：仰臥。
◆ 順　序：①肩膀屈曲120°、外轉。
　　　　　②治療師從下往上支撐患者的前臂（**重點1**）。
　　　　　③治療師手指按壓進肱三頭肌長頭與大圓肌之間。
　　　　　④輔助患者肩膀內轉，配合此活動將肱三頭肌有如往小圓肌側般錯開移動（**重點2**）。
　　　　　⑤施行直到肱三頭肌與大圓肌之間的壓痛消失。

　　訣　竅　如果施行3分鐘左右仍舊有壓痛殘留，則將目標改為小圓肌等相鄰的組織。

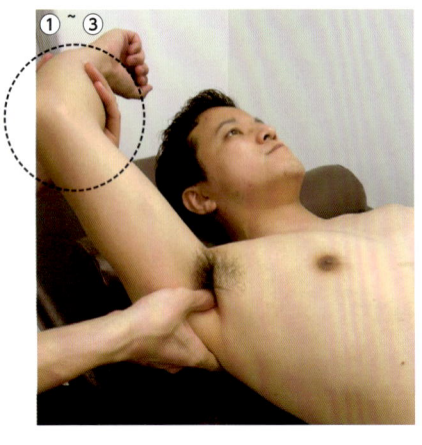

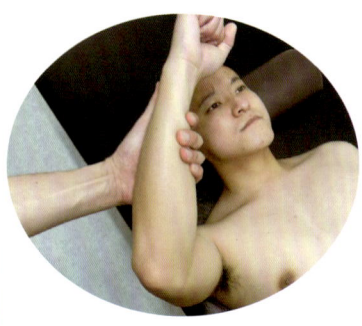

重點1　從下往上支撐患者的上肢，不讓上臂的肌肉緊繃
● 如果依舊會肌肉緊繃，則將患者的肘部頂住治療師的腹部固定。

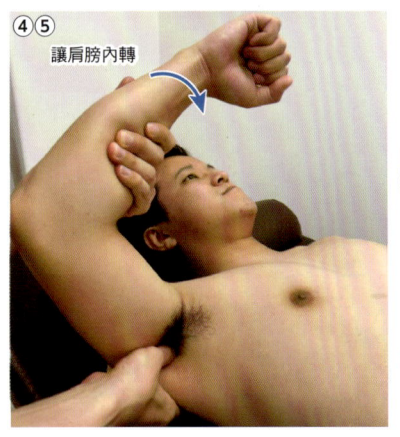

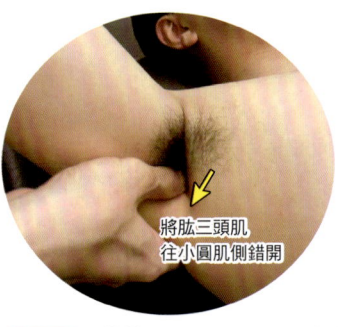

讓肩膀內轉

將肱三頭肌
往小圓肌側錯開

重點2　手指按壓進肱三頭肌長頭與大圓肌之間，配合肩膀內轉往外側方向（小圓肌側）錯開
● 從表層施行，如果能獲得肌肉柔軟度，手指逐漸按壓進深層。

腋神經周圍的構造

- 腋神經沿著肱骨外科頸行走，通過四角空間後抵達上臂後側（圖1ⓐ）。
- 四角空間（quadrilateral space，QLS）是由肱骨外科頸的內側、肱三頭肌長頭的外側、大圓肌的上緣以及小圓肌的下緣所形成的（圖2）。腋神經、後旋肱動脈及後旋肱靜脈會通過此QLS，此處的疏鬆結締組織豐富。

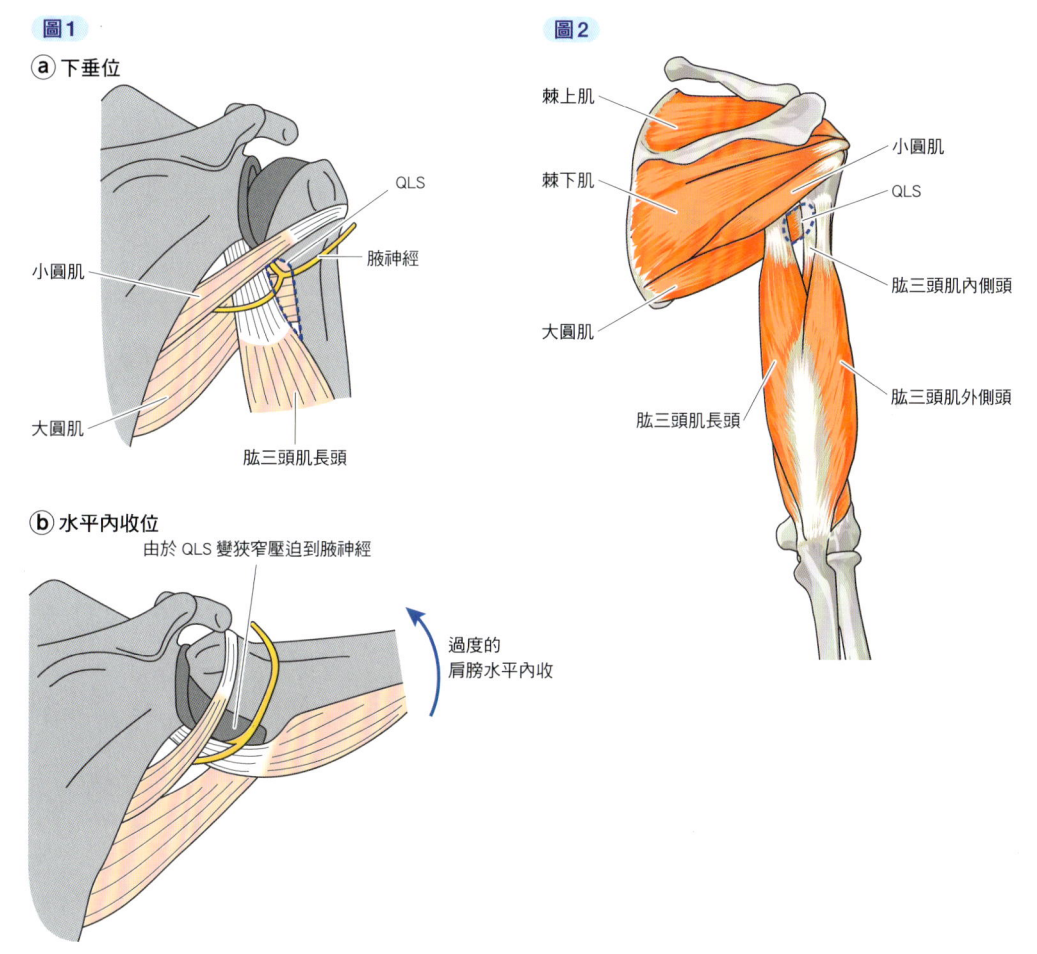

圖1

ⓐ 下垂位

小圓肌　QLS　腋神經
大圓肌
肱三頭肌長頭

ⓑ 水平內收位

由於QLS變狹窄壓迫到腋神經
過度的肩膀水平內收

圖2

棘上肌
棘下肌
小圓肌
QLS
大圓肌
肱三頭肌長頭
肱三頭肌內側頭
肱三頭肌外側頭

改變轉載自《理解「為什麼」會有運動功能障礙的評估策略》（工藤慎太郎／編著），P50，醫學書院，2017。

物理治療的陷阱

1）針對QLS的手技

- 過度的肩膀水平內收運動會讓QLS變得狹窄，增加對腋神經的壓迫（圖1ⓑ）。腋神經受到壓迫，有時會產生上臂外側處的感覺障礙或輻射痛。QLS周圍富含脂肪性的疏鬆結締組織，一旦脂肪組織的硬度增加也會壓迫到腋神經，所以對脂肪組織施行手技很重要。

第1章 肩部

12 徒手治療
胸神經的徒手治療

野田逸誓、工藤慎太郎

適用的功能障礙
1. 肩膀外轉受限。
2. 肩胛骨後傾受限。

適用的動作障礙
無。

順序

◆ 姿　勢：仰臥。
◆ 順　序：①肩膀輕度外展，患者的上肢靠在治療師的大腿上（重點1）。
　　　　　②在喙突內側觸摸到胸大肌。
　　　　　③尋找位於胸大肌與胸小肌之間的胸神經。
　　　　　④有滾動感的部分就是胸神經，對其周圍施行鬆動術。施行徒手治療時是往胸神經的短軸方向活動（重點2）。

> **訣竅** 如果施行3分鐘左右仍舊有壓痛殘留，則從腋下將目標改為小圓肌等相鄰的組織。

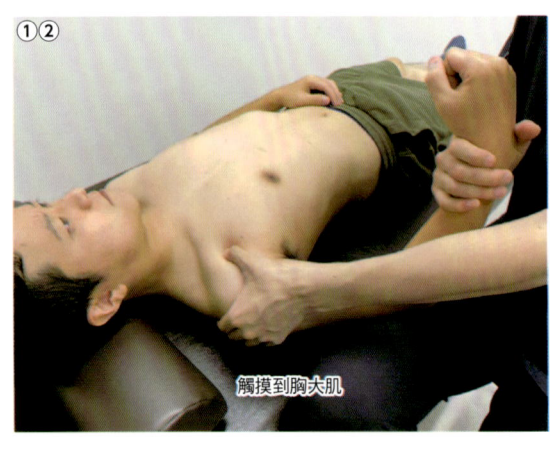

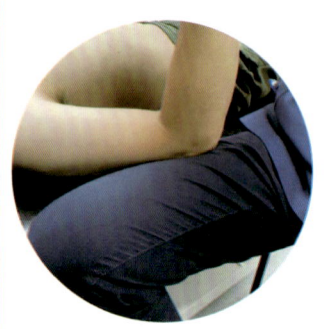

①② 觸摸到胸大肌

③④

重點1 患者的上肢靠在治療師的大腿上
- 一旦上肢浮起、肌肉緊繃，手指便無法按壓到深層，所以患者的上肢要靠著治療師的大腿施行運動。

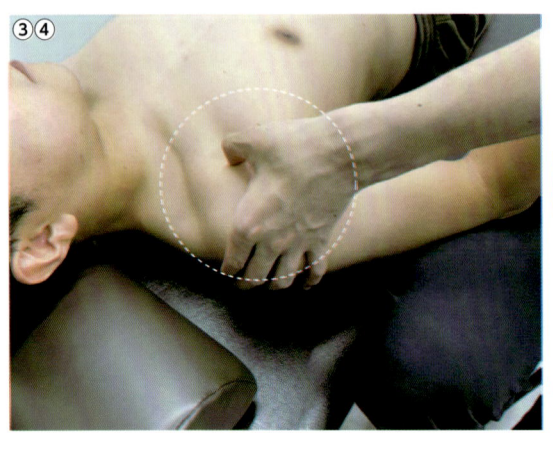

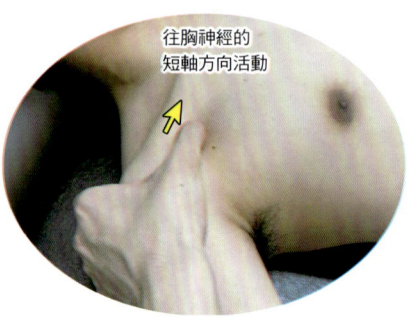

往胸神經的短軸方向活動

重點2 從淺層開始往短軸方向活動有滾動感的胸神經周圍
- 如果淺層能活動了，再活動到深層。

胸神經周圍的構造

- 胸神經分為內胸神經（C8～T1）與外胸神經（C5～T1），支配胸大肌與胸小肌（圖1、2）。
- 胸神經通過胸大肌與胸小肌之間（圖3）。

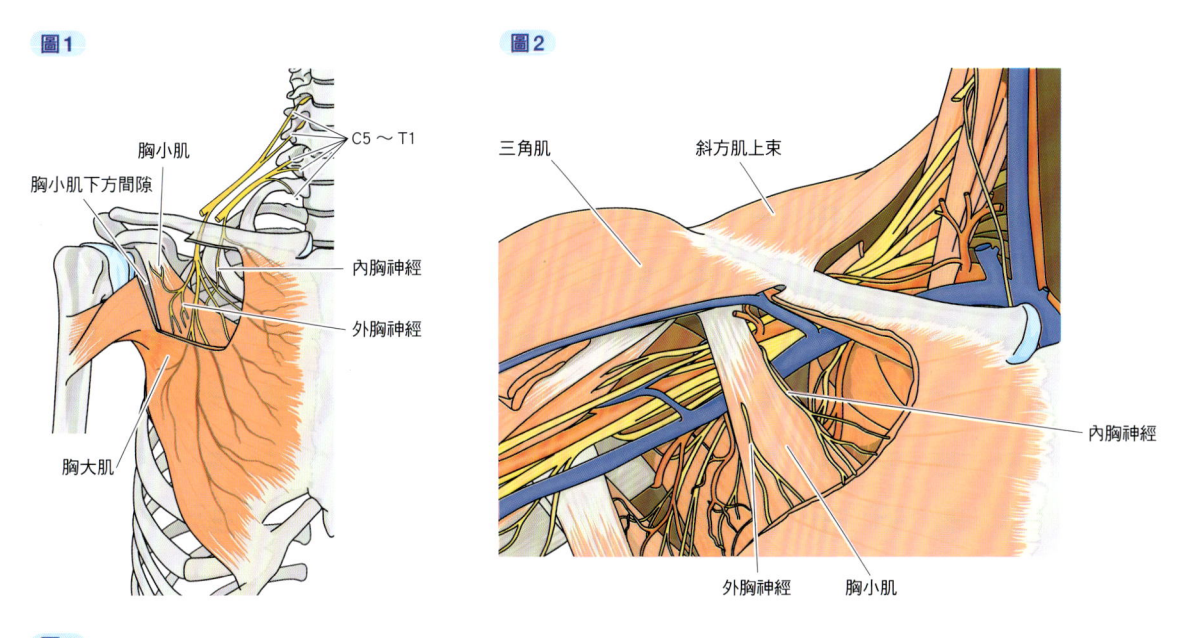

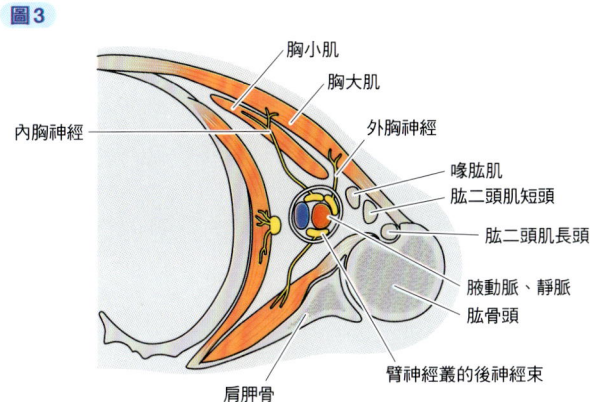

圖1

胸小肌
胸小肌下方間隙
C5～T1
內胸神經
外胸神經
胸大肌

圖2

三角肌
斜方肌上束
內胸神經
外胸神經
胸小肌

圖3

胸小肌
胸大肌
外胸神經
喙肱肌
肱二頭肌短頭
肱二頭肌長頭
腋動脈、靜脈
肱骨頭
臂神經叢的後神經束
內胸神經
肩胛骨

物理治療的陷阱

1）胸神經的壓迫

- 過度壓迫胸神經有可能引起肩膀前面疼痛。此外，由於臂神經叢與腋動脈行走在胸小肌下面（圖3），徒手治療時有必要注意是否過度壓迫。

2）與胸廓出口症候群之間的關係

- 當胸小肌的柔軟度低下，有時會壓迫到位在胸小肌下方的臂神經叢（胸廓出口症候群），因此除了胸大肌與胸小肌之間，胸小肌正下方深層的問題也有必要對胸神經施行手技。

第1章 肩部

13 徒手治療
胸背神經、胸長神經的徒手治療

野田逸誓、工藤慎太郎

適用的功能障礙
① 抬高肩膀時受限。

適用的動作障礙
無。

順序

◆姿　勢：仰臥或側臥。
◆順　序：【胸背神經】
　①肩膀輕度屈曲，放鬆。
　②在肩胛骨下角的高度、闊背肌深層觸摸到有滾動感的胸背神經（重點1）。
　③往胸背神經的長軸方向及橫切方向徒手活動其周圍。

【胸長神經】
①肩膀最大屈曲位，放鬆。
②在比胸背神經更前面（腹側）的位置、前鋸肌表層觸摸到有滾動感的胸長神經（重點2）。
③往胸長神經的長軸及橫切方向徒手活動其周圍。

訣竅 如果施行3分鐘左右仍舊有壓痛殘留，針對胸背神經時將目標改為大圓肌等相鄰的組織，針對胸長神經時則將目標改為闊背肌等相鄰的組織。

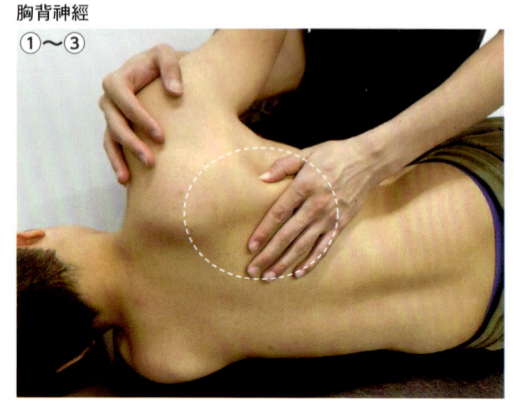

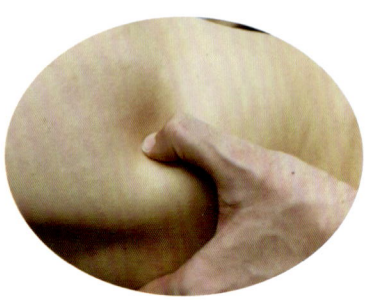

胸背神經
①～③

重點1 在肩胛骨下角外側觸摸到有滾動感的胸背神經
● 如果闊背肌的肌肉緊繃，改用肩膀輕度伸展，以及在外展位施行。

胸長神經
①～③

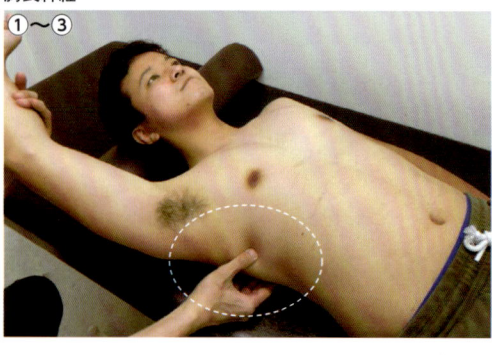

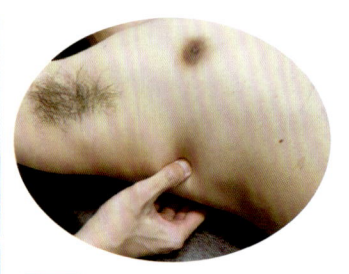

重點2 在前鋸肌表層觸摸到胸長神經
● 如果遠端的處理無法改善，則也從C5～C7頸部處施行手技。

38　功能性解剖與運動治療

胸背神經、胸長神經周圍的構造

- 胸背神經（C6～C8）與胸背動靜脈並行，走往闊背肌的內側（圖1、2）。
- 胸長神經（C5～C7）中C5、6貫穿中斜角肌，C7則行走於中斜角肌的腹側，通過鎖骨與臂神經叢的下方，走在前鋸肌的表面（圖2、3）。

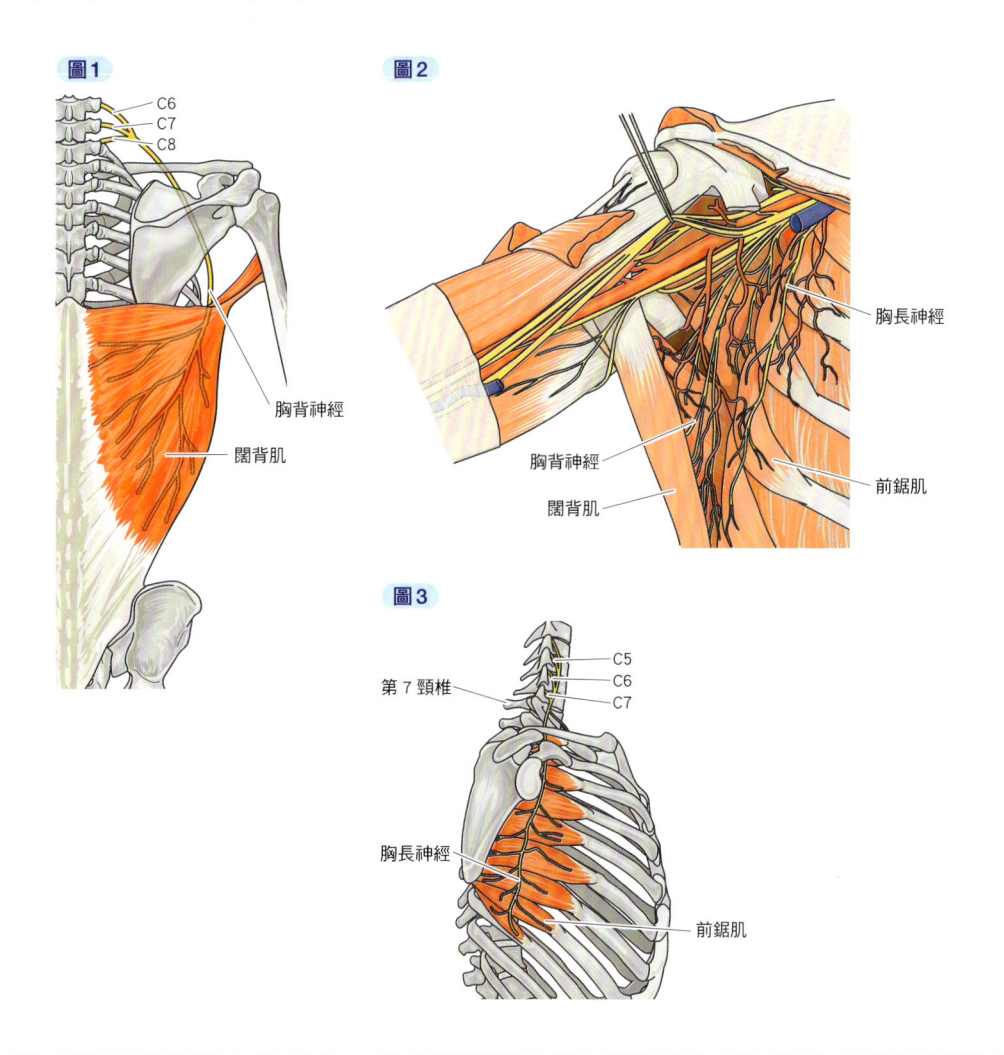

圖1
C6
C7
C8
胸背神經
闊背肌

圖2
胸長神經
胸背神經
闊背肌
前鋸肌

圖3
第7頸椎
C5
C6
C7
胸長神經
前鋸肌

物理治療的陷阱

1）胸背神經、胸長神經的壓迫

- 過度壓迫神經有可能引起疼痛。有必要觸摸並區分神經周圍、施行手技。

2）對神經周圍施行的手技

- 胸背神經、胸長神經都有必要從表層組織起逐一施行手技（重點1、2）。
- 活動神經周圍時手指要緩緩按壓，從皮下組織起逐步增加滑動性。此外，深層有肋骨，容易產生疼痛，有必要注意是否過度壓迫。

第 1 章　肩部

14　徒手治療
前鋸肌上束的徒手治療

野田逸誓、工藤慎太郎

適用的功能障礙
❶ 肩胛骨後傾受限。

適用的動作障礙
❶ 抬高肩膀時肩胛骨內側疼痛。
❷ 肩胛骨內收不足。

順序

◆ 姿　勢：側臥。
◆ 順　序：①治療師站在患者後方，從下往上環抱患者上肢（重點1）。
　　　　　②在前鋸肌上束的後方觸摸到有滾動感的肩胛背神經。
　　　　　③治療師手指放在前鋸肌上束到肩胛背神經的周圍，配合肩胛骨後傾運動，手指有如往後方（背部）錯開般移動（重點2）。
　　　　　④施行運動直到前鋸肌上束及肩胛背神經周圍的壓痛消失。
　　　　　訣竅 如果施行3分鐘左右仍舊有壓痛殘留，則將目標改為提肩胛肌或菱形肌等相鄰的組織。

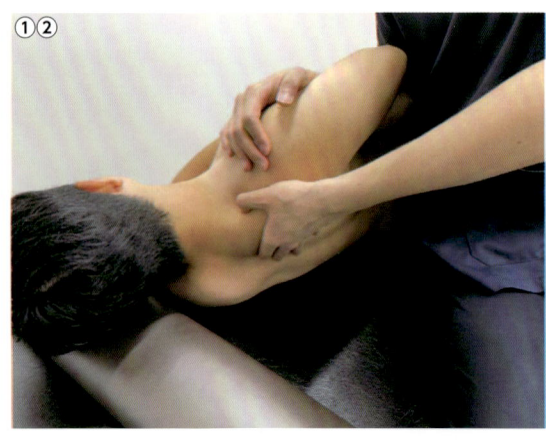

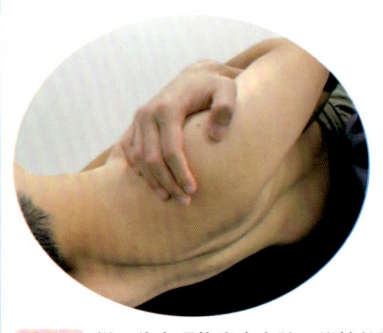

①②

③④
讓肩胛骨後傾

重點1 從下往上環抱患者上肢，維持整體姿勢
● 確認上肢的肌肉是否有放鬆。

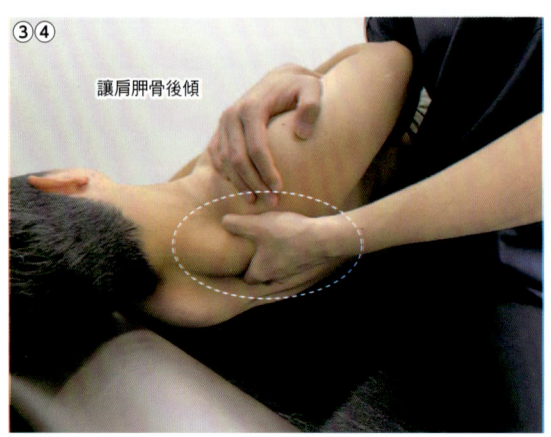

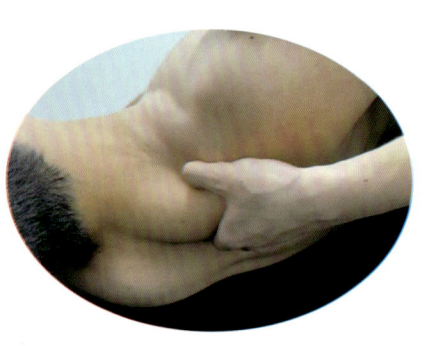

重點2 手指從前鋸肌上束的前方逐漸按壓到深層
● 配合肩胛骨後傾，手指有如往後方錯開般移動。

前鋸肌上束周圍的構造

- 前鋸肌上束（圖1）藉由腱膜，內側與提肩胛肌、菱形肌相連，而肩胛背神經通過這些肌肉的表層。肩胛背神經從C5走出貫穿中斜角肌之後，通過後斜角肌與提肩胛肌中間，再通過提肩胛肌與菱形肌的腹側（圖2、3）。

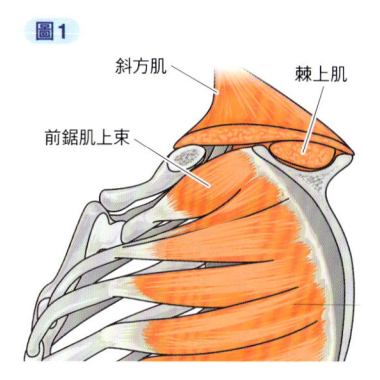

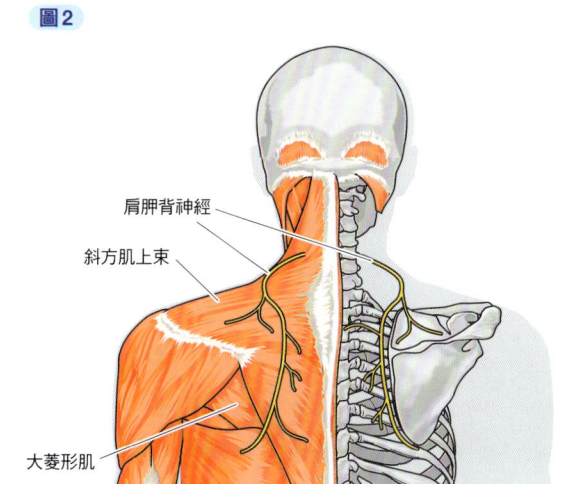

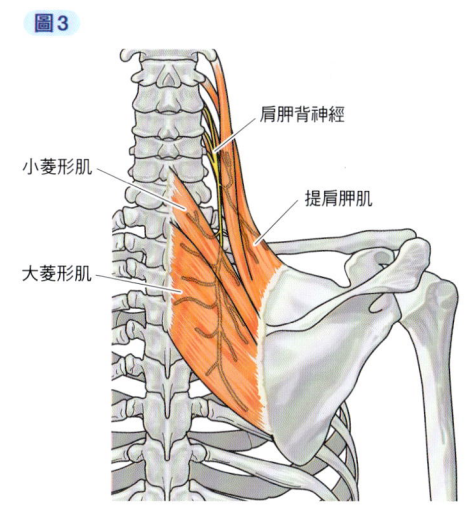

圖1
- 斜方肌
- 棘上肌
- 前鋸肌上束

圖2
- 肩胛背神經
- 斜方肌上束
- 大菱形肌

圖3
- 肩胛背神經
- 小菱形肌
- 提肩胛肌
- 大菱形肌

物理治療的陷阱

1）肩胛背神經及橫頸動脈後枝的壓迫

- 過度壓迫前鋸肌上束或提肩胛肌，有可能因為壓迫到肩胛背神經及橫頸動脈後枝而引起疼痛，所以需要避開神經及血管觸摸肌腹的技術。

2）前鋸肌及菱形肌的功能

- 前鋸肌及菱形肌有將肩胛骨內緣拉近胸廓的作用。這些肌肉的功能低下會降低肩胛胸廓關節的穩定性，無法在肩關節運動時發揮肌力。

15 徒手治療 盂肱關節的鬆動術

野田逸誓、工藤慎太郎

適用的功能障礙
1. 抬高肩膀時受限。
2. 肩膀轉動受限。
3. 肩膀運動時骨頭往前方偏移。

適用的動作障礙
無。

■ 順序

- ◆ 姿　勢：仰臥。
- ◆ 順　序：①肩膀輕度外展，治療師有如環抱患者前臂般抓住患者上臂。
　　　　　②治療師一隻手支撐著患者前臂，另一隻手放在肱骨頭的前面。
　　　　　③想像將肱骨頭往後方滑動，配合肩膀屈曲運動，讓肱骨頭往後方活動（重點1）。

【想要促使肱骨頭往下方滑動時】
　　　　　①肩膀90°外展，治療師環抱著患者的前臂。
　　　　　②治療師一隻手抓著患者前臂，另一隻手從上方抓住肱骨頭。
　　　　　③配合肩膀外展運動，讓抓住的肱骨頭往下滑動（重點2）。

訣竅 如果施行5分鐘左右可動範圍仍舊受限，則將目標改為肩胛胸廓關節等組織。

想要促使肱骨頭往後方滑動時

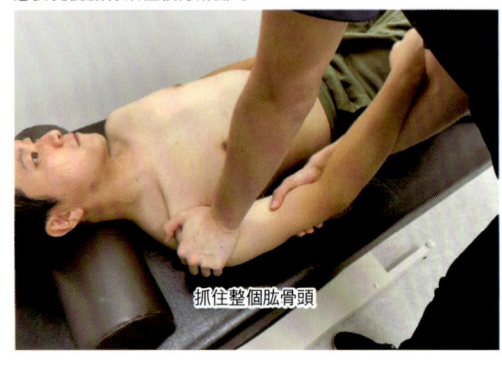

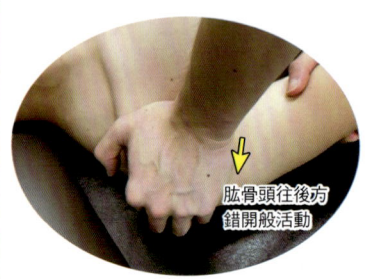

抓住整個肱骨頭

肱骨頭往後方錯開般活動

重點1 抓住整個肱骨頭
- 配合肩膀屈曲運動，讓肱骨頭往後方錯開般活動。

想要促使肱骨頭往下方滑動時

從上方包覆肱骨頭般抓住

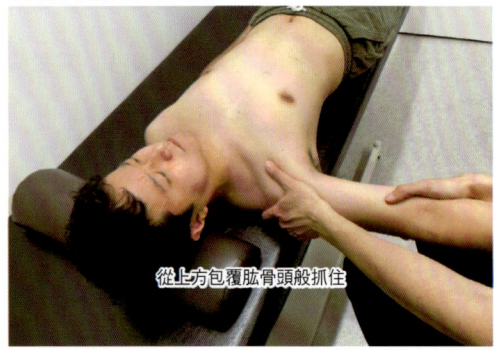

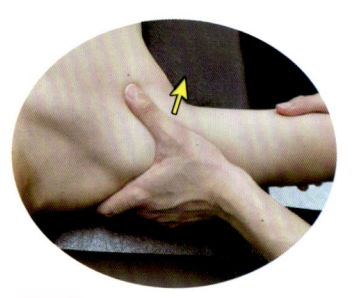

重點2 從上方包覆肱骨頭般抓住
- 配合肩膀外展運動，讓肱骨頭往下方錯開般活動。

盂肱關節的構造

- 盂肱關節是由肱骨頭及肩胛骨關節盂所構成（**圖1**），關節唇、關節囊、盂肱韌帶、喙肱韌帶、旋轉肌發揮了靜態、動態穩定機轉的作用（**圖2、3**）。
- 肱骨頭相對盂肱關節的關節盂的運動有滾動、滑動、旋轉，一旦這些運動受到限制，會使骨頭的向心性低下，限制可動範圍。

圖1

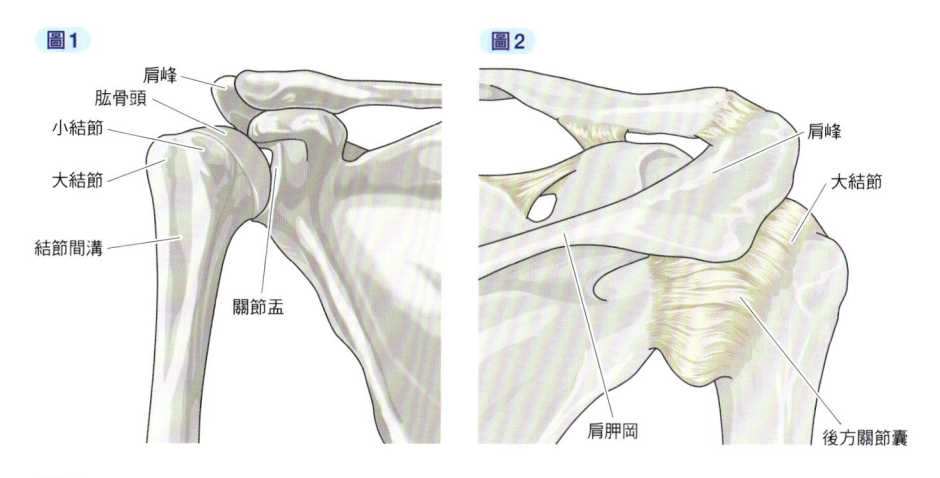

肩峰／肱骨頭／小結節／大結節／結節間溝／關節盂

圖2

肩峰／大結節／肩胛岡／後方關節囊

圖3

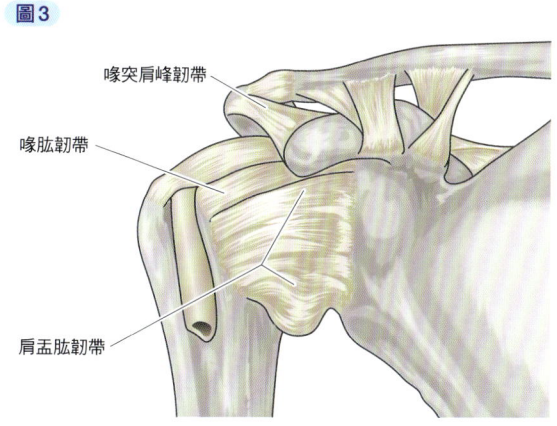

喙突肩峰韌帶／喙肱韌帶／肩盂肱韌帶

物理治療的陷阱

1）與肩峰下滑液囊之間的關係

- 抬高肩膀時肩峰下夾擠會引起肩峰下滑液囊發炎。推薦對沾黏性的肩關節炎使用關節鬆動術。

2）斜移 oblique translation

- 由於關節囊緊繃，使得骨頭往關節囊對側偏移的現象稱為斜移 oblique translation。尤其如果在抬高肩膀時肩膀後方關節囊的張力增加，產生骨頭往前上方的偏移，將會是可動範圍受限的要因。

第1章 肩部

16 徒手治療
腋神經前枝的徒手治療

野田逸誓、工藤慎太郎

適用的功能障礙
1. 肩膀伸展受限。
2. 肩膀水平外展受限。

適用的動作障礙
1. 肩膀外展、外轉時上臂前側疼痛。

順序

◆ 姿　勢：仰臥。
◆ 順　序：①肩膀輕度外展，肘部輕度屈曲。
　　　　②一邊屈曲、伸展肘部，一邊在上臂近端處確認肱二頭肌長頭的肌腱（重點1）。
　　　　③在比結節間溝稍遠端處，肱二頭肌長頭肌腱的外側與三角肌之間觸摸到滾動的感覺，即為腋神經前枝（重點2）。
　　　　④讓腋神經前枝的周圍在相對肱骨的短軸方向活動。
　　　　⑤施行直到腋神經前枝的壓痛消失。

> **訣竅** 如果施行3分鐘左右仍舊有壓痛殘留，則將目標改為腋窩處的闊背肌、大圓肌等相鄰的組織。

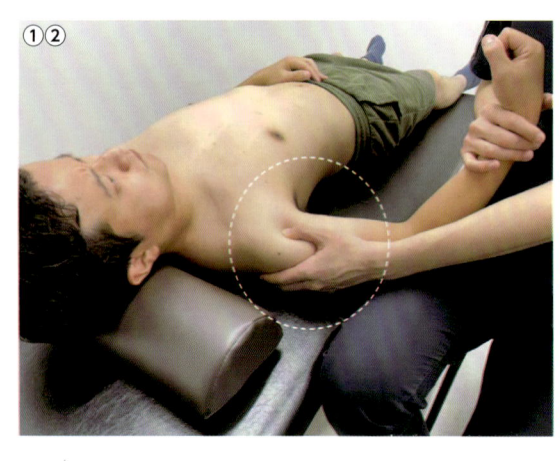

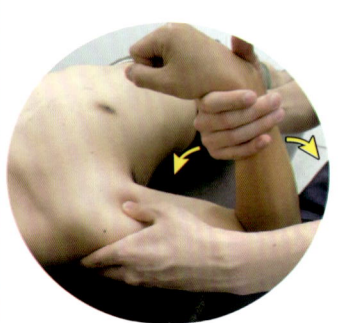

①②

重點1 屈曲、伸展肘部，觸摸肱二頭肌長頭的肌腱
● 確認肱二頭肌長頭肌腱的外側。

③～⑤

讓腋神經前枝的周圍在短軸方向活動

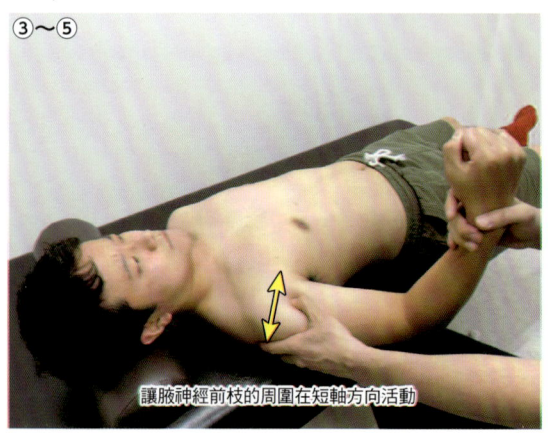

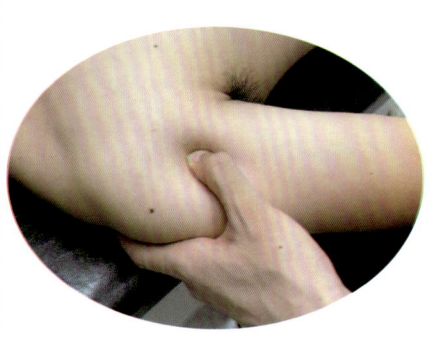

重點2 觸摸腋神經前枝的方法
● 可在肱二頭肌長頭肌腱的外側與三角肌之間的深層觸摸到腋神經前枝。

肱二頭肌與三角肌前方部分周圍的構造

- 在肱二頭肌長頭肌腱的深層從內側往外側方向行走的是腋神經前枝。腋神經前枝接著從肱二頭肌長頭肌腱的外側往上方行走，分布於肱二頭肌長頭肌腱周圍的疏鬆結締組織（圖1）。
- 三角肌下滑液囊存在於三角肌下、棘上肌與肱骨頭之間，負責維持該部位的滑動性。此外，腋神經前枝分布於包含三角肌下滑液囊在內的肩峰下滑液囊。

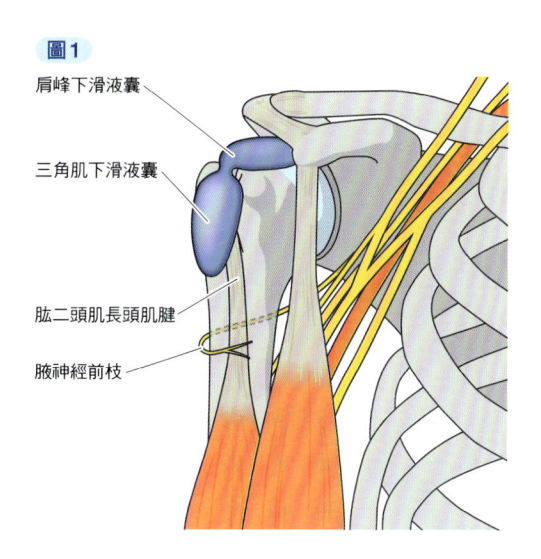

圖1
- 肩峰下滑液囊
- 三角肌下滑液囊
- 肱二頭肌長頭肌腱
- 腋神經前枝

物理治療的陷阱

1）腋神經前枝與抱熊測試（bear hug test）之間的關聯性

- 抱熊測試用於診斷肩胛下肌斷裂的情況，但如果抱熊測試時上臂前面產生疼痛，有可能是腋神經前枝引起的疼痛。這是因為抱熊測試會強制肩膀屈曲、內收、內轉，使得腋神經前枝受到拉伸的緣故。

2）腋神經前枝的壓迫

- 過度壓迫腋神經前枝，有可能會引起疼痛，所以需要避開神經觸摸三角肌、肱二頭肌長頭、神經周圍疏鬆結締組織的技術。

Case 1 盂肱關節可動範圍受限伴隨夜間疼痛的沾黏性肩關節囊炎

森田竜治

症例 ▶ 來院時
- 50多歲男性，3個月前起自覺右肩疼痛。
- 疼痛逐漸增強，夜間甚至會痛醒，所以來本院看診。
- X光影像沒有什麼特別的問題。
- 主訴夜間疼痛，以及穿衣服時將襯衫下擺塞進褲子有困難。

1 來院時的理學所見

1）疼痛

◆ 壓痛
- 肱骨大結節上關節面、旋轉肌間隙、喙肱韌帶、棘下肌、QLS處有壓痛。

◆ 運動時疼痛
- 肩膀外轉、屈曲、水平屈曲、背後綁帶動作時上臂近端外側～前面會疼痛。

2）關節可動範圍
- 右盂肱關節：外展50°；內收-20°；外轉0°；屈曲70°。
- 背後綁帶動作在臀部高度。

> **治療重點** 盂肱關節內收、外轉可動範圍有改善，夜間疼痛消失。
> →藉由改善肩峰下的滑動情況，也容易改善背後綁帶動作時的盂肱關節內轉可動範圍。

2 臨床推理 Clinical Reasoning

- 可想見夜間疼痛的原因是**伴隨靜止不動而來的肩峰下壓力上升**。
  ▶ 棘上肌、棘下肌的柔軟度低下，伴隨肩峰下滑液囊、喙肱韌帶周圍的纖維化，產生盂肱關節可動範圍受限，有可能拖延靜止不動的狀態。
- 上臂近端外側的疼痛可見是伴隨QLS處**腋神經的滑動障礙**或靜止不動，**在腋神經周圍疏鬆結締組織的纖維化**所產生的。

3 運動治療

1）本患者的重點
- 重點是①改善肩峰下壓力上升的情況消除夜間疼痛；②改善腋神經周圍的擠壓應力或伸展應力。
- 盂肱關節的內收、外轉受限可想見是肩峰下軟組織的滑動性或柔軟度低下的緣故，運動治療時有必要改善這些可動範圍限制。
- 背後綁帶動作時肱骨會相對於關節盂內轉。因為肱骨會內轉，所以有必要改善棘下肌的延展性與腋神經的滑動性。

2）運動治療實作

- 為了改善夜間疼痛，首先對**棘上肌、肩峰下滑液囊**（圖1）、**喙肱韌帶周圍施行徒手治療**（圖2），結果外轉可動範圍改善到40°，內收限制消失。
- 由於可見到肱骨頭往前方偏移，所以再加上對**盂肱關節**施行**關節鬆動術**（圖3），結果消除了外轉可動範圍的左右差異。
- 至於背後綁帶動作的限制，則對**棘下肌施行徒手治療**（圖4），結果改善了背後綁帶動作的左右差異。

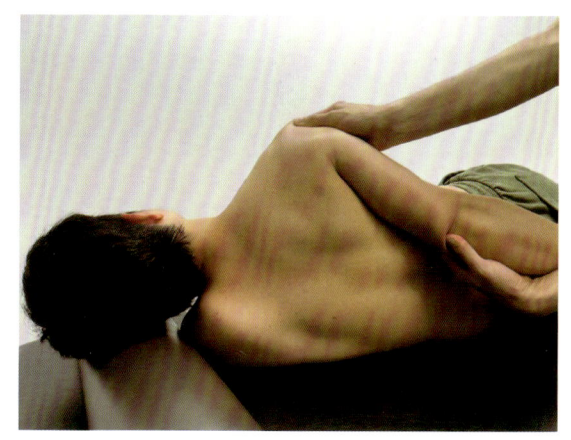

圖1　棘上肌、肩峰下滑液囊的徒手治療
- 內收操作會引起疼痛，因此先讓棘上肌反覆收縮來減輕肌肉張力、逐漸增加內收可動範圍，詳情請參閱第1章-8。

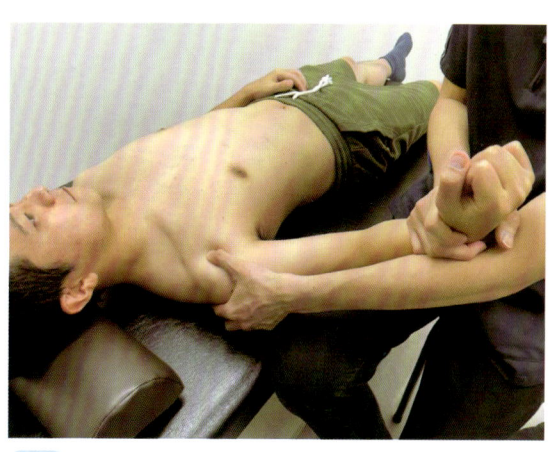

圖2　喙肱韌帶周圍的徒手治療
- 輔助患者外轉運動之際，外轉時減輕手指壓迫力道，從外轉回到內轉時則增強手指壓迫力道，如此施行。詳情請參閱第1章-7。

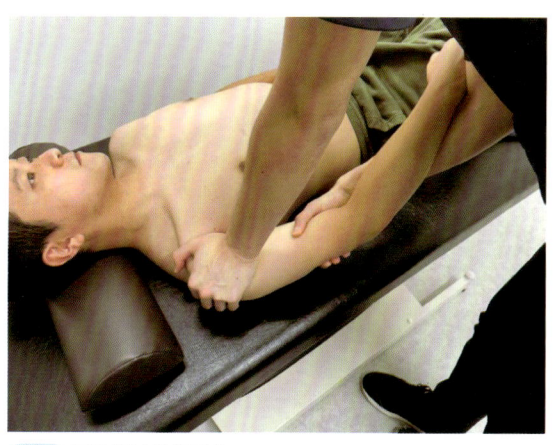

圖3　盂肱關節的鬆動術
- 用蚓狀抓握法抓住骨頭，手掌整個包覆骨頭，隨著肩膀屈曲運動往後推擠般操作。詳情請參閱第1章-15。

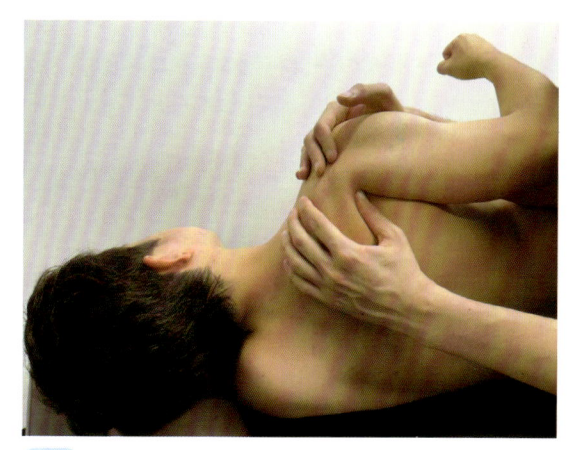

圖4　棘下肌深層的徒手操作
- 上肢肌肉緊繃時，讓患者在腋窩夾個抱枕或軟墊，就能較容易往棘下肌深層操作。詳情請參閱第1章-9。

Case 2 具有肩帶與旋轉肌袖功能障礙的夾擠症候群

森田竜治

症例 ▶來院時

- 40多歲做文書工作的女性，1個月前起發現右肩抬高時肩關節處會疼痛。
- X光影像沒有問題。超音波影像中可見到旋轉肌些微不平整。
- 注射玻尿酸之後疼痛減輕，但仍舊有夾擠的症狀殘留，因此開始物理治療。
- 主訴為舉手時肩膀前面疼痛。

1 來院時的理學所見

1）疼痛

◆ 運動時疼痛
- 抬高肩膀90°左右會有伴隨脫力感的疼痛，之後能抬高到底。
- 肩膀抬高到最終範圍時肩胛骨內側部分會疼痛。

◆ 壓痛
- 胸小肌、前鋸肌上束處有壓痛。

2）關節可動範圍

- 盂肱關節的可動範圍沒有受限，肩膀抬高情況：左（健側）180°，右（患側）170°。
- 屈曲動作時患側肩胛骨的往上轉動及後傾不足，在最終範圍可見到肩胛骨過度抬高的情況。徒手誘導肩胛骨後傾，與健側相比有受限。
- 屈曲90°位往肩膀伸展方向施加阻抗，可觀察到肩胛骨下角浮起。

> **治療重點** 如果出現疼痛弧徵象（painful arc sign），肩關節運動時要輔助肩胛骨運動，確認有無疼痛。
> →如果疼痛減輕，則考慮介入肩帶機能。

3）肌力

- 徒手肌力測試MMT：肩胛骨固定下肩膀外展、外轉4；無固定下皆是4-；內轉5；外轉在第3位置（肩膀水平屈曲90°）時肌力低下；肩胛骨內收4，勉強能維持上肢零位。

4）骨科測試

- 尼爾氏徵象Neer sign＋，霍金斯氏徵象Hawkins sign＋。

2 臨床推理 Clinical Reasoning

- 肩膀屈曲90°附近產生疼痛的主要原因可想見是**肩帶及棘上肌、棘下肌的功能低下**所引起的。
- 肩膀屈曲時的**力偶出現破綻，再加上肩胛骨的後傾、往上轉動、內收皆不足**，可想見因此在肩峰下與肱骨大結節產生夾擠引起疼痛。
- 在抬高肩膀最終範圍的肩胛骨內側疼痛有可能是因為伴隨肩胛骨過度抬高，**擠壓到前鋸肌上束纖維周邊**所引起的。

3 運動治療

1）本患者的重點

- 重點是要在維持肱骨頭向心位的狀態下，誘導肩關節運動。
- 本患者旋轉肌與肩帶都是功能低下，有必要個別並加上複合式的治療。
- 肩胛骨後傾受限，不僅將肩胛骨拉近胸廓的力量不足，也能想見胸小肌周圍的柔軟度低下，所以兩者皆需要運動治療。
- 藉由改善旋轉肌的肌力以及校正作為其基礎的肩胛骨運動異常，便能一邊維持骨頭對關節盂的向心位，一邊抬高肩膀。

2）運動治療實作

- 首先針對肩胛骨後傾受限，對**胸神經**（圖1）、**前鋸肌上束**（圖2）施行**徒手治療**時，以外力進行的肩胛骨後傾運動改善。接下來徒手誘導肩胛骨內收、往上方轉動，誘導**菱形肌、斜方肌中束、下束纖維**收縮時（圖3、4），抬高肩膀的疼痛減輕，可觀察到肩胛骨的運動異常有所改善。
- 接著在棘上肌、棘下肌、肩胛骨內收的阻抗下施行運動治療，也施行以抬高位下提高向心位為目標的複合運動（請參照第1章-3一起學！運動），結果肩膀抬高90°的疼痛、最終範圍的疼痛消失，可動範圍的左右差異也改善了。

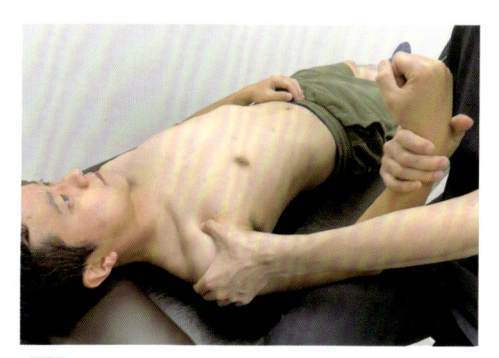

圖1 胸神經的徒手治療
- 在胸小肌處確認有壓痛，但經過詳細觸診後發現是在胸神經周圍有壓痛點，努力放鬆該處。詳情請參閱第1章-12。

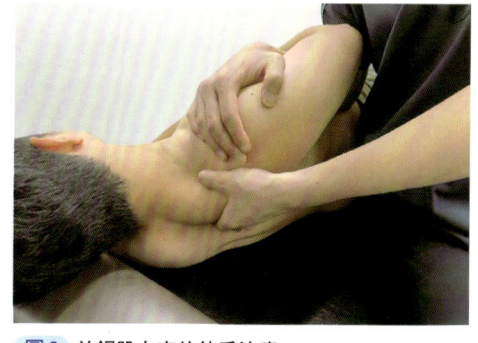

圖2 前鋸肌上束的徒手治療
- 放鬆胸神經之後肩胛骨後傾依舊受限，所以試著調理前鋸肌。由於壓痛強烈，便一邊調整手指壓迫的力道一邊施行。詳情請參閱第1章-14。

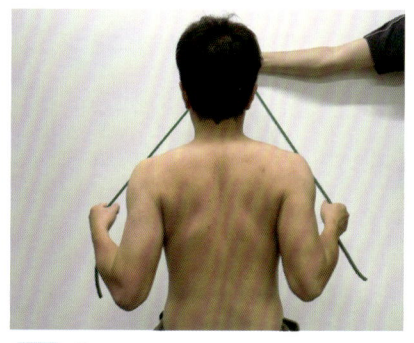

圖3 菱形肌的運動
- 由於容易加入肩膀伸展的代償，所以治療師要觸摸、確認菱形肌的位置，一邊讓菱形肌收縮一邊進行。詳情請參閱第1章-4。

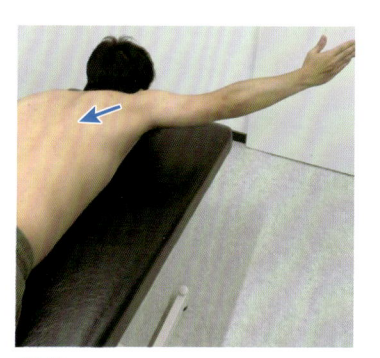

圖4 斜方肌下束纖維的運動
- 說明肩胛骨的運動方向後，開始輔助患者運動。如果不容易加入收縮的話改用側臥位進行。詳情請參閱第1章-6。

第 2 章　肘部

17　OKC 運動
尺側屈腕肌的運動

野田逸誓、工藤慎太郎

適用的功能障礙
1. 手腕尺屈肌力低下。
2. 尺神經障礙。
3. 投球動作中的揮臂期疼痛。

適用的動作障礙
無。

順序

◆ 姿　勢：坐姿或站姿。
◆ 順　序：①坐著的話以肘部輕度屈曲位為起始姿勢，站著的話以肘部伸展位為起始姿勢。
　　　　　②用無名指、小指抓著海綿或球。
　　　　　③手部掌屈、尺屈運動到底。

> **訣竅**　如果產生尺神經障礙，可能會產生尺側屈腕肌功能低下或萎縮，這種情況下，有必要先施行尺神經周圍的徒手治療（請參照第 2 章 -22），之後再進行尺側屈腕肌的運動。

坐姿
① 起始姿勢　　　　　　　②③　掌屈、尺屈

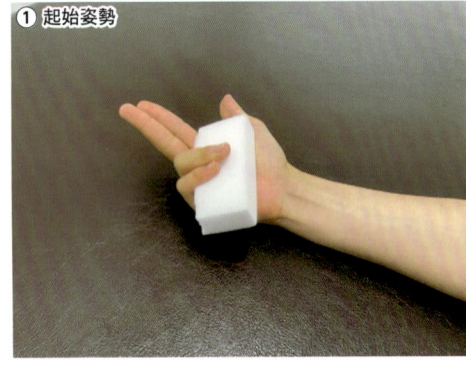

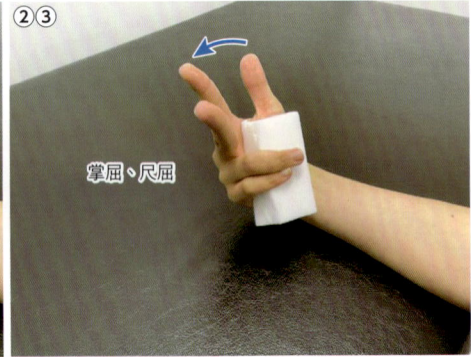

站姿
① 起始姿勢　　　　　　　②③　掌屈、尺屈

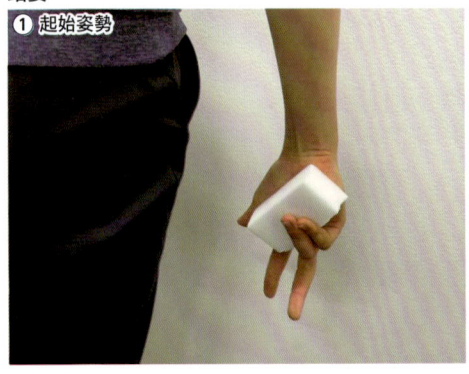

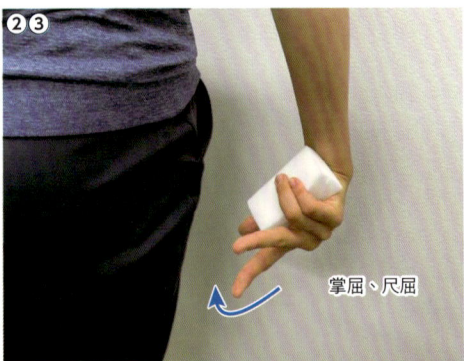

運動處方的注意之處

1）注意腕關節有無過度掌屈（圖1）

- 如果尺側屈腕肌的肌力低下，手腕掌屈、尺屈時的尺屈運動變少，有時會由過度掌屈來代償，這種情況下，要從輔助患者自主運動等低負荷開始施行。

2）注意有無肘部屈曲的代償（圖2）

- 運動負荷強有時會產生利用肘部屈曲的代償運動。尺側屈腕肌也會稍微作用於肘部屈曲，但無法讓目標肌肉增強，所以有必要多注意。

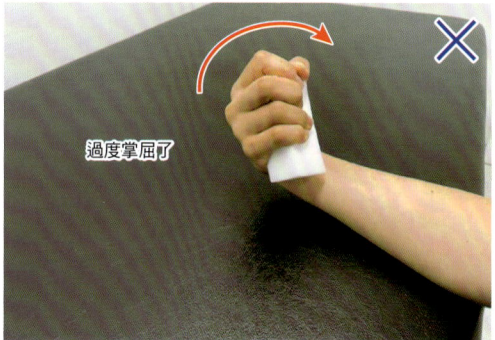

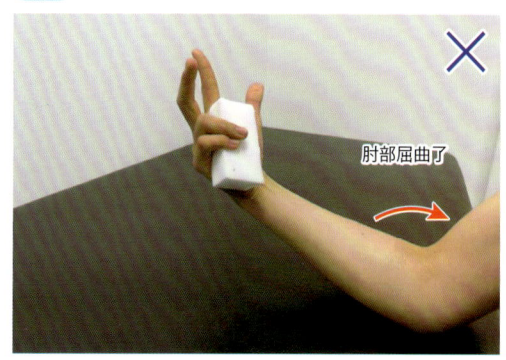

圖1　過度掌屈了

圖2　肘部屈曲了

一起學！運動的變化版

◆ 站姿的尺屈運動（圖3）

- 主要用無名指、小指抓住棍棒（有困難的話就屈曲所有指頭），進行手腕尺屈運動。如果負荷強有可能產生利用肩膀伸展運動的代償，所以要注意棍棒的重量。

◆ 掌內在肌的運動（圖4）

- 如果尺神經障礙引起尺側屈腕肌的肌力低下，也有可能併發掌內在肌的功能低下。
- 用大拇指、小指抓住球，反覆進行手腕掌屈、尺屈運動。
- 也有必要針對掌內在肌施行運動。

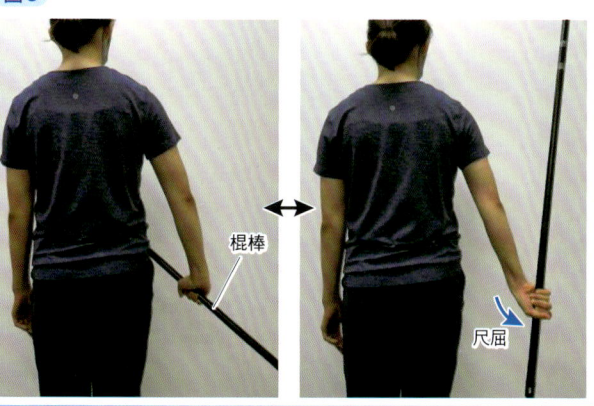

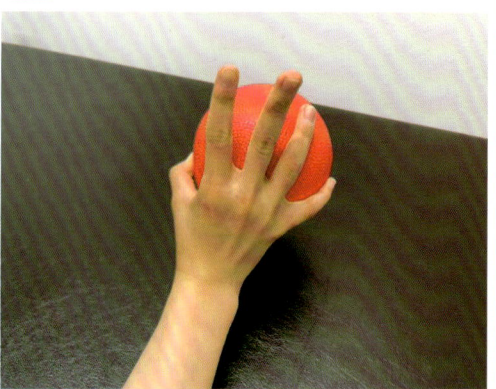

圖3　棍棒　尺屈

圖4

第 2 章　肘部

18　OKC 運動
屈指淺肌的運動

野田逸誓、工藤慎太郎

適用的功能障礙
1. 近端指間關節（PIP）屈曲肌力低下。
2. 握力低下。
3. 投球時肘部外翻不穩定。

適用的動作障礙
無。

■順序

◆ 姿　勢：坐姿。
◆ 順　序：①肘部輕度屈曲作為起始姿勢。
　　　　　②以屈指淺肌淺層為目標時用中指、無名指抓住海綿，以屈指淺肌深層為目標時則用食指、小指抓住海綿。
　　　　　③用抓住海綿的狀態手腕掌屈到底。

淺層
①②　用中指、無名指抓住海綿
③　掌屈

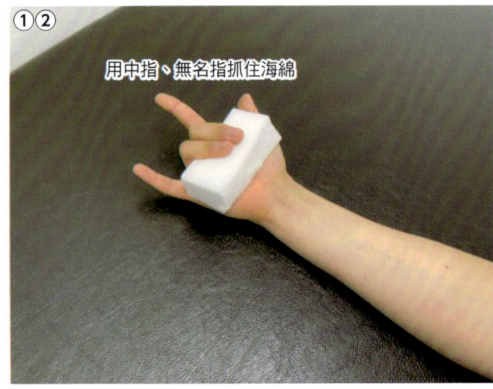

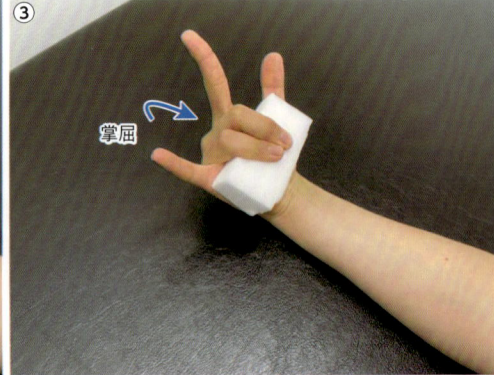

深層
①②　用食指、小指抓住海綿
③　掌屈

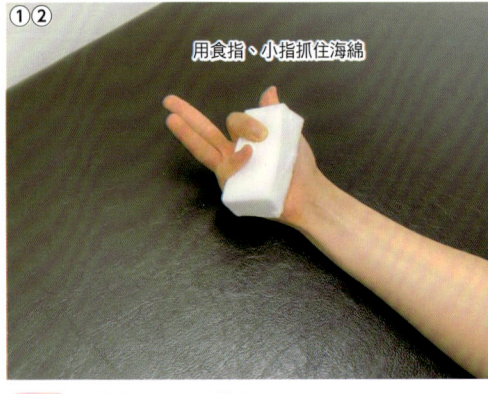

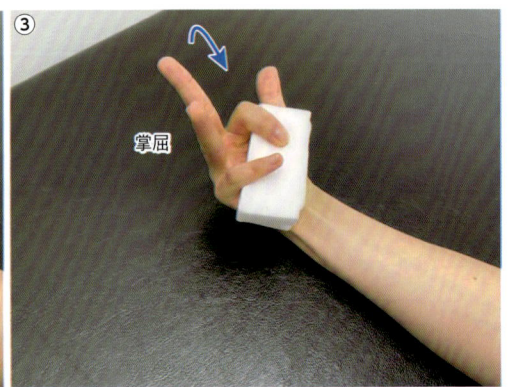

重點　屈指淺肌的起端構造
- 屈指淺肌的起端是由深層的食指、小指肌纖維與淺層的中指、無名指肌纖維所構成，有前方、後方共同肌腱相連[1]。此外，食指、小指的肌纖維會藉由前方、後方共同肌腱與肘內側副韌帶相連[2]，因此為了讓各自的肌纖維都能有效收縮，有必要分開施行運動。

52　功能性解剖與運動治療

運動處方的注意之處

1）注意有無藉由腕部尺屈代償（圖1）

- 一旦產生利用腕部尺屈的代償，會變成尺側屈腕肌的運動。

2）注意肘部有無過度屈曲（圖2）

- 運動負荷強有時會產生利用肘部屈曲的代償，為了個別強化屈指淺肌，必須注意有無代償動作。

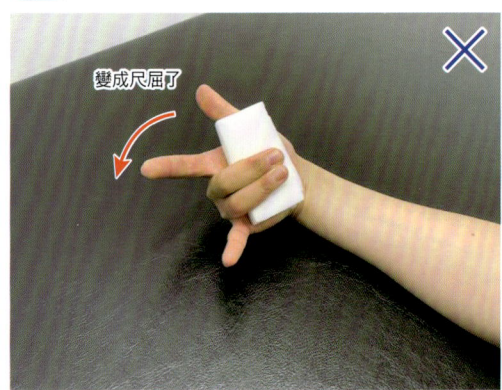

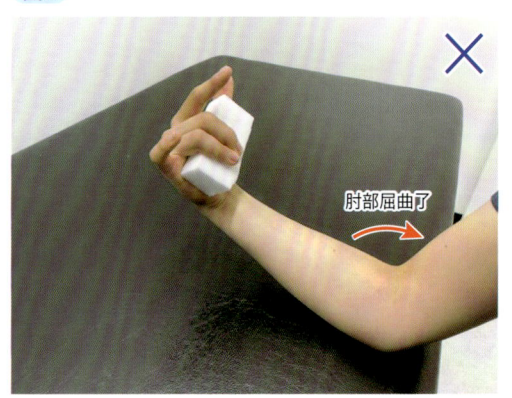

圖1　變成尺屈了

圖2　肘部屈曲了

一起學！運動的變化版

◆ 使用藥球進行屈指淺肌在內的屈指肌運動（圖3）

- 肘部輕度屈曲，前臂旋前，用所有手指抓住1kg左右的藥球，反覆抓起放開的動作。如果1kg左右太重，改用棒球的球等施行。

【加上手腕背屈的屈指肌運動】

- 一邊背屈手腕一邊放開球，可讓屈指淺肌離心性收縮。

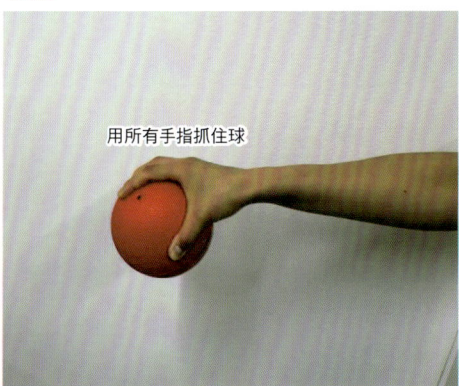

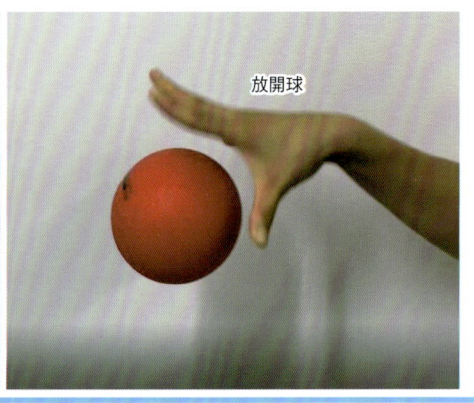

圖3　用所有手指抓住球　　放開球

第 2 章　肘部

19　徒手治療
肱肌的徒手治療

野田逸誓、工藤慎太郎

適用的功能障礙
1 肘部伸展受限。

適用的動作障礙
無。

■順序

◆ 姿　勢：仰臥。
◆ 順　序：①肩膀輕度外展，肘部伸展，前臂旋前作為起始姿勢（重點1）。
　　　　　②治療師從左右側抓住患者的肱肌邊緣，另一隻手抓住前臂。
　　　　　③進行肘部屈曲、伸展運動，伸展時讓抓住的肱肌邊緣有如往中央靠近般移動（重點2）。
　　　　　④施行直到肱肌的壓痛消失，或者肘部伸展限制有改善為止。

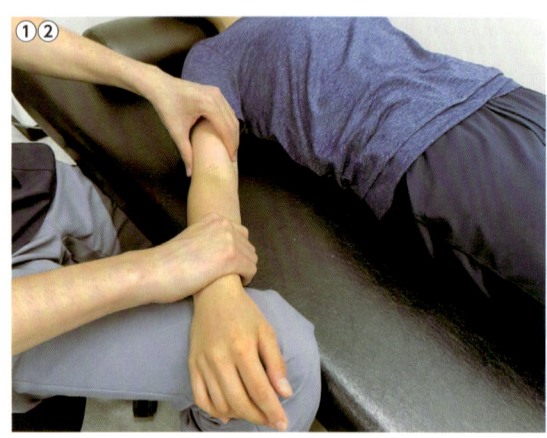

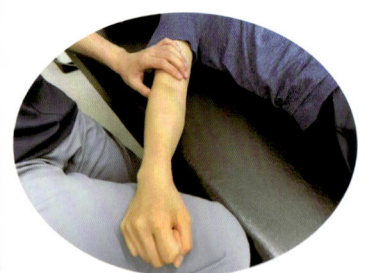

①②

③④

將肱肌邊緣
往中央靠近

伸展肘部

重點1　在前臂旋前位下施行

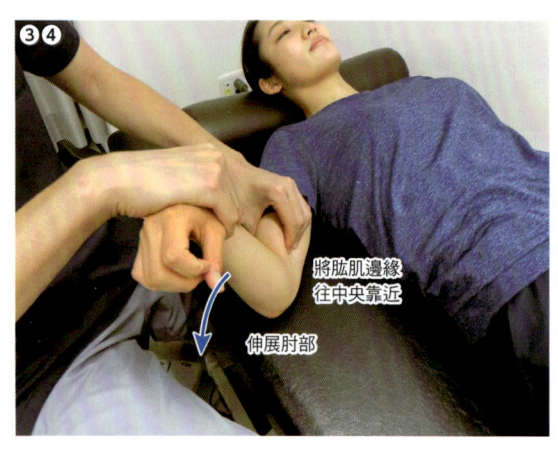

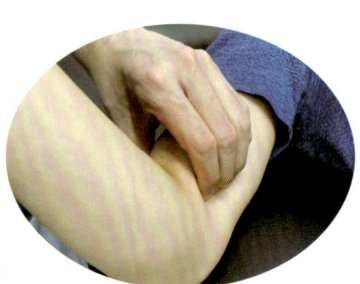

重點2　從左右壓迫肱肌邊緣，力量不集中在一個點上
● 配合肘部伸展誘導往中央移動的同時施行運動。

54　功能性解剖與運動治療

肱肌周圍的構造

- 肱肌的止端在尺骨鉤狀突或尺骨粗隆（圖1），可分為淺層的腱膜狀組織與深層的肌性組織（圖2）。
- 深層組織的部分肌纖維附著於肘部的前方關節囊。

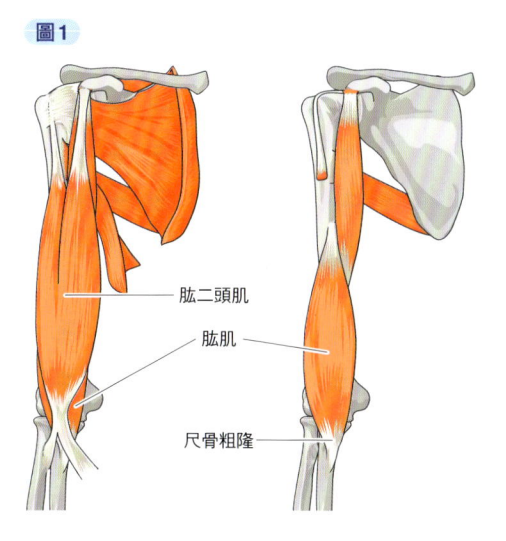

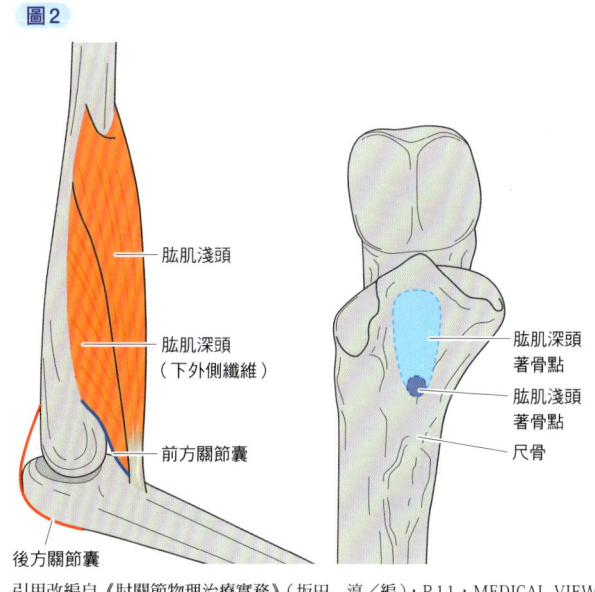

圖1

肱二頭肌
肱肌
尺骨粗隆

圖2

肱肌淺頭
肱肌深頭（下外側纖維）
前方關節囊
後方關節囊

肱肌深頭著骨點
肱肌淺頭著骨點
尺骨

引用改編自《肘關節物理治療實務》（坂田　淳／編），P 11，MEDICAL VIEW 社，2020。

物理治療的陷阱

1）橈神經、正中神經的壓迫

- 肱肌外側有橈神經，內側有正中神經，過度壓迫肱肌有可能刺激到橈神經、正中神經引起疼痛，所以必須要有避開神經觸摸肌腹的技術。

2）肘部前方脂肪墊的功能

- 肘部前方脂肪墊會隨著肘部伸展、屈曲改變形態。肘部伸展時肱肌受到拉伸，所以肘部前方脂肪墊會往遠端表層移動。需要誘導此移動般的徒手治療。

20 徒手治療
橈神經的徒手治療

野田逸誓、工藤慎太郎

適用的功能障礙
1. 肘部屈曲受限。
2. 肘部外側疼痛、感覺障礙。
3. 手指伸展的功能低下。

適用的動作障礙
無。

順序

◆ 姿　勢：仰臥。
◆ 順　序：①肩膀輕度外展，前臂旋後，患者前臂放在治療師大腿上。
　　　　　②在前臂近端處觸摸有滾動感的橈神經。
　　　　　③施行橈神經周圍的鬆動術。有如在神經的短軸方向活動般徒手施行（重點1）。
　　　　　④獲得橈神經周圍的柔軟度之後，一邊旋前、旋後前臂，一邊持續施行橈神經周圍的鬆動術（重點2）。

　　訣竅　如果施行3分鐘之後肘部外側仍舊殘留壓痛，則對上臂處的橈神經同樣施行鬆動術。

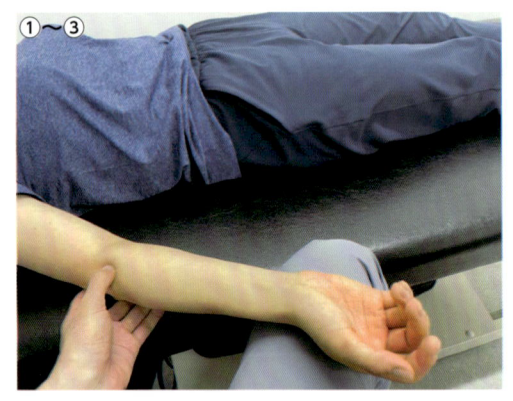

重點1 從淺層開始讓橈神經周圍在短軸方向活動
- 等淺層能活動了，再活動到深層。

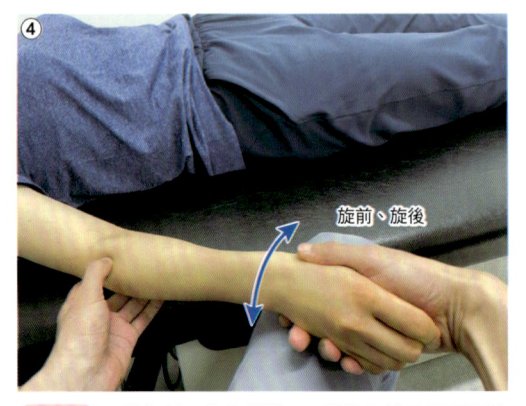

重點2 一邊旋前、旋後前臂，一邊施行橈神經周圍的鬆動術
- 先輔助患者自主運動，獲得柔軟度之後，患者自主運動時也施行鬆動術。

橈神經的滑動技巧（圖1）

- 徒手治療改善症狀之後，為了延續效果，指導患者自我運動。
- 拉伸遠端處時將近端處（頸部）往鬆弛方向移動，拉伸近端處（頸部）時則將遠端往鬆弛方向移動，如此反覆2～3分鐘。

圖1

ⓐ 遠端處的拉伸

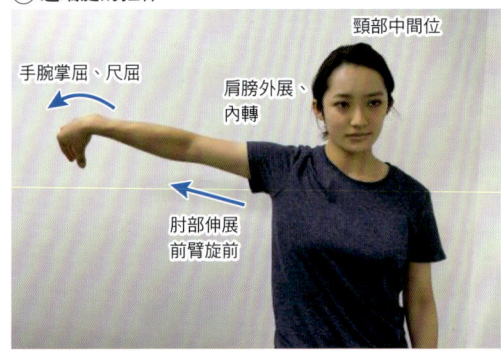

- 頸部中間位
- 肩膀外展、內轉
- 手腕掌屈、尺屈
- 肘部伸展 前臂旋前

ⓑ 近端處的拉伸

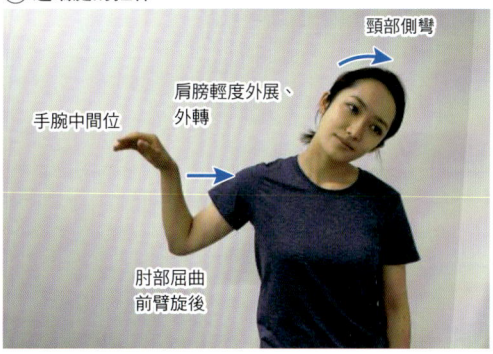

- 頸部側彎
- 肩膀輕度外展、外轉
- 手腕中間位
- 肘部屈曲 前臂旋後

橈神經周圍的構造

- 橈神經在旋後肌的近端處分為淺枝與深枝（圖2），淺枝與橈動脈並行走往遠端，深枝則從旋後肌入口（佛羅氏弓Frohse's arcade）之後會與後骨間神經並行。
- 橈側伸腕短肌（ECRB）、伸指肌與旋後肌之間有疏鬆結締組織，此外，已知佛羅氏弓是橈神經後枝的絞扼部位。

圖2

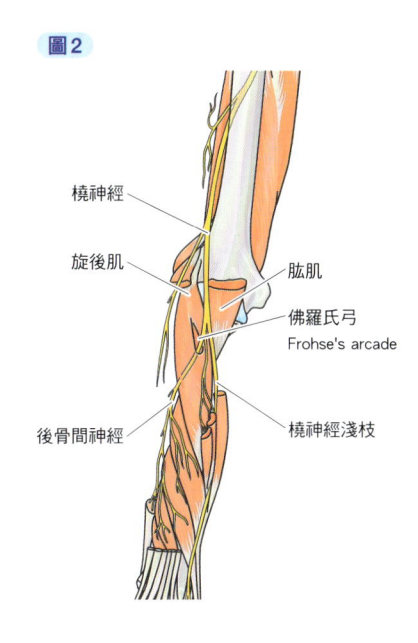

- 橈神經
- 旋後肌
- 肱肌
- 佛羅氏弓 Frohse's arcade
- 後骨間神經
- 橈神經淺枝

物理治療的陷阱

1）橈神經淺枝、深枝

- 橈神經的淺枝被認為是感覺枝，深枝則被認為是運動枝。如果有肘部外側疼痛或感覺障礙，懷疑是橈神經淺枝的障礙，而如果產生手指伸展不足的情況，則懷疑是橈神經深枝的障礙。

2）手腕伸肌群與旋後肌之間的疏鬆結締組織

- 位於橈側伸腕短肌、伸指肌與旋後肌之間的疏鬆結締組織（脂肪性的結締組織）攣縮，有可能產生橈神經絞扼。要從橈側伸腕短肌與伸指肌之間起依序製造滑動性，促進兩肌肉與旋後肌之間的滑動性。

第 2 章　肘部

21　徒手治療
正中神經的徒手治療

野田逸誓、工藤慎太郎

適用的功能障礙
1. 肘部伸展受限。
2. 前臂屈肌群功能低下。

適用的動作障礙
無。

順序

◆ 姿　勢：仰臥。
◆ 順　序：①肩膀輕度外展，肘部輕度屈曲，手腕中間位，患者前臂放在治療師大腿上。
　　　　　②前臂近端處，在旋前圓肌的肱骨頭與尺骨頭之間觸摸到滾動感即為正中神經。
　　　　　③施行正中神經周圍的鬆動術。有如在神經的短軸方向活動般徒手施行（重點1）。
　　　　　④獲得正中神經周圍的柔軟度之後，一邊從手腕中間位掌屈，一邊持續施行正中神經周圍的鬆動術（重點2）。

訣竅　如果施行3分鐘之後旋前圓肌仍舊殘留壓痛，則將目標改為肱肌內緣處或屈指淺肌等相鄰組織。

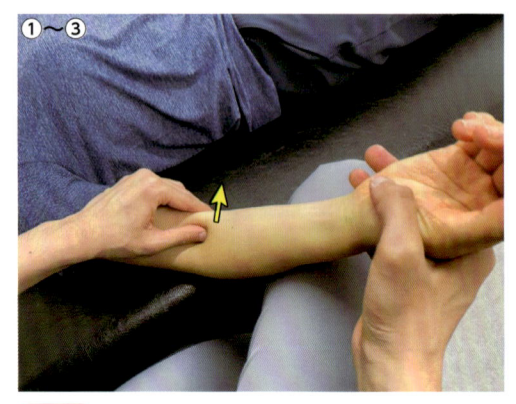

重點1　在短軸方向施行鬆動術
● 手指按壓進旋前圓肌的肱骨頭與尺骨頭之間，以此狀態在短軸方向施行鬆動術。

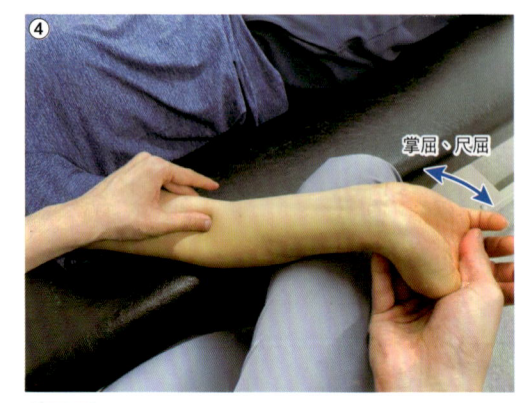

重點2　手腕一邊掌屈、尺屈，一邊施行正中神經周圍的鬆動術
● 先輔助患者自主運動，正中神經周圍獲得柔軟度之後，患者自主運動時也施行鬆動術。

正中神經的滑動技巧（圖1）

● 徒手治療改善症狀之後，為了延續效果，指導患者自我運動。
● 拉伸遠端處時將近端處（頸部）往鬆弛方向移動，拉伸近端處（頸部）時則將遠端往鬆弛方向移動，如此反覆2～3分鐘。

圖1

ⓐ 遠端處的拉伸

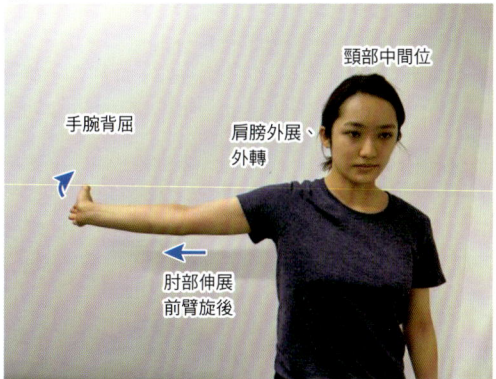

頸部中間位
手腕背屈
肩膀外展、外轉
肘部伸展
前臂旋後

ⓑ 近端處的拉伸

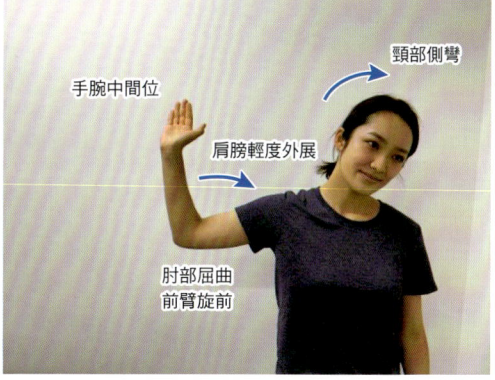

頸部側彎
手腕中間位
肩膀輕度外展
肘部屈曲
前臂旋前

正中神經周圍的構造

- 正中神經從臂神經叢分出後與肱動脈並行走過肱肌內側，穿過旋前圓肌的肱骨頭與尺骨頭之間，抵達手部（圖2）。
- 正中神經大多會被旋前圓肌、屈指淺肌起端、肱二頭肌腱膜絞扼（圖3〇）。

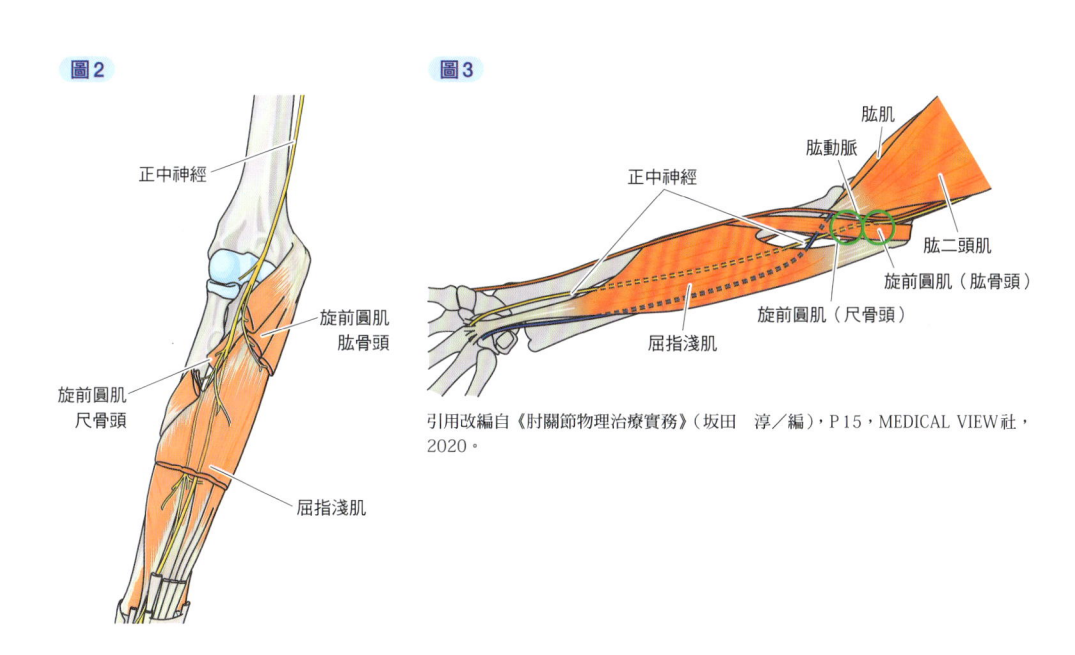

圖2

正中神經
旋前圓肌 肱骨頭
旋前圓肌 尺骨頭
屈指淺肌

圖3

肱肌
肱動脈
正中神經
肱二頭肌
旋前圓肌（肱骨頭）
旋前圓肌（尺骨頭）
屈指淺肌

引用改編自《肘關節物理治療實務》（坂田　淳／編），P15，MEDICAL VIEW社，2020。

物理治療的陷阱

1）正中神經的壓迫

- 過度壓迫正中神經有可能引起疼痛或神經變性，所以需要避開神經觸摸肌腹的技術。

第2章 肘部

22 徒手治療 尺神經的徒手治療

野田逸誓、工藤慎太郎

適用的功能障礙
① 肘部屈曲可動範圍受限。
② 手腕尺屈的功能低下。

適用的動作障礙
無。

■ 順序

◆ 姿　勢：仰臥。
◆ 順　序：①肩膀輕度外展，肘部屈曲，患者前臂放在治療師大腿上。
　　　　　②想像手指按壓進肱骨內上髁稍微遠端處的屈指淺肌、尺側屈腕肌之間，或是尺側屈腕肌、屈指深肌之間，有滾動感即為尺神經。
　　　　　③施行尺神經周圍的鬆動術。有如在神經的短軸方向活動般徒手施行（重點1）。
　　　　　④獲得尺神經周圍的柔軟度之後，一邊從手腕中間位掌屈，一邊持續施行尺神經周圍的鬆動術（重點2）。

> **訣竅** 如果施行3分鐘之後尺側屈腕肌仍舊殘留壓痛，則將目標改為斯特拉瑟氏弓Struther's arcade或肘隧道等相鄰組織。

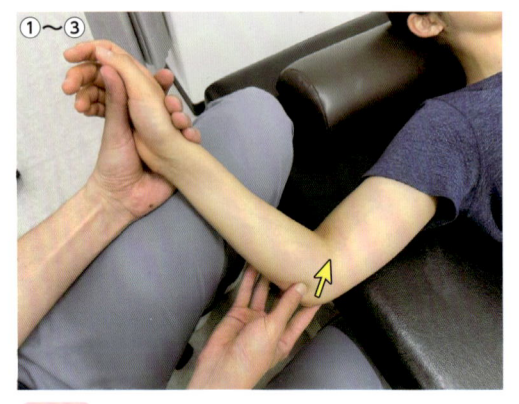

重點1　在短軸方向施行鬆動術
● 手指要按壓進屈指淺肌與之間尺側屈腕肌或尺側屈腕肌、屈指深肌之間般施行鬆動術。

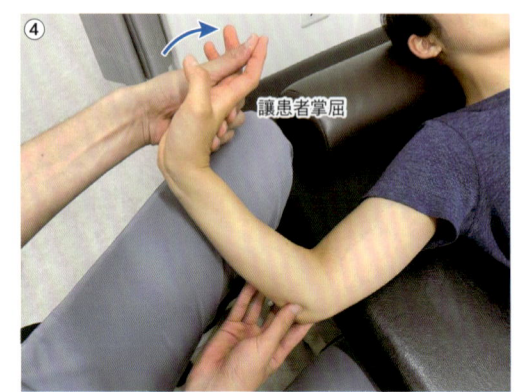

重點2　手腕一邊掌屈、尺屈，一邊施行尺神經周圍的鬆動術
● 先輔助患者自主運動，尺神經周圍獲得柔軟度之後，患者自主運動時也施行鬆動術。

■ 尺神經的滑動技巧（圖1）

● 徒手治療改善症狀之後，為了延續效果，指導患者自我運動。
● 拉伸遠端處時將近端處（頸部）往鬆弛方向移動，拉伸近端處（頸部）時則將遠端往鬆弛方向移動，如此反覆2〜3分鐘。

圖1

ⓐ 遠端處的拉伸
- 頸部中間位
- 手腕背屈
- 肘部最大屈曲
- 前臂旋前
- 肩膀外展、外轉

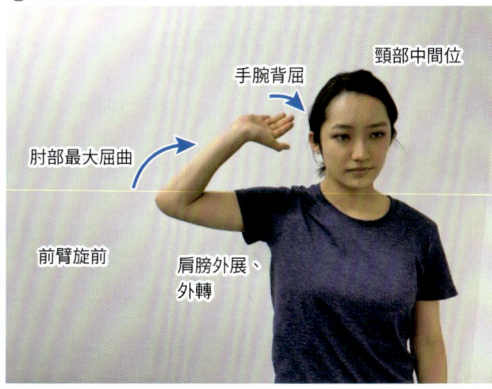

ⓑ 近端處的拉伸
- 頸部側彎
- 手腕中間位
- 肩膀輕度外展
- 肘部伸展 前臂中間位

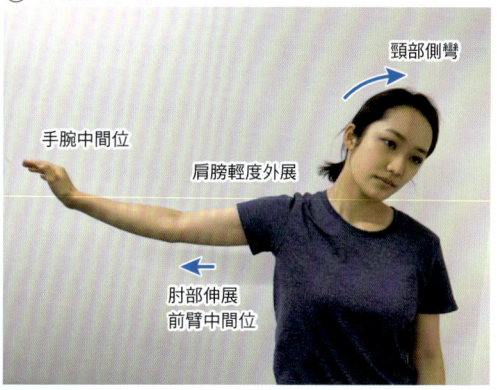

尺神經周圍的構造

●尺神經從臂神經叢分出，走在上臂內側（肱三頭肌、肱二頭肌之間）、內上髁後方，之後通過尺側屈腕肌深層，抵達前臂內側（圖2）。尺神經會在**斯特拉瑟氏弓（內側肱二頭肌溝）、肘隧道、奧斯本氏韌帶**處受到絞扼（圖3）。

圖2
- 內側肱二頭肌溝
- 正中神經
- 肱動脈
- 尺神經

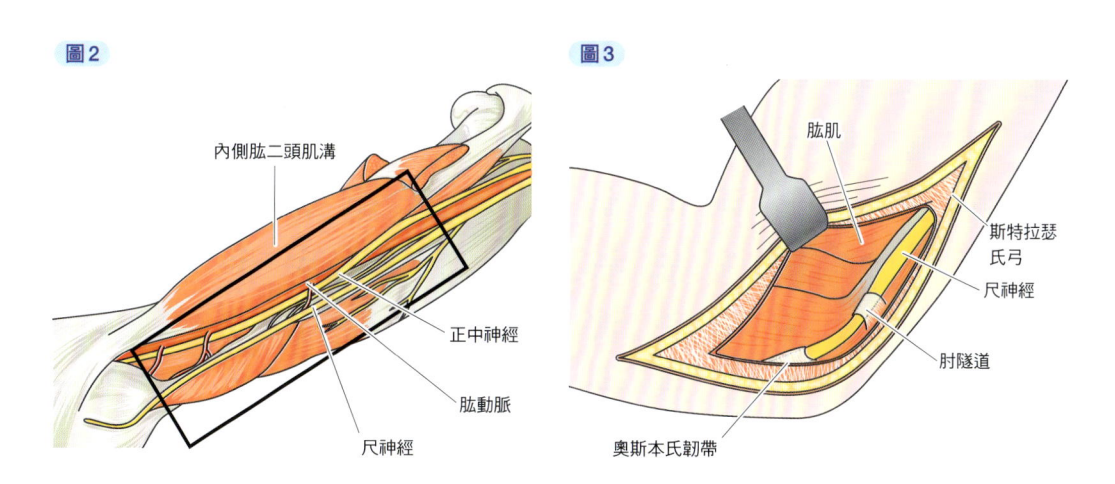

圖3
- 肱肌
- 斯特拉瑟氏弓
- 尺神經
- 肘隧道
- 奧斯本氏韌帶

物理治療的陷阱

1）尺神經的絞扼部位

●想分辨尺神經的絞扼部位，可使用狄內勒氏徵象（Tinel's sign）或超音波來判斷。尺神經障礙的截面積判定值為10㎟[3]，因此大於10㎟即可判斷為尺神經障礙。

2）尺神經障礙

●在肘隧道及奧斯本氏韌帶處，尺神經的表層有3層結締組織，一旦這些結締組織發炎或變性，便有可能限制尺骨神經與尺側屈腕肌之間的滑動性，所以如果懷疑在肘隧道或奧斯本氏韌帶處有尺神經障礙，有必要對尺側屈腕肌施行手技。

23 徒手治療
肱三頭肌的徒手治療

野田逸誓、工藤慎太郎

適用的功能障礙
1. 肘部屈曲受限。
2. 肘部伸展時後方夾擠。

適用的動作障礙
無。

■ 順序

◆ 姿　勢：趴臥。
◆ 順　序：①肩膀外展，肘部屈曲90°作為起始姿勢。
　　　　　②前臂垂下床邊，完全放鬆。確認上臂、前臂的肌肉皆放鬆後再施行手技。
　　　　　③用雙手抓住肱三頭肌的兩側邊緣。
　　　　　④讓患者自主伸展肘部，將抓住的肱三頭肌有如往中央拉起般移動（重點）。
　　　　　⑤施行手技直到肱三頭肌的壓痛消失或者後方夾擠的症狀消失。

> **訣　竅** 如果施行3分鐘之後仍舊殘留壓痛，則將目標改為後方脂肪墊等相鄰組織。

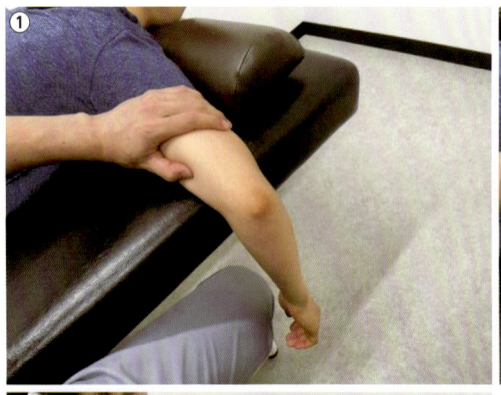

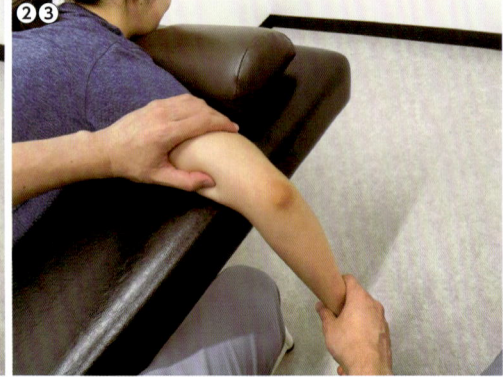

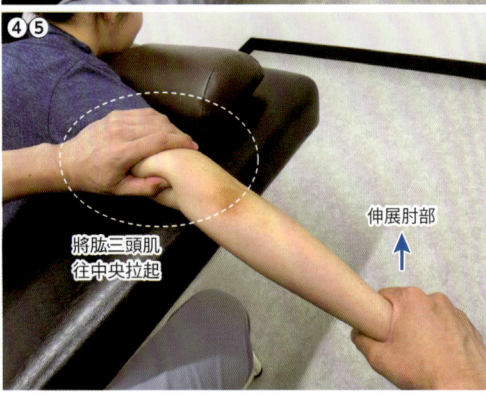

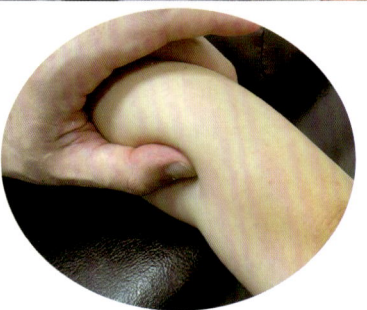

①

②③

④⑤
將肱三頭肌往中央拉起
伸展肘部

重點 配合肘部伸展往中央拉起

・先輔助患者自主運動，改善可動範圍或者獲得柔軟度之後，患者自主運動時也施行手技。

62　功能性解剖與運動治療

肱三頭肌著骨點的構造

- 肱三頭肌附著於鷹嘴及後方關節囊（圖1），肱三頭肌內側頭尤其直接與後方關節囊附著。
- 後方關節囊的纖維層與滑膜層之間有**後方脂肪墊**（圖2），這個後方脂肪墊是富有柔軟度的組織，肘部屈曲時會填滿肱骨鷹嘴窩。

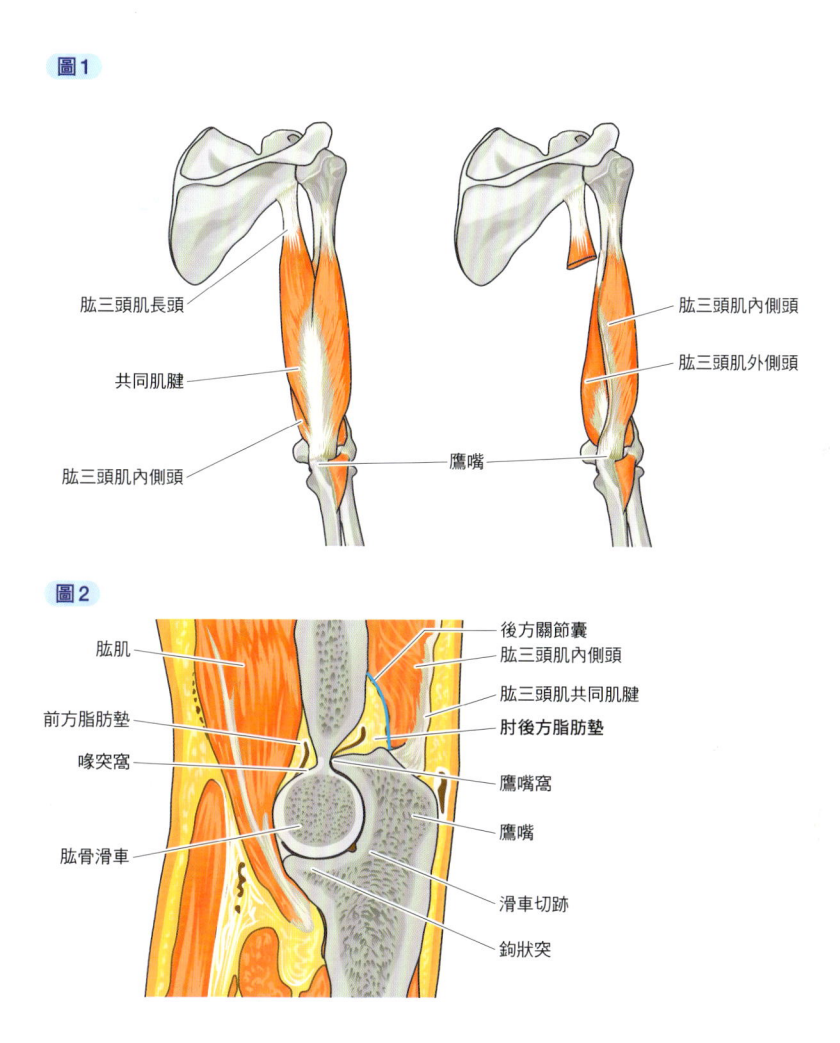

圖1

肱三頭肌長頭
共同肌腱
肱三頭肌內側頭
肱三頭肌內側頭
肱三頭肌外側頭
鷹嘴

圖2

肱肌
前方脂肪墊
喙突窩
肱骨滑車
後方關節囊
肱三頭肌內側頭
肱三頭肌共同肌腱
肘後方脂肪墊
鷹嘴窩
鷹嘴
滑車切跡
鉤狀突

物理治療的陷阱

1）後方脂肪墊的功能

- 後方脂肪墊的柔軟度低下，有可能引起肘部後方夾擠。
- 肘部伸展時後方脂肪墊會往近端方向移動，讓後方關節囊的近端緊繃，有防止隨著肘部伸展在後方產生夾擠的作用。

2）尺神經的壓迫

- 肱三頭肌內側頭的內緣處有尺神經行走，過度壓迫尺神經有可能引起疼痛，所以需要避開神經觸摸肌腹的技術。

第 2 章 肘部

24 徒手治療
橈側伸腕短肌 ECRB、伸指肌 EDC、旋後肌的徒手治療

野田逸誓、工藤慎太郎

適用的功能障礙
1. 手腕背屈肌力低下。

適用的動作障礙
1. 前臂旋前位下無法抓握。
2. 手腕背屈時肘部外側疼痛。

順序

◆ 姿　勢：仰臥。
◆ 順　序：①肘部輕度屈曲，患者前臂遠端部位放在治療師的大腿上。
　　　　②觸摸到橈側伸腕短肌（ECRB）或伸指肌（EDC）的肌腹。
　　　　③手腕背屈，誘導抓住的 ECRB 或 EDC 邊緣在手腕背屈時有如往後外側錯開般移動（**重點**）。一開始先輔助患者自主運動，隨著疼痛減輕，逐漸轉換成患者自主運動。
　　　　④施行直到 ECRB 及 EDC 的壓痛消失。
　　　　訣竅 如果施行 3 分鐘之後仍舊殘留壓痛，則將目標改為尺側伸腕肌等相鄰組織。

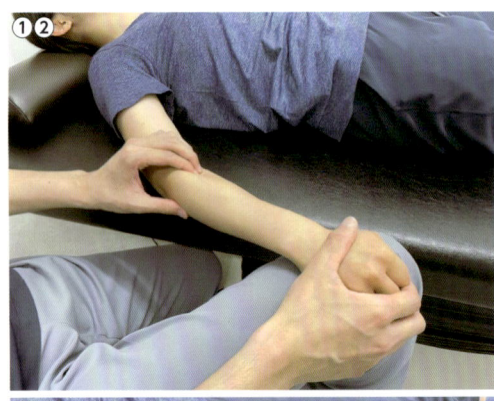

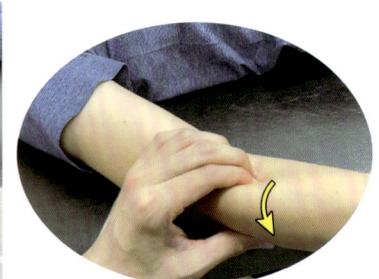

①②

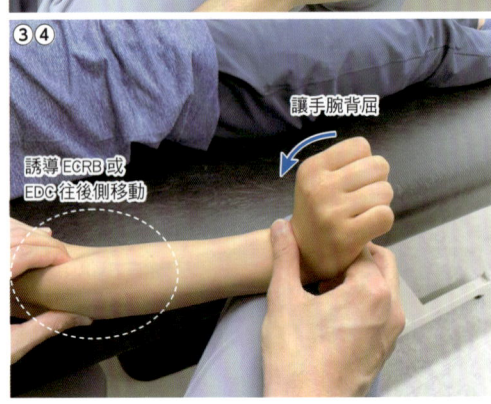

③④
誘導 ECRB 或 EDC 往後側移動
讓手腕背屈

重點 誘導肌腹往後外側移動
● 觸摸到橈側伸腕短肌或伸指肌的肌腹，配合手腕背屈誘導肌腹往後外側移動。

ECRB、EDC、旋後肌周圍的構造

- 橈側伸腕短肌（ECRB）、伸指肌（EDC）、尺側伸腕肌藉由共同肌腱附著於外上髁（圖1）。共同肌腱中ECRB的肌纖維位在最深層，只有ECRB形成完全是肌腱成分的起端（圖2）。
- ECRB、EDC與位於其深層的旋後肌之間有脂肪性結締組織，使彼此容易滑動。

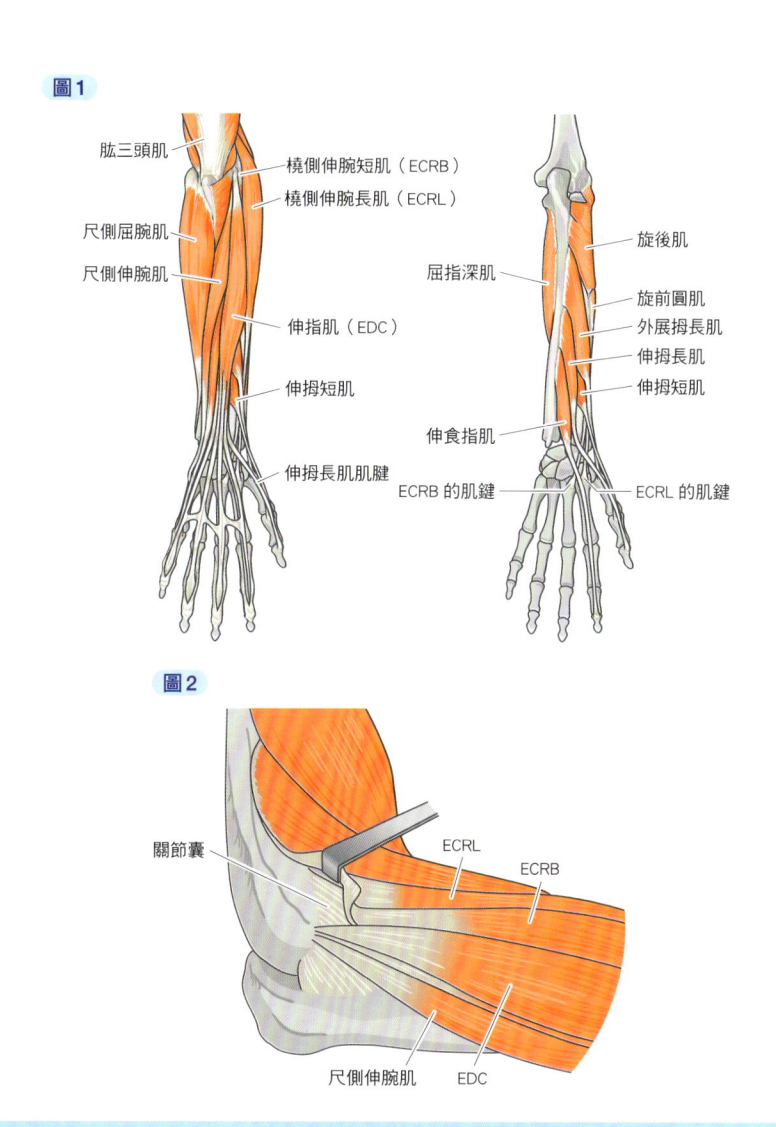

圖1

肱三頭肌　橈側伸腕短肌（ECRB）
　　　　　橈側伸腕長肌（ECRL）
尺側屈腕肌
尺側伸腕肌　　　　　　　旋後肌
　　　　　屈指深肌　　　旋前圓肌
　　　　　　　　　　　　外展拇長肌
伸指肌（EDC）　　　　　伸拇長肌
伸拇短肌　　　　　　　　伸拇短肌
　　　　　伸食指肌
伸拇長肌肌腱　ECRB的肌腱　ECRL的肌腱

圖2

關節囊　ECRL　ECRB
尺側伸腕肌　EDC

物理治療的陷阱

1）橈神經的壓迫

- 過度壓迫旋後肌，有可能因為壓迫到橈神經深枝引起疼痛，所以有必要理解橈神經的走向，並需要觸摸ECRB、EDC與旋後肌之間的技術。

2）ECRB、EDC的滑動

- ECRB、EDC會隨著手腕背屈往外側滑動。外上髁炎的患者會限制這種滑動，因此有必要配合手腕背屈施行讓ECRB、EDC往外側滑動般的手技。

第 2 章　肘部

25　徒手治療
近端橈尺關節的鬆動術

野田逸誓、工藤慎太郎

適用的功能障礙
① 前臂旋前、旋後受限。

適用的動作障礙
無。

■ 順序

◆ 姿　勢：仰臥。
◆ 順　序：①肘部伸展，前臂旋後作為起始姿勢。
　　　　　②觸摸橈骨頭。
　　　　　③肘部屈曲，屈曲的同時讓觸摸到的橈骨頭有如往後方錯開般移動（重點1、2）。
　　　　　④施行直到近端橈尺關節的壓痛或前臂旋前旋後的可動範圍受限情況消失。

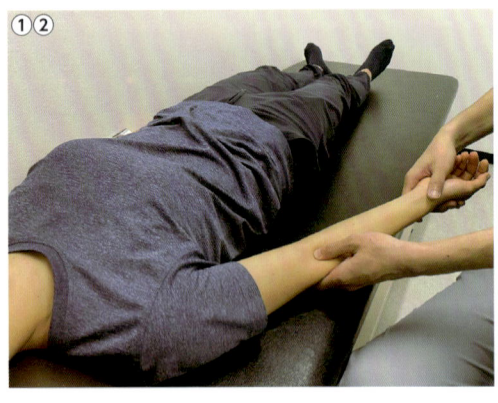

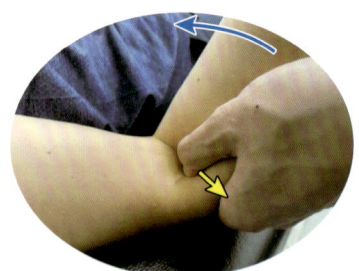

重點1　橈骨頭鬆動術
● 觸摸橈骨頭，配合肘部屈曲讓觸摸到的橈骨頭有如往後方錯開般移動。

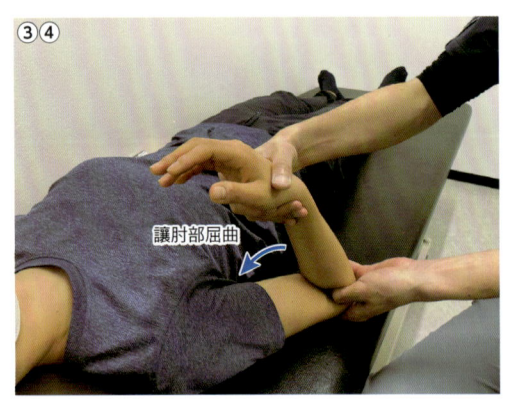

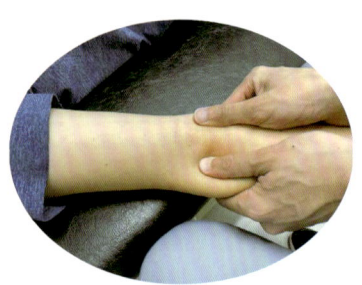

重點2　前後活動橈骨頭
● 如果用重點1的方法沒什麼改善，則抓住橈骨頭與尺骨，讓橈骨頭相對於尺骨前後移動。

近端橈尺關節周圍的構造

- 近端橈尺關節是由橈骨頭環狀關節面與尺骨的橈骨切跡所構成，進行前臂的旋前、旋後運動（圖1）。隨著前臂旋前，橈骨頭會往前外側位移（圖2）。近端橈尺關節的靜態支撐結構有橈骨環狀韌帶（圖3）。橈骨環狀韌帶在前臂旋前、旋後時，有限制橈骨頭活動的作用。

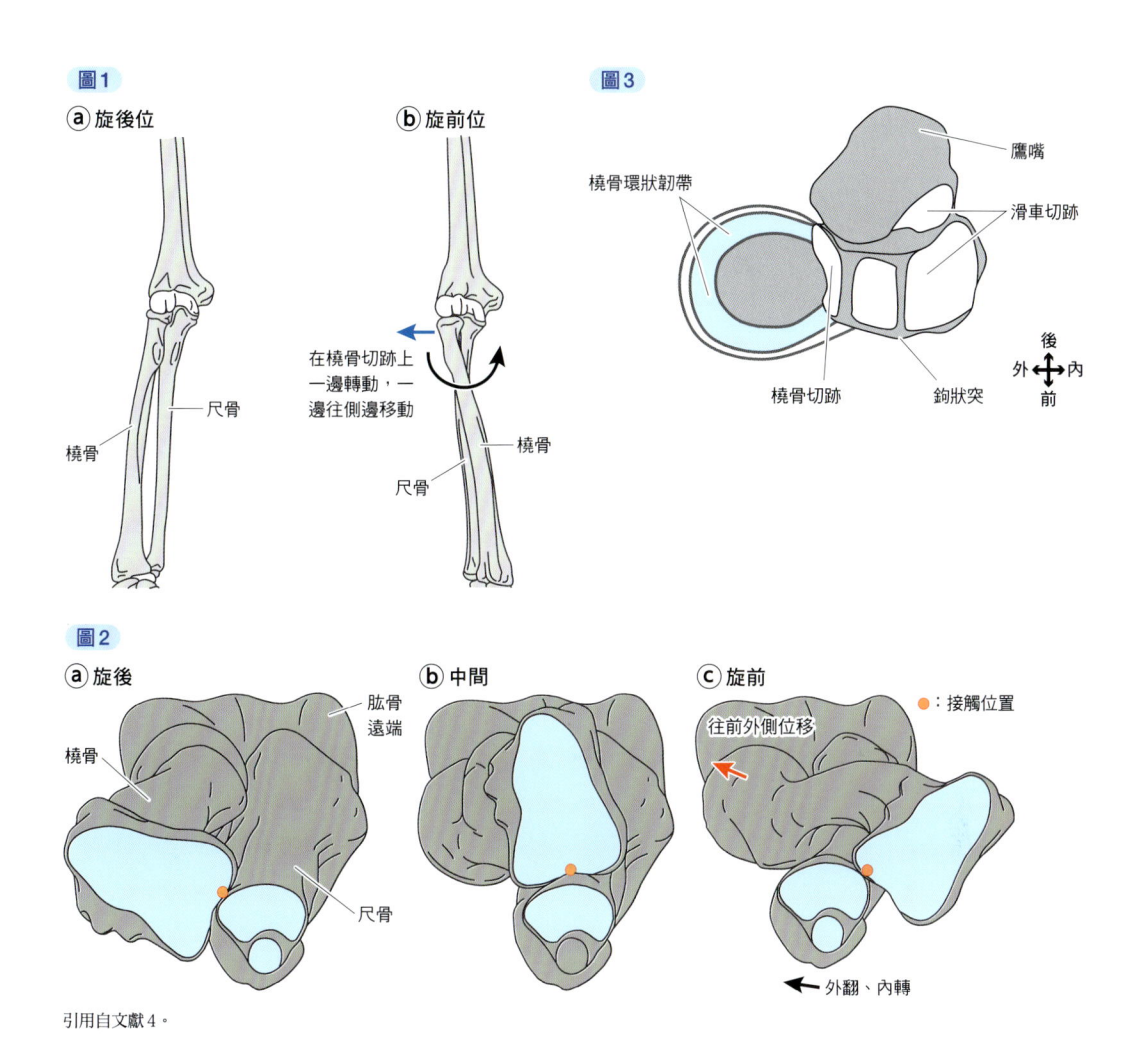

圖1
ⓐ 旋後位
ⓑ 旋前位
在橈骨切跡上一邊轉動，一邊往側邊移動
橈骨
尺骨
橈骨
尺骨

圖3
橈骨環狀韌帶
鷹嘴
滑車切跡
橈骨切跡
鉤狀突
後／外／內／前

圖2
ⓐ 旋後
ⓑ 中間
ⓒ 旋前
肱骨遠端
橈骨
尺骨
往前外側位移
●：接觸位置
外翻、內轉

引用自文獻4。

物理治療的陷阱

1）橈骨環狀韌帶與滑膜皺襞

- 橈骨環狀韌帶近端處的關節囊內面有滑膜皺襞，一旦近端橈尺關節不穩定，前臂旋前、旋後時便會產生過度運動，有可能使得滑膜皺襞發炎引起疼痛。

2）近端橈尺關節的可動性受限

- 如果橈骨頭往後方移動受限，由橈骨頭構成的近端橈尺關節可動性也可能受限，所以旋前圓肌外緣的柔軟度很重要。

Case 3　肘部、前臂可動範圍受限的橈骨頭骨折

森田竜治

症例 1 ▶來院時

- 30多歲男性，3週前跌倒，之後左上肢持續疼痛，因此來本院看診。
- 從X光影像診斷為伴隨橈骨頭癒合不良的不完全骨折（莫瑞分類Ⅰ型 Morrey typeⅠ）。
- 肘部屈曲伸展、前臂旋前旋後會受限，因此開始物理治療。

1 來院時的理學所見

1）疼痛

◆ 運動時疼痛
- 肘部伸展時手肘前方與外側會有伸展痛。
- 前臂旋前時手肘後外側會疼痛。

◆ 壓痛
- 肱肌、肱橈關節、近端橈尺關節處有壓痛。

2）關節可動範圍

- 肘部：伸展-20°；屈曲120°。
- 前臂：旋前60°；旋後70°。
- 手腕：背屈、掌屈皆70°。
  - **治療重點** 操作肱肌時，藉由將目標放在改善與肱橈關節及肱三頭肌內側頭之間的滑動，也能改善肘部伸展時的肱橈關節可動性或伸展到底時肱三頭肌內側頭的收縮。

2 臨床推理 Clinical Reasoning

- 肘部前方伸展痛的原因可想見是肱肌肌腹周圍的柔軟度低下所引起的。肘部伸展到底時肱肌止端會被肱骨滑車往上推擠，需要延展性，由此可知容易造成可動範圍受限。
- 肘部伸展時的外側疼痛可想見是因為橈骨頭骨折之後長時間靜止不動，產生了肱橈關節攣縮，所以肘部伸展時施加於關節的擠壓應力增大的緣故。
- 前臂旋前時的肘部後外側疼痛原因則可認為是旋後肌或橈側伸腕短肌（ECRB）的延展性低下。

3 運動治療

1）本患者的重點

- 重點在於改善肱肌、旋後肌的柔軟度，以及減輕施加於肱橈關節的擠壓應力。
  - ▶治療肱肌、旋後肌時，最好有意識地改善與相鄰肌肉、神經之間的滑動性。

肘部 Case

▶ 至於肱橈關節的擠壓應力，則有必要改善肱橈關節內滑膜皺襞靜止不動的狀態，努力減輕關節內壓。利用與滑膜皺襞相連的ECRB進行治療很重要。

2）運動治療實作

- 首先施行**肱肌的徒手治療**（圖1）。有意識地改善肱肌與相鄰**肱三頭肌內側頭及肱橈肌**之間滑動性時，肘部伸展可動範圍為0°。
- 由於仍舊殘留肘部伸展時肘外側疼痛及前臂旋前受限，施行**旋後肌、伸指肌（EDC）、ECRB的徒手治療**與近端橈尺關節鬆動術（圖2、3）。
- 肘部伸展時肱橈關節的疼痛逐漸改善，旋前限制也改善了。

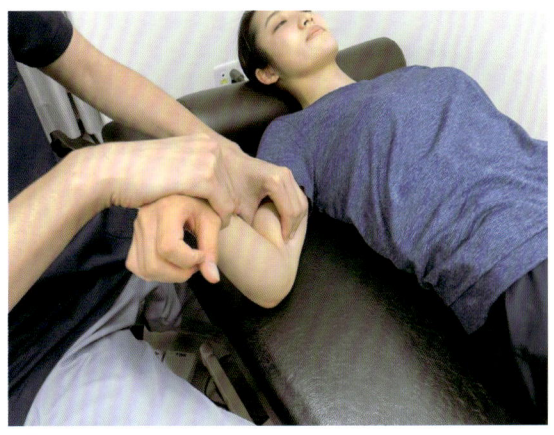

圖1 肱肌的徒手治療
- 抓住肱肌時，在肱肌內側促進與肱三頭肌內側頭之間的滑動，在肱肌外側則促進與肱橈肌之間的滑動。詳情請參閱第2章-19。

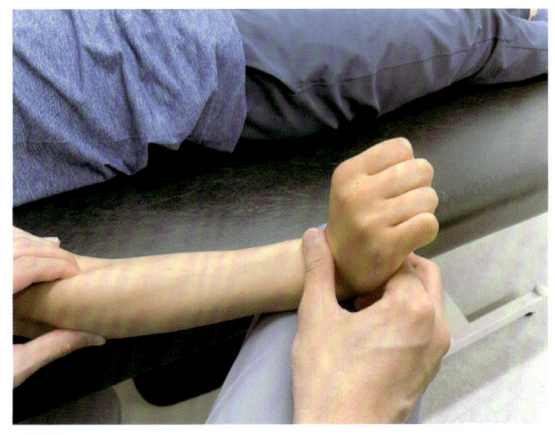

圖2 EDC、ECRB、旋後肌的徒手治療
- 隨著患者手腕自主背屈抓住EDC、ECRB往外側錯開，此時要有意識地讓位在兩者與深層旋後肌之間脂肪組織滑動。詳情請參閱第2章-24。

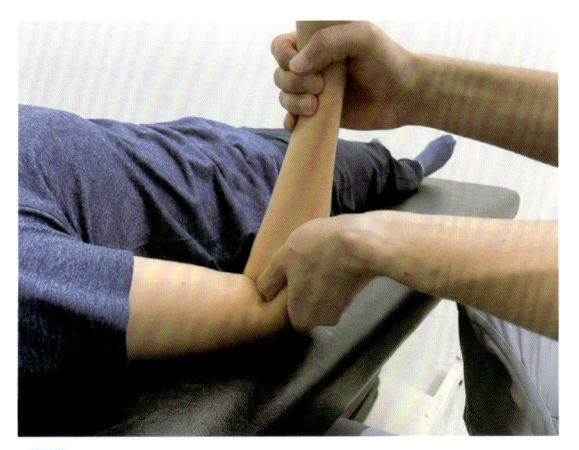

圖3 近端橈尺關節的鬆動術
- 隨著肘部屈曲，像要將橈骨頭往後方推擠般操作。如果沒有改善，讓肘部伸展角度變小，再結合近端橈尺關節的鬆動術。詳情請參閱第2章-25。

Case

4 肘部內側疼痛的棒球肘病例

森田竜治

症例 1 ▶來院時
- 10多歲男童，有在當投手，遠投中感覺到右肘部內側疼痛強烈，投球變得困難，因此來看診。
- 從X光影像已診斷為肘部內上髁扯裂性骨折，用石膏固定3週。
- 去除石膏後肘部可動範圍受限，因此開始物理治療。

1 開始物理治療時的理學所見

1）疼痛

◆ 運動時疼痛
- 肘部屈曲時手肘後方內側會疼痛。

◆ 壓痛
- 肱三頭肌內側頭、肘隧道、內上髁處有壓痛。

2）關節可動範圍
- 肘部：伸展0°；屈曲130°。
- 前臂：旋前90°；旋後90°。
- 手腕：背屈80°；掌屈80°。

3）肌力
- 徒手肌力測試MMT：屈指淺肌4＋；尺側屈腕肌4；屈指深肌5；肱三頭肌4；肱二頭肌5；前臂伸肌群5。

  治療重點 如果前臂伸肌群的肌力低下，可想見容易產生肱三頭肌內側頭的肌肉疲勞，因此不僅要改善肘部後方的問題，改善前臂伸肌群的肌力低下也很重要。

4）神經滑動評估
- 尺神經伸展測試：陽性
- 正中神經伸展測試、橈神經伸展測試：陰性。

2 臨床推理 Clinical Reasoning

- 可想見伴隨投球肘部內側的伸展應力，以及石膏固定時的靜止不動，造成**肱三頭肌內側頭、尺神經周圍**的滑動性低下。
- 石膏固定時的靜止不動以及限制肘部外翻的肌肉疲勞，使得前臂屈肌群中的**屈指淺肌**或**尺側屈腕肌**的肌力低下。
- 有必要在改善肘部內側周圍柔軟度與穩定性兩者之後，再回到競技場上。

3 運動治療

1）本患者的重點

- **棒球肘**中主訴伴隨尺神經伸展會疼痛的患者不少。
- 本患者除了投球時會對肘部內側施加伸展應力，還有石膏固定的靜止不動期間。
- 必須要改善與尺神經相鄰的肱三頭肌內側頭柔軟度、強化尺側屈腕肌的肌力、改善尺神經本身的滑動性。
- 屈指淺肌具有動態穩定內側副韌帶（MCL）的功能。為了提升限制外翻的力量，也有必要改善屈指淺肌的肌力。

2）運動治療實作

- 施行**肱三頭肌內側頭的徒手治療**時（圖1），雖然肘部屈曲可動範圍改善了，但肘部內側依舊不舒服。
- 此時再加上**尺神經的徒手治療**，肘部內側的不舒服消失（圖2）。
  以改善**屈指淺肌**與**尺側屈腕肌**的功能為目的，指導患者自我運動（圖3）。

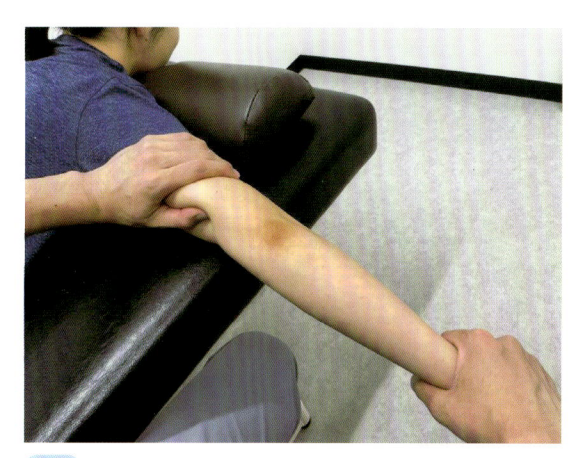

圖1　肱三頭肌的徒手治療
- 壓迫肱三頭肌內側頭時，小心不要壓迫到尺神經。詳情請參閱第2章-23。

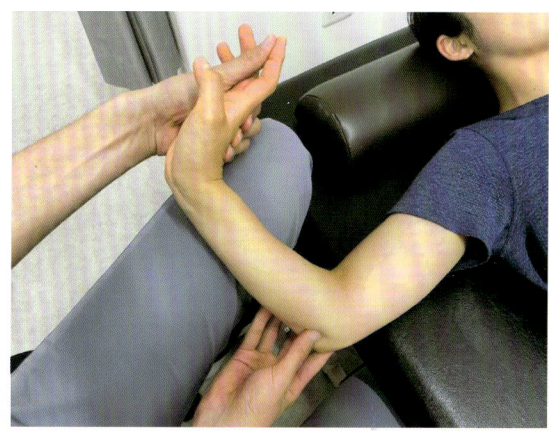

圖2　尺神經的徒手治療
- 手指按壓進尺側屈腕肌、屈指深肌之間，觸摸到尺神經後，一邊確認神經壓痛的情況一邊施行徒手治療。詳情請參閱第2章-22。

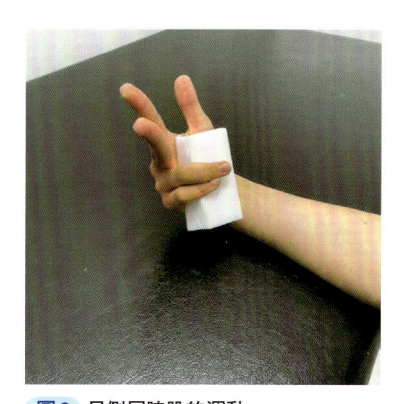

圖3　尺側屈腕肌的運動
- 詳情請參閱第2章-17。

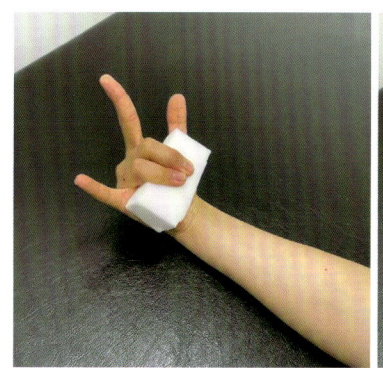

圖4　屈指淺肌的運動
- 詳情請參閱第2章-18。

第 3 章　手部

26　OKC 運動
射飛鏢、逆射飛鏢

森田竜治

適用的功能障礙
① 手腕背屈受限。
② 手腕掌屈受限。

適用的動作障礙
① 需要手腕背屈、掌屈可動範圍的所有手工作業。

順序

◆ 姿　　勢：坐姿。
◆ 順　　序：①肘部屈曲約90°放在桌上，前臂旋前45°，反覆手腕背屈・橈屈⇔掌屈・尺屈方向的自主運動（**射飛鏢運動**）。
　　　　　　②用①的姿勢反覆手腕背屈・尺屈⇔掌屈・橈屈方向的自主運動（**逆射飛鏢運動**）。
◆ 運動量：兩個方向各自做20次為1組，1天做3～5組。

① 射飛鏢運動

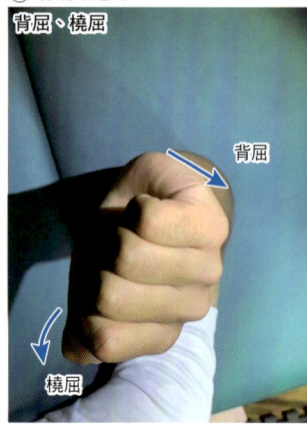

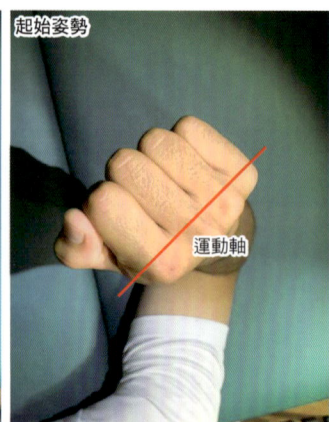

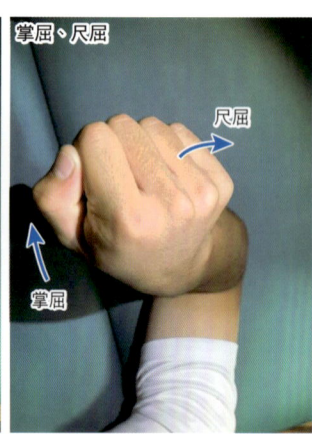

② 逆射飛鏢運動

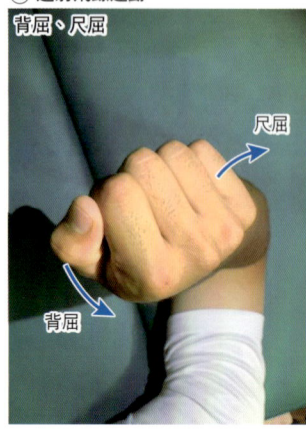

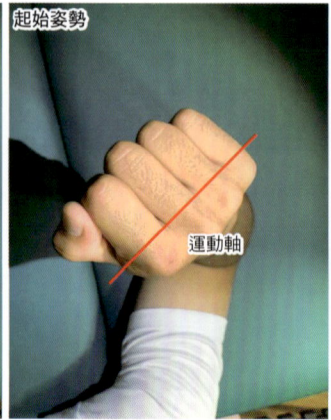

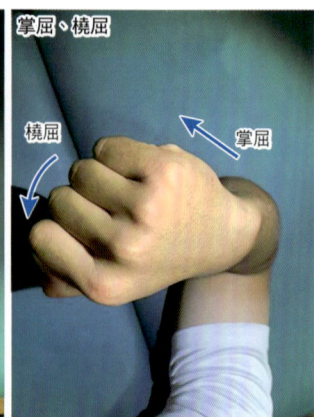

運動處方的注意之處

1）注意不要引起前臂、肘部的運動

- 攣縮強的時候腕關節處運動有困難，所以有可能會以前臂的旋前、旋後或肘部的屈曲、伸展來代償。要充分說明運動方向與代償運動。
- 要學習逆射飛鏢運動稍微有點困難，說明運動方向時首先讓患者用手指拿著原子筆，能掌握射飛鏢運動之後再進展到逆射飛鏢運動。

手腕的背屈、掌屈運動

- 手腕的背屈、掌屈運動是由橈腕關節與中腕關節進行的。掌屈時中腕關節的運動比例大（圖1ⓐ），背屈時則是橈腕關節的運動比例大（圖1ⓑ）[1]。
- 射飛鏢運動較能誘導中腕關節活動，逆射飛鏢運動則較能誘導橈腕關節活動。

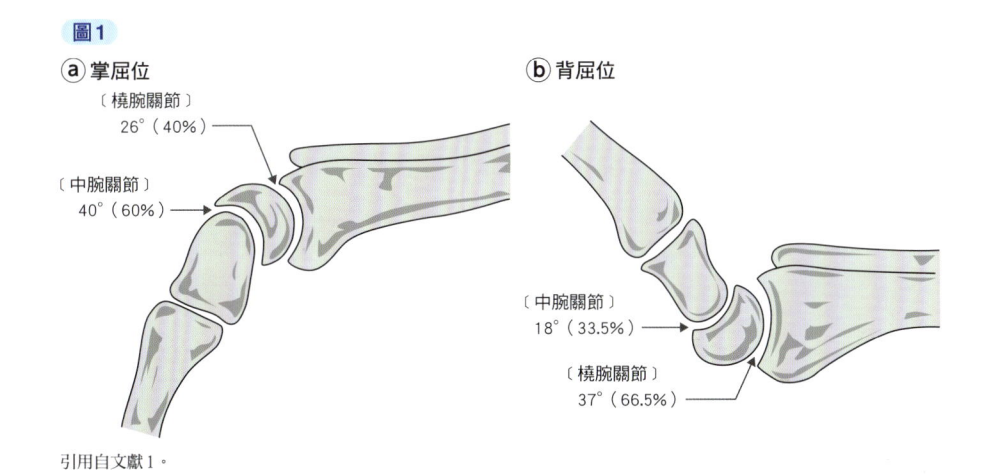

圖1

ⓐ 掌屈位
〔橈腕關節〕26°（40%）
〔中腕關節〕40°（60%）

ⓑ 背屈位
〔中腕關節〕18°（33.5%）
〔橈腕關節〕37°（66.5%）

引用自文獻1。

第 3 章　手部

27　OKC 運動
掌內在肌的運動

野田逸誓

適用的功能障礙
❶ 正中神經、尺神經障礙。
❷ 掌內在肌萎縮。
❸ 手指對掌運動受限。

適用的動作障礙
無。

順序

◆ 姿　勢：坐姿或站姿。
◆ 順　序：【蚓狀肌的運動】
　　　　①前臂旋前，手腕中間位，MP（掌指關節）關節屈曲，PIP（近端指間關節）、DIP（遠端指間關節）關節伸展位抓住球。
　　　　②PIP、DIP關節維持伸展位，讓MP關節屈曲。
　　　　【對掌肌的運動】
　　　　①前臂旋前，手腕中間位，大拇指與小指的MP關節屈曲，PIP、DIP關節伸展位抓住球。
　　　　②讓食指～無名指的MP關節維持伸展位，進行對掌運動。

蚓狀肌的運動

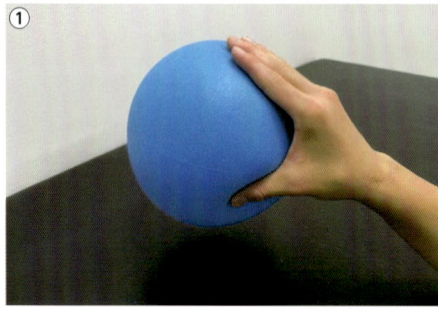

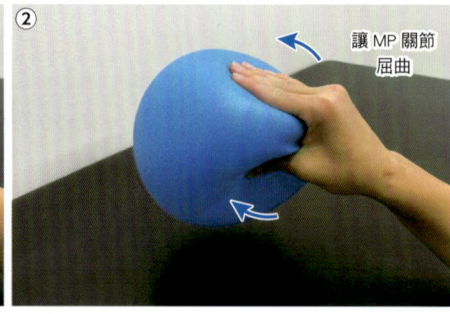

① ②　讓MP關節屈曲

對掌肌的運動

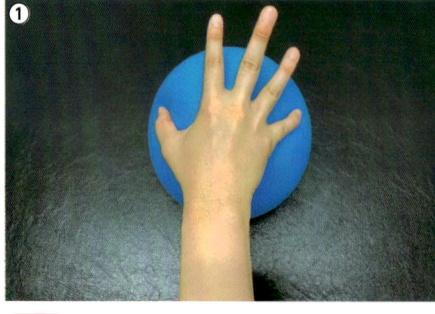

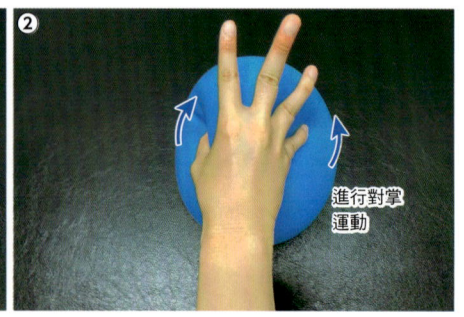

① ②　進行對掌運動

重點 正中神經、尺神經障礙與蚓狀肌、對掌肌
- 如果產生正中神經障礙，蚓狀肌、拇指對掌肌有可能功能低下或萎縮。
- 此外，如果產生尺神經障礙，蚓狀肌、小指對掌肌有可能功能低下或萎縮。
- 呈現神經障礙的時候，有必要施行神經周圍的徒手鬆動術之後，再施行運動治療。

運動處方的注意之處

1）注意手腕有無過度掌屈（圖1）

- 如果掌內在肌的肌力低下，運動時有時會用手腕掌屈來代償，這種情況下要從低負荷開始進行運動。

2）注意有無手指屈曲的代償（圖2）

- 如果運動負荷強，有時會產生利用PIP、DIP關節屈曲的代償運動。增強掌內在肌肌力時，有必要注意有無掌外在肌造成的代償動作。

圖1　過度掌屈了　✕

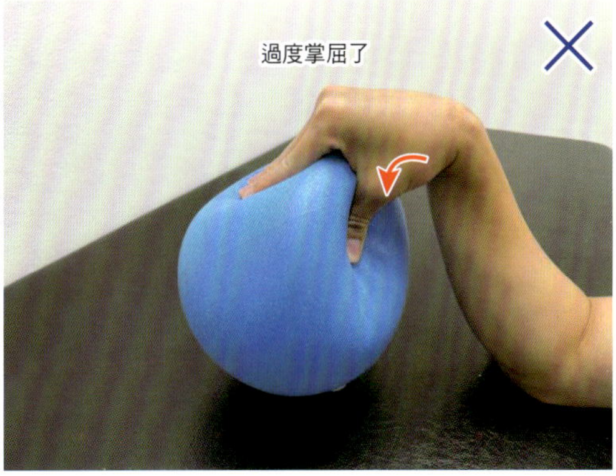

圖2　手指屈曲了　✕

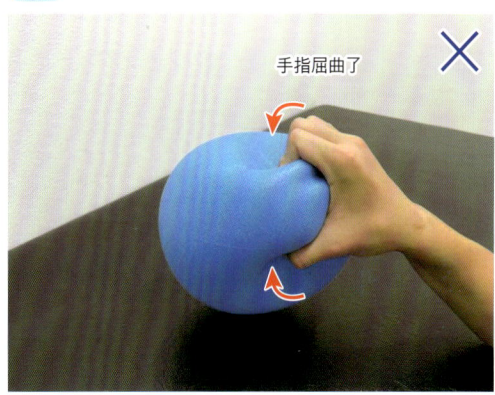

一起學！運動的變化版

◆ **高負荷的對掌肌運動**（圖3）

- 利用大拇指與小指的對掌運動抓住重物。如果想進一步增強負荷，則抓著重物進行手腕背屈運動。要選擇適合患者的重物負荷進行運動。

◆ **高負荷的蚓狀肌運動**（圖4）

- 換成較小的球便能提高難度。此外，使用藥球能進行更高負荷的運動。

圖3　對掌運動

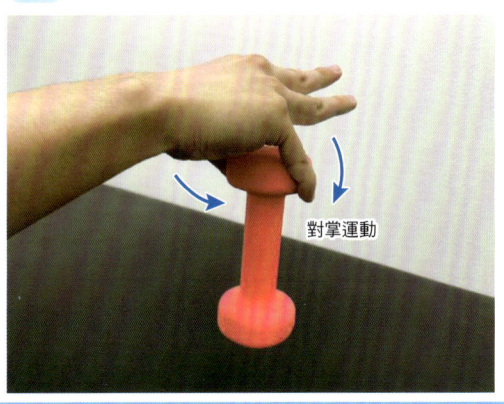

圖4　換成小球

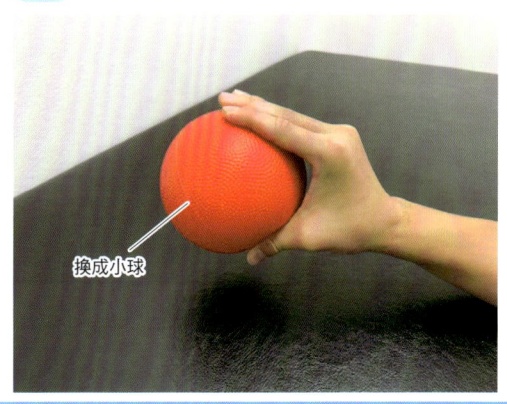

第 3 章　手部

28　OKC運動
掌外在肌的運動

野田逸誓

適用的功能障礙
1. 遠端橈尺關節不穩定。
2. 尺骨的背側不穩定。

適用的動作障礙
1. 前臂旋前、手腕背屈下的抓握動作不良。

■ 順序

◆ 姿　勢：坐姿。
◆ 順　序：①肘部屈曲，前臂旋前，有意識地尺側握拳，以大拇指橈側外展的狀態作為起始姿勢。
　　　　　②維持尺側握拳、大拇指橈側外展的姿勢前臂旋後到底，此時確認尺側屈腕肌或外展拇長肌的肌腱有無浮起。
　　　　　③反覆前臂的旋前、旋後運動。
◆ 負荷量：要加強負荷量用彈力帶，要減少負荷量用橡皮筋。

要加強負荷量時
① ②　前臂旋後

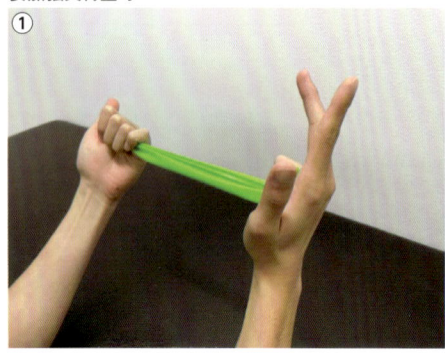

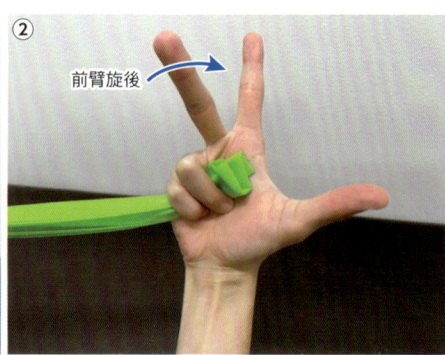

要減少負荷量時
① ②　前臂旋後

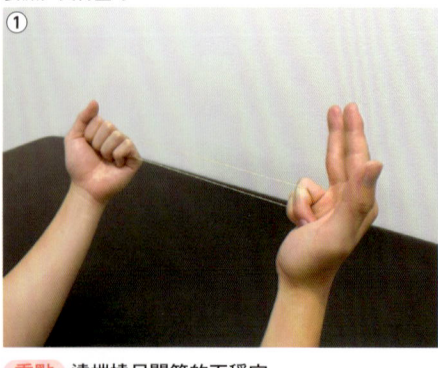

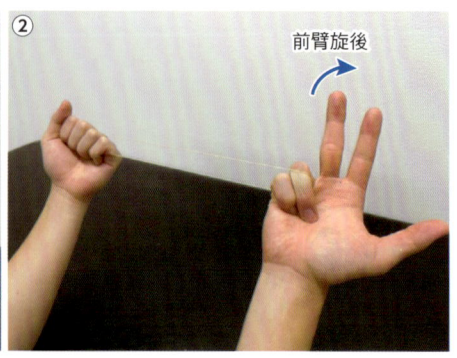

重點　遠端橈尺關節的不穩定
- 三角纖維軟骨複合體（TFCC）損傷會引起前臂旋前時尺骨的背側不穩定（請參閱第3章-29）。針對背側不穩定，有必要提升尺側伸腕肌（ECU）的功能。
- 此外，讓尺側屈腕肌（FCU）或外展小指肌收縮，可提高三角骨或豆狀骨在內的尺側穩定性，因此如果出現尺側不穩定的情況，有必要對ECU及FCU施行手技。

運動處方的注意之處

1）注意有無利用手腕背屈的代償（圖1）

- 一旦產生利用手腕背屈的代償運動，尺側屈腕肌或外展拇長肌不會收縮，就變成手腕背屈肌的運動，所以有必要多注意。

2）注意有無利用大拇指內收的代償（圖2）

- 如果外展拇長肌的肌力低下，缺乏大拇指的橈側外展，有時會產生利用大拇指內收的代償。為了個別增強外展拇長肌的肌力，必須要多注意有無代償動作。

圖1　手腕背屈

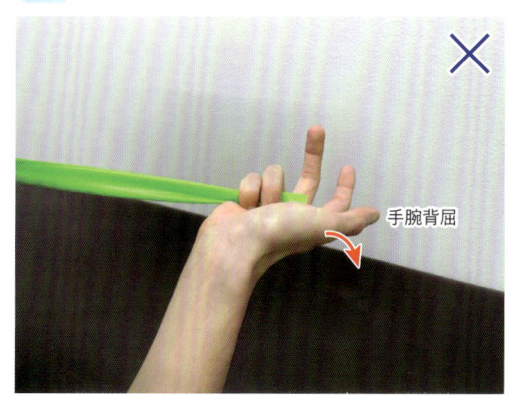

圖2　大拇指內收

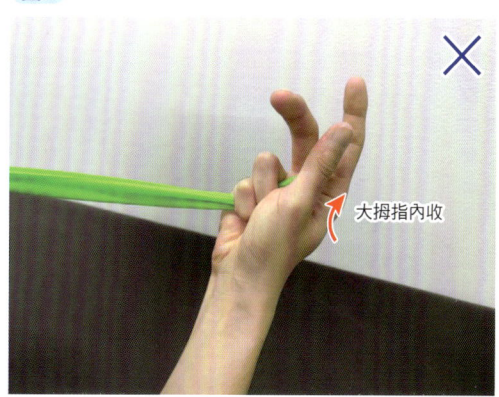

一起學！運動的變化版

◆ 尺側伸腕肌與外展拇長肌的運動（圖3）

- 針對尺側的背側不穩定，有必要施行ECU的運動。
- 手腕中間位，所有指頭伸展的狀態下，張開所有指頭。想給予負荷時，則在指頭套上橡皮筋等物，再同樣張開所有指頭。
- 張開指頭時，要確認ECU或外展拇長肌的肌腱有無浮起。

圖3　①　②　張開所有指頭

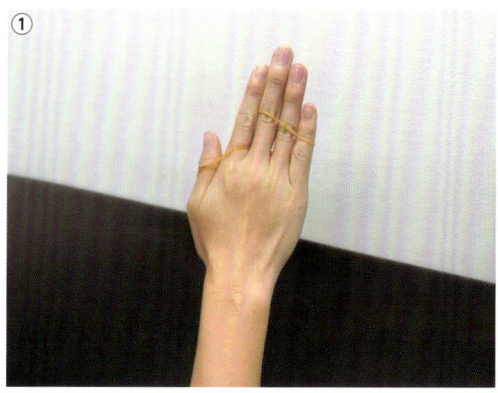

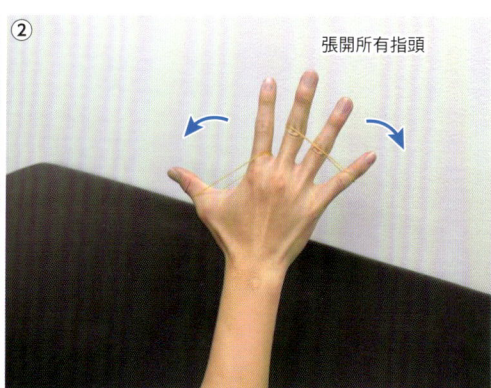

第 3 章 手部

29 徒手治療
遠端橈尺關節的鬆動術

森田竜治

適用的功能障礙
① 前臂旋前受限。
② 前臂旋後受限。

適用的動作障礙
① 轉動門把的動作受限。
② 收取零錢的動作受限。

順序

◆姿　勢：坐姿或仰臥。
◆順　序：①抓住橈骨遠端與尺骨遠端（重點）。
　　　　　②如果旋後受限則固定橈骨，一邊將尺骨往掌側方向推擠，一邊誘導往旋後方向移動。
　　　　　③如果旋前受限則固定橈骨，一邊將尺骨往背側方向推擠，一邊誘導往旋前方向移動。
　　訣竅　對固定的橈骨施加與尺骨運動反方向的力量，操作時一邊施加剪力，一邊注意轉動方向。

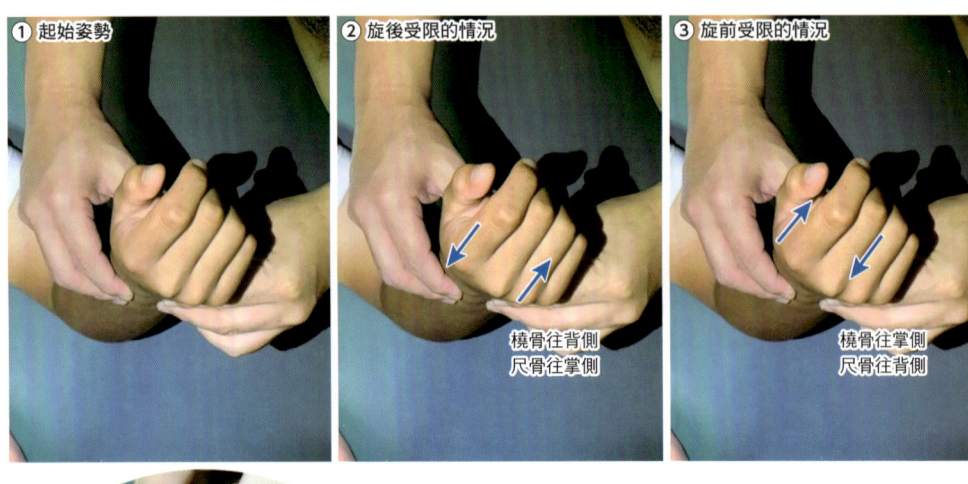

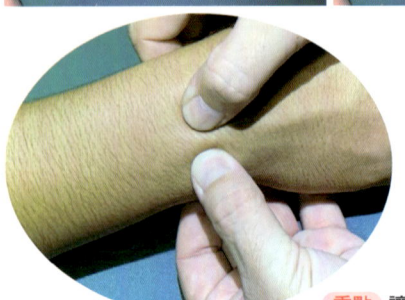

❶ 起始姿勢

❷ 旋後受限的情況
橈骨往背側
尺骨往掌側

❸ 旋前受限的情況
橈骨往掌側
尺骨往背側

重點　讓尺骨頭與橈骨往掌側、背側活動，觸摸到關節間隙

遠端橈尺關節的構造與運動

- 遠端橈尺關節是由橈尺韌帶連結在一起，橈尺韌帶的緊繃情況如下：
  - 旋前時（圖1ⓐ）：背側淺枝與掌側深枝緊繃。
  - 旋後時（圖1ⓑ）：背側深枝與掌側淺枝緊繃。
- 施行鬆動術時要注意到這些。
- 藉由橈骨環繞尺骨頭周圍、平移，便產生前臂的旋前、旋後運動（圖2）。

圖1
ⓐ 旋前：背側淺枝與掌側深枝緊繃
ⓑ 旋後：背側深枝與掌側淺枝緊繃

圖2

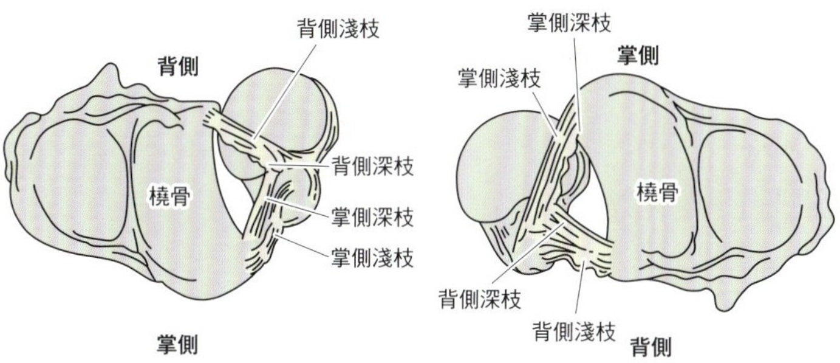

引用自文獻2。

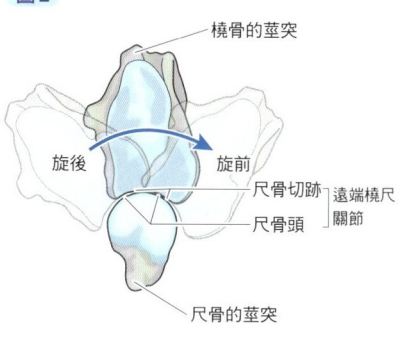

一起學！三角纖維軟骨複合體（TFCC）的評估與治療

◆ **TFCC的功能**（圖3）
- 具有緩衝腕關節軸向壓力，以及將力量傳往腕關節的作用。

◆ **TFCC擠壓測試**（圖4）
- 腕關節尺屈，對TFCC施加軸向壓力，再以外力進行前臂旋前、旋後運動，確認有無疼痛。

◆ **TFCC的舒緩與鬆動術**（圖5）
- 從尺側觸摸到TFCC，加以壓迫與放鬆。
- 一邊從尺側推擠三角骨，一邊反覆尺屈運動。

圖3

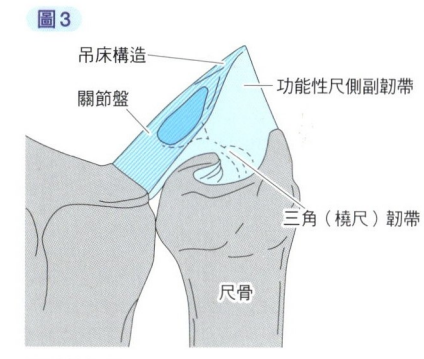

引用自文獻2。

圖4

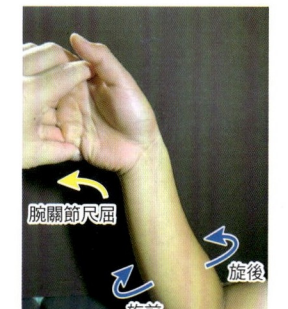

圖5

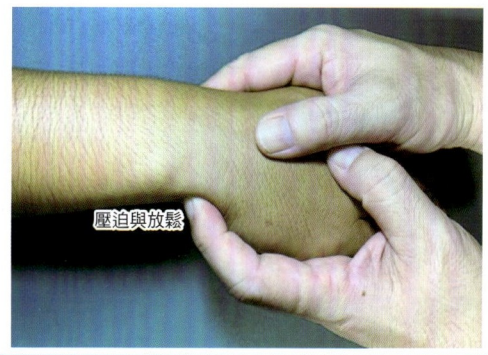

第 3 章　手部

30　徒手治療
橈腕關節的鬆動術

森田竜治

適用的功能障礙
① 手腕掌屈受限。
② 手腕背屈受限。

適用的動作障礙
① 日常生活中使用手腕關節的所有動作。

■ 順序

◆ 姿　勢：坐姿。
◆ 順　序：① 從掌側與背側抓住目標腕骨。
　　　　　② 進行掌屈運動時，治療師用手指將目標腕骨從掌側往背側壓迫，在背側則施加有如往橈掌側轉動般的力量。
　　　　　②' 進行背屈運動時，治療師用手指將目標腕骨從背側往掌側壓迫，在掌側則施加有如往尺背側轉動般的力量。

掌屈操作

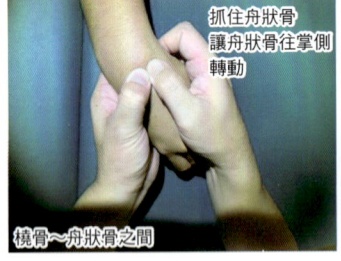

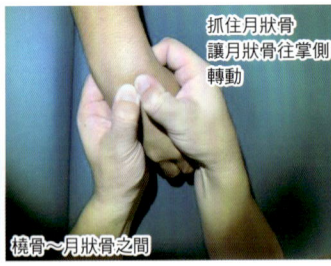

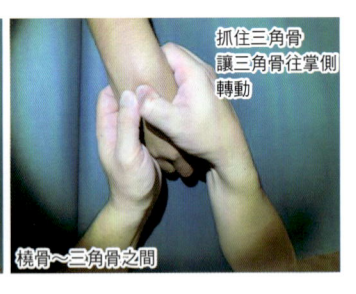

抓住舟狀骨 讓舟狀骨往掌側轉動	抓住月狀骨 讓月狀骨往掌側轉動	抓住三角骨 讓三角骨往掌側轉動
橈骨～舟狀骨之間	橈骨～月狀骨之間	橈骨～三角骨之間

背屈操作

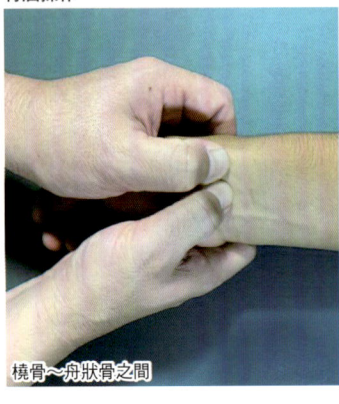

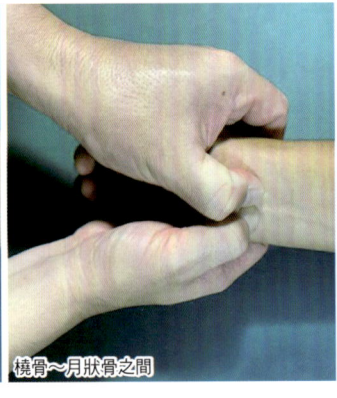

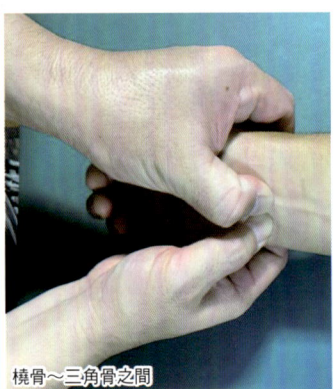

橈骨～舟狀骨之間	橈骨～月狀骨之間	橈骨～三角骨之間

橈腕關節的構造

- 腕骨分為遠端與近端，總共由8塊骨頭所構成（圖1）。
- 如果產生橈骨遠端骨折之類的橈腕關節外傷，橈骨與近端腕骨列之間會產生攣縮，容易限制背屈或掌屈的可動範圍。
- 手掌、手背處各自存在屈肌支持帶與伸肌支持帶，具有腱鞘的屈肌肌腱、伸肌肌腱行走於此處。
- 圖2為伸肌支持帶與伸肌肌腱的示意圖，要一邊意識到肌腱深層有骨頭，一邊施行骨頭運動。
- 此外，一旦腕骨與肌腱的滑動性低下，會造成可動範圍受限，這也是臨床上很重要的重點。

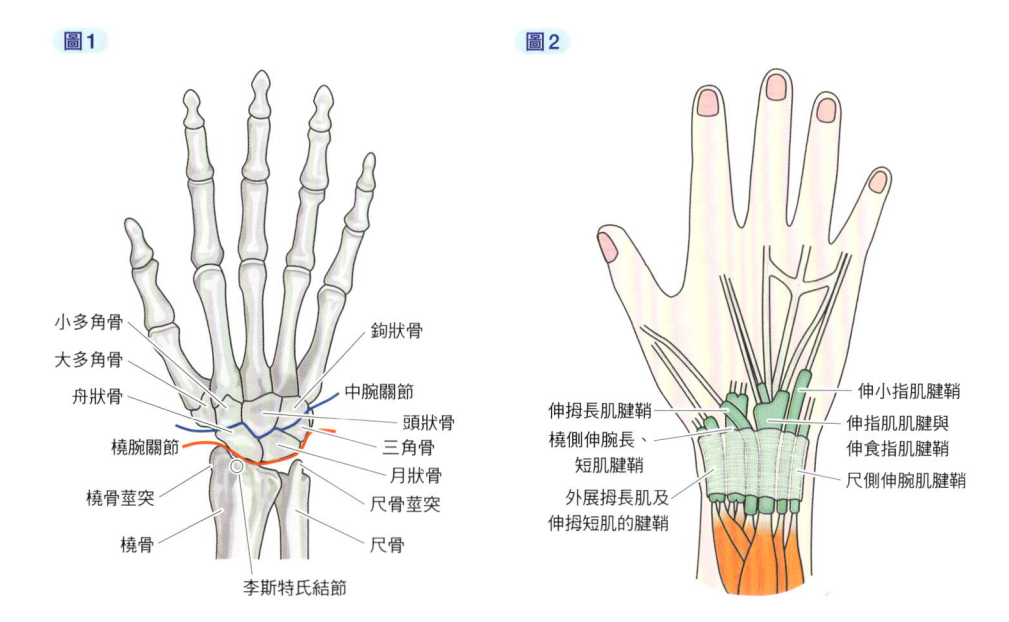

圖1

小多角骨
大多角骨
舟狀骨
橈腕關節
橈骨莖突
橈骨
鉤狀骨
中腕關節
頭狀骨
三角骨
月狀骨
尺骨莖突
尺骨
李斯特氏結節

圖2

伸拇長肌腱鞘
橈側伸腕長、短肌腱鞘
外展拇長肌及伸拇短肌的腱鞘
伸小指肌腱鞘
伸指肌腱鞘與伸食指肌腱鞘
尺側伸腕肌腱鞘

物理治療的陷阱

- 手掌側有屈肌肌腱，所以觸診骨頭稍稍困難。
- 操作腕骨時，從背側確實觸摸到骨頭很重要。

31 徒手治療
伸肌支持帶、第2區塊的徒手治療

野田逸誓

適用的功能障礙
1. 手腕掌屈受限。
2. 手部伸肌滑動不全。
3. 手腕背屈時肘部外側疼痛。

適用的動作障礙
無。

■順序

◆ 姿　勢：仰臥。
◆ 順　序：①患者上肢放在身旁，肘部輕度屈曲，手腕輕度屈曲，前臂旋前。
　　　　　②在前臂遠端觸摸到李斯特氏結節。
　　　　　③在李斯特氏結節內側可觸摸到橈側伸腕長肌（ECRL）與橈側伸腕短肌（ECRB），活動ECRL、ECRB與其表層伸肌支持帶的中間部分。
　　　　　④等到獲得伸肌支持帶深層的柔軟度之後，便一邊手腕背屈，一邊施行有如誘導ECRL、ECRB往尺側移動的徒手治療（重點1、2）。

　　訣竅　如果施行3分鐘之後仍舊殘留壓痛，則將目標改為近端處的外展拇長肌或伸拇短肌等相鄰組織。

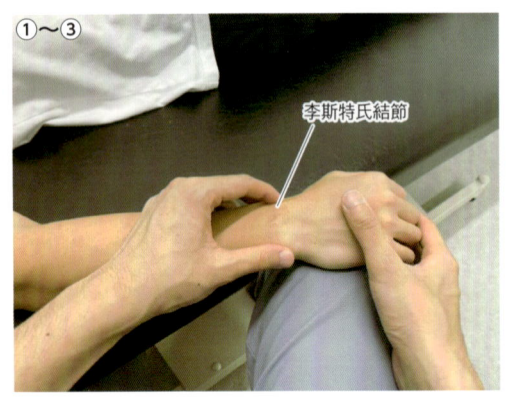

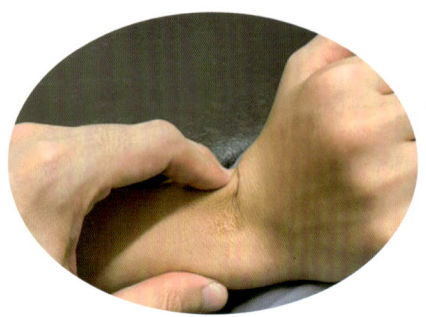

①～③

李斯特氏結節

重點1 ECRL、ECRB肌腱的徒手治療
● 配合手腕背屈，一邊施行有如讓ECRL、ECRB的肌腱往尺側移動的鬆動術。一開始先輔助患者自主運動，到患者能自主運動為止。

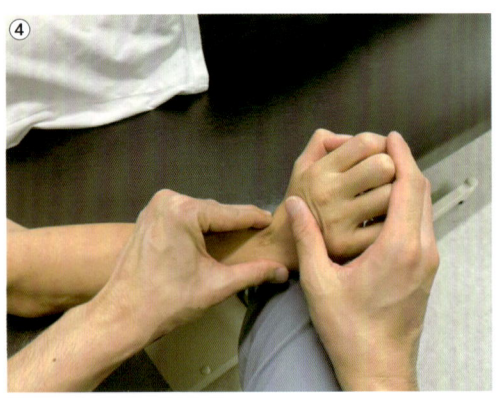

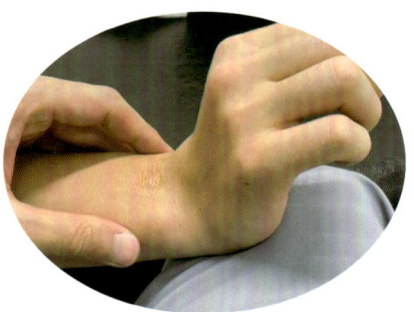

④

重點2 手腕背屈位的徒手治療
● 如果ECRL、ECRB緊繃，要以手腕背屈位開始鬆動術，之後再進展到輔助患者自主運動或由患者自主運動。

伸肌支持帶、第2區塊的構造

- 前臂筋膜厚厚包覆腕關節背側的部分即為伸肌支持帶（圖1）。伸肌支持帶的深層有6個肌腱區塊（圖2），滑液鞘包覆的前臂伸肌肌腱通過此處。
- 第2區塊位於李斯特氏結節的內側，有橈側伸腕長肌（ECRL）與橈側伸腕短肌（ECRB）通過（圖2）。
- 已知隨著手腕背屈運動，ECRL與ECRB會往李斯特氏結節側（尺側）移動（圖3）。肱骨外上髁炎（網球肘）患者的身上此移動量大多會減少。

圖1

圖2

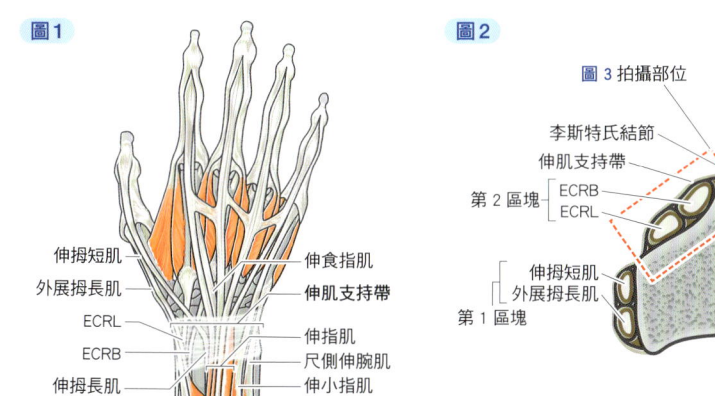

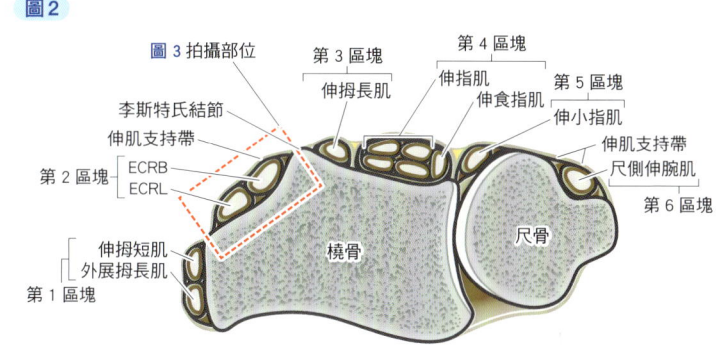

圖3 ⓐ 手腕中間位　ⓑ 手腕背屈運動

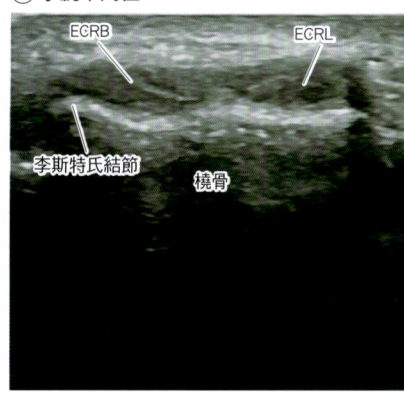

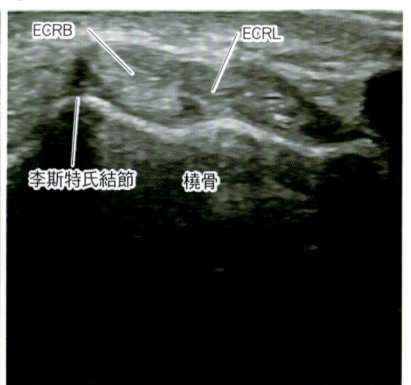

物理治療的陷阱

1）肱骨外上髁炎與第2區塊

- 肱骨外上髁炎患者在第2區塊處ECRL與ECRB的滑動會受到限制，所以也有必要改善此兩肌腱的滑動性，以及兩肌腱與表層伸肌支持帶之間的滑動性。

2）第2區塊與外展拇長肌、伸拇短肌的關係

- 外展拇長肌、伸拇短肌會在伸肌支持帶的近端、ECRL與ECRB肌腱的上方交叉（圖1）。
- 反覆伸展及外展大拇指、手腕背屈運動，有可能會在此交叉部位產生肌腱交叉症候群。再者，此交叉部位表層有頭靜脈，壓迫時要注意。

第3章 手部

32　徒手治療
腕隧道、正中神經掌枝的徒手治療

野田逸誓

適用的功能障礙
1. 手腕背屈受限。
2. 手部掌屈肌的功能低下。
3. 大魚際肌群萎縮（猿手）。

適用的動作障礙
無。

■ 順序

◆ 姿　　勢：仰臥。
◆ 順　　序：①肘部輕度屈曲，手腕輕度掌屈，前臂旋後。
　　　　　　②如果目標為腕隧道，在腕關節觸摸到滾動感即為正中神經。
　　　　　　③施行屈肌支持帶與正中神經之間的鬆動術（重點1）。
　　　　　　④正中神經會隨著手指屈曲往尺側移動，所以一邊誘導正中神經活動一邊施行手技，也要對正中神經周圍的屈指淺肌肌腱施行手技。
　　　　　　⑤如果目標為正中神經掌枝，在腕關節處掌長肌肌腱與橈側屈腕肌肌腱之間可觸摸到正中神經掌枝，對其周圍施行鬆動術（重點2）。

訣竅　如果掌心面仍舊殘留感覺障礙，則將目標改為手掌處屈拇短肌或內收拇肌等遠端的相鄰組織。

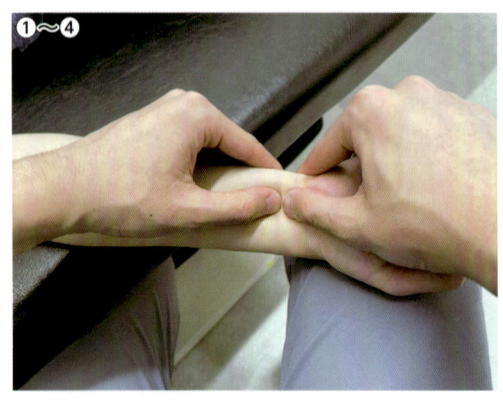

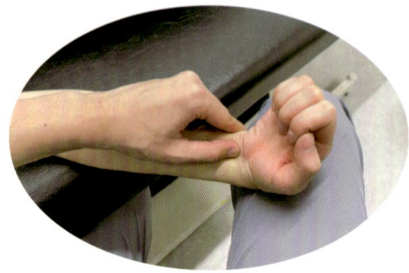

①～④

重點1　促使正中神經隨著手腕掌屈與手指屈曲運動滑動
- 手腕掌屈與手指屈曲運動時，正中神經會往尺側滑動。首先要努力改善正中神經與屈指淺肌肌腱之間的柔軟度，之後輔助患者自主運動的同時施行鬆動術，患者能自主運動時照樣施行。

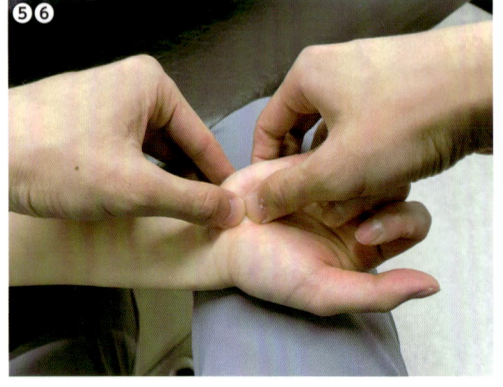

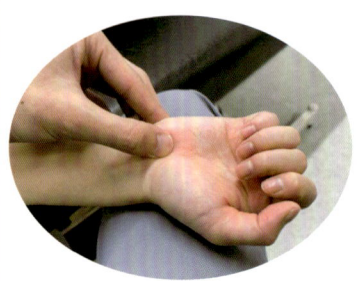

⑤⑥

重點2　以手指輕度屈曲位施行
- 在舒緩正中神經緊繃的情況下施行。

84　功能性解剖與運動治療

腕隧道、正中神經掌枝的構造

- 正中神經會通過被稱為腕隧道的纖維骨管道。腕隧道的表層有橫腕韌帶（屈肌支持帶），其正下方為正中神經、屈指淺肌肌腱、屈指深肌肌腱、屈拇長肌肌腱相鄰（圖1）。
- 正中神經掌枝是在腕隧道更近端處從正中神經的橈側分枝出來，行走於掌長肌肌腱與橈側屈腕肌肌腱之間。接著在腕關節處貫穿前臂筋膜，分為走向大魚際的橈側枝，以及行走於屈肌支持帶表層的尺側枝（圖2）。
- 正中神經與屈肌支持帶、屈指淺肌肌腱的關係密切（圖3）。

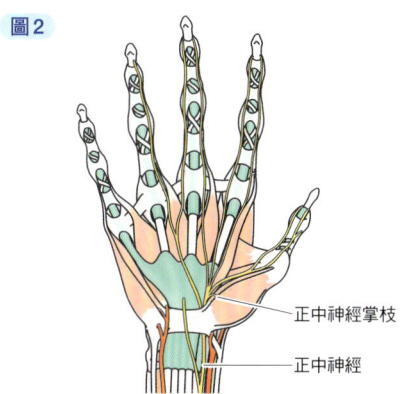

圖1　橫腕韌帶（屈肌支持帶）／正中神經／屈指淺肌肌腱／屈拇長肌肌腱／屈指深肌肌腱／腕隧道

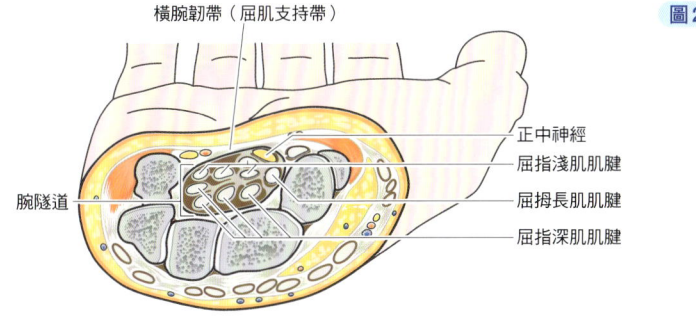

圖2　正中神經掌枝／正中神經

圖3　屈肌支持帶／正中神經／屈指淺肌肌腱／橈骨

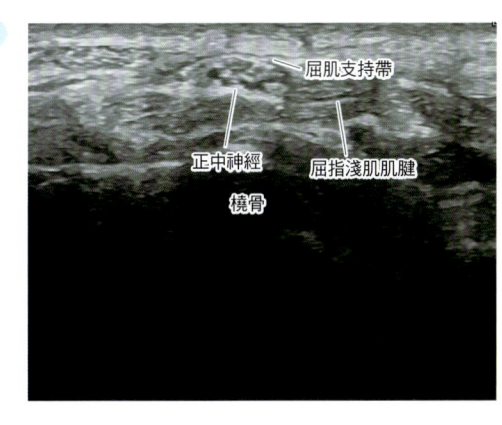

圖4　正中神經掌枝／正中神經指掌側神經

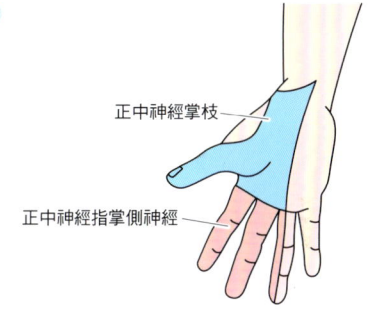

物理治療的陷阱

1）腕隧道症候群

- 腕隧道內的正中神經會隨著所有手指的屈曲運動，有如被往掌側、尺側，也就是屈肌支持帶推擠般滑動。腕隧道症候群的患者其傾向更明顯，所以屈指淺肌肌腱周圍的滑動性很重要。

2）正中神經掌枝的障礙（圖4）

- 正中神經掌枝是感覺枝，支配中指與無名指之間到大魚際的範圍，所以如果正中神經傳導速度以及斐倫氏測試（Phalen test）都沒有異常，狄內勒氏徵象卻異常，可以判斷為正中神經掌枝的障礙。

第3章 手部

33 徒手治療
尺神經背側枝的徒手治療

野田逸誓

適用的功能障礙
1. 手腕背屈受限。
2. 前臂旋前、旋後受限。
3. 手部尺側疼痛。

適用的動作障礙
無。

■ 順序

◆ 姿　勢：仰臥。
◆ 順　序：①肘部輕度屈曲，手腕中間位，前臂旋後。
　　　　　②觸摸到位於尺側屈腕肌深層的尺神經背側枝（重點1）。
　　　　　③施行尺側屈腕肌與尺神經背側枝之間的鬆動術（重點2）。
　　　　　④等尺側屈腕肌獲得柔軟度之後，再對深層的旋前方肌周圍施行鬆動術。

> **訣竅** 如果施行3分鐘之後仍殘留壓痛，則前臂一邊旋前、旋後，一邊對尺神經背側枝周圍施行鬆動術。

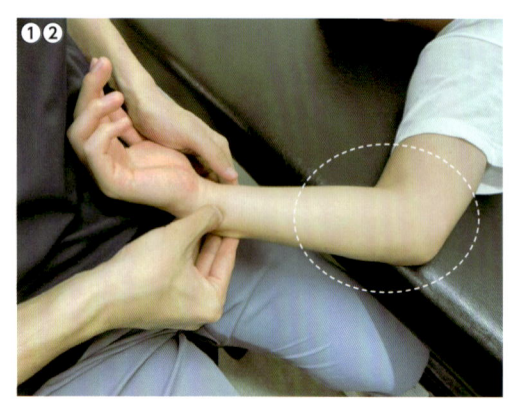

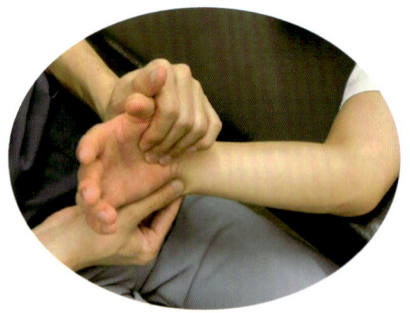

重點1 用手腕掌屈、尺屈位進行
● 在尺側屈腕肌放鬆的狀態下施行。

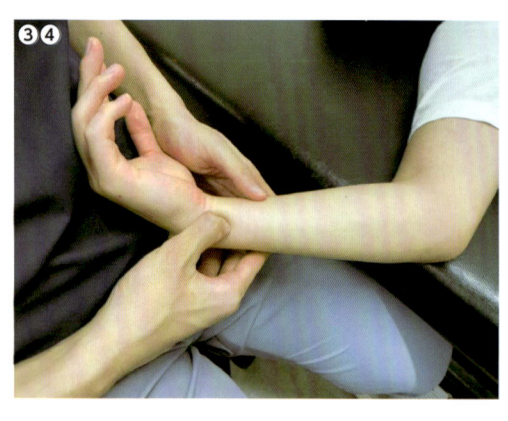

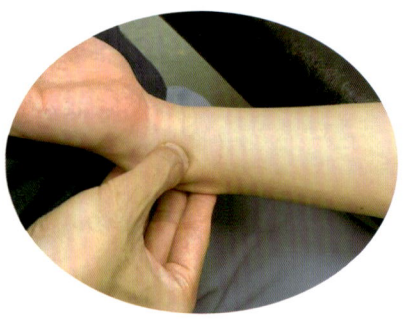

重點2 觸摸到尺神經背側枝
● 在尺側屈腕肌的深層，可觸摸到有滾動感的神經，對其周圍施行鬆動術。

尺神經背側枝的構造

- 尺神經背側枝是在前臂的遠端處從尺神經的尺側分出,通過尺側屈腕肌與旋前方肌之間,到達手背(圖1)。
- 背側枝分布於中指的尺側與無名指、小指的兩側,支配手背尺側的感覺(圖2)。

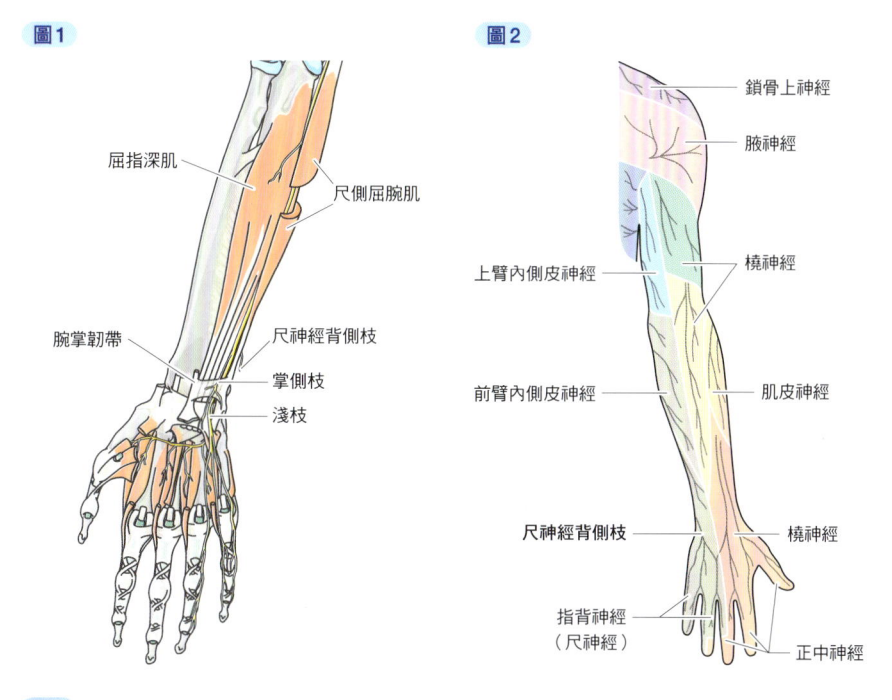

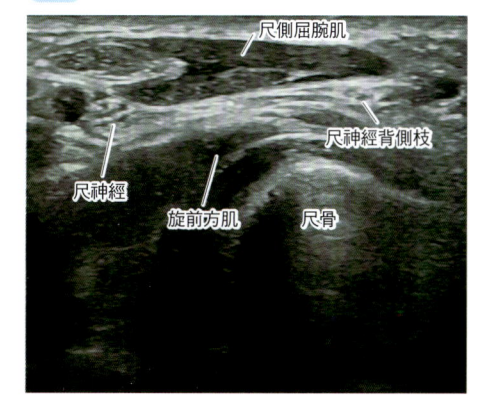

圖1

圖2

圖3

物理治療的陷阱

1)尺神經背側枝的壓迫

- 尺神經背側枝通過尺側屈腕肌與旋前方肌之間(圖3),如果此時壓迫到,有可能產生手背尺側的感覺障礙。

2)腕掌韌帶處的絞扼

- 尺神經掌側枝從尺側屈腕肌深層貫穿腕掌韌帶,行走於皮下(圖1),因此腕掌韌帶有可能引起尺神經掌側枝的絞扼性神經障礙。

第 3 章　手部

34　徒手治療
掌板的徒手治療

森田竜治

適用的功能障礙
① 手指伸展受限。

適用的動作障礙
① 洗臉有困難。

■ 順序

◆ 姿　勢：坐姿或仰臥。
◆ 順　序：①手腕從中間位掌屈，手指輕度屈曲，放鬆屈肌肌腱。
　　　　　②如果有PIP（近端指間）關節攣縮，治療師手指抵住近側指骨頭；如果有MP（掌指）關節攣縮，治療師手指則抵住掌骨頭。
　　　　　③對掌板屈折部位施加伸展刺激（重點）。

> **訣竅** 掌板鬆動術要從放鬆屈肌肌腱開始，等到伸展可動範圍改善，再對屈肌肌腱施加阻抗，促進掌板與屈肌肌腱之間的滑動。一邊逐漸增加伸展角度一邊治療很重要。

食指 PIP 關節的掌板鬆動術

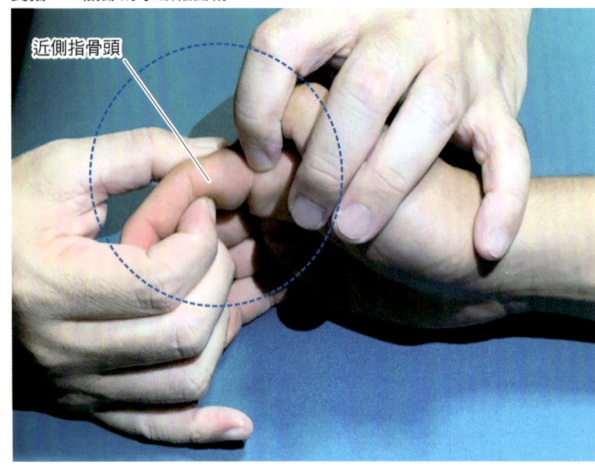

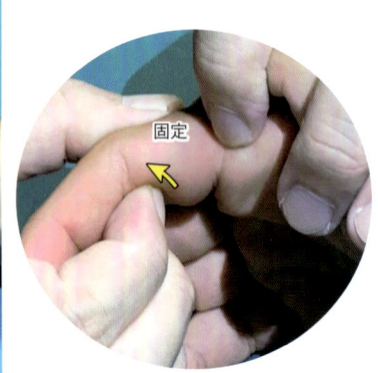

近側指骨頭

固定

重點 壓迫掌板，徒手施加伸展刺激

掌板的構造

- DIP（遠端指間）關節、PIP關節、MP關節各有掌板存在（圖1）。
- 掌板的遠端部位是纖維軟骨，近端部位會隨著屈曲、伸展改變形狀（圖2）。

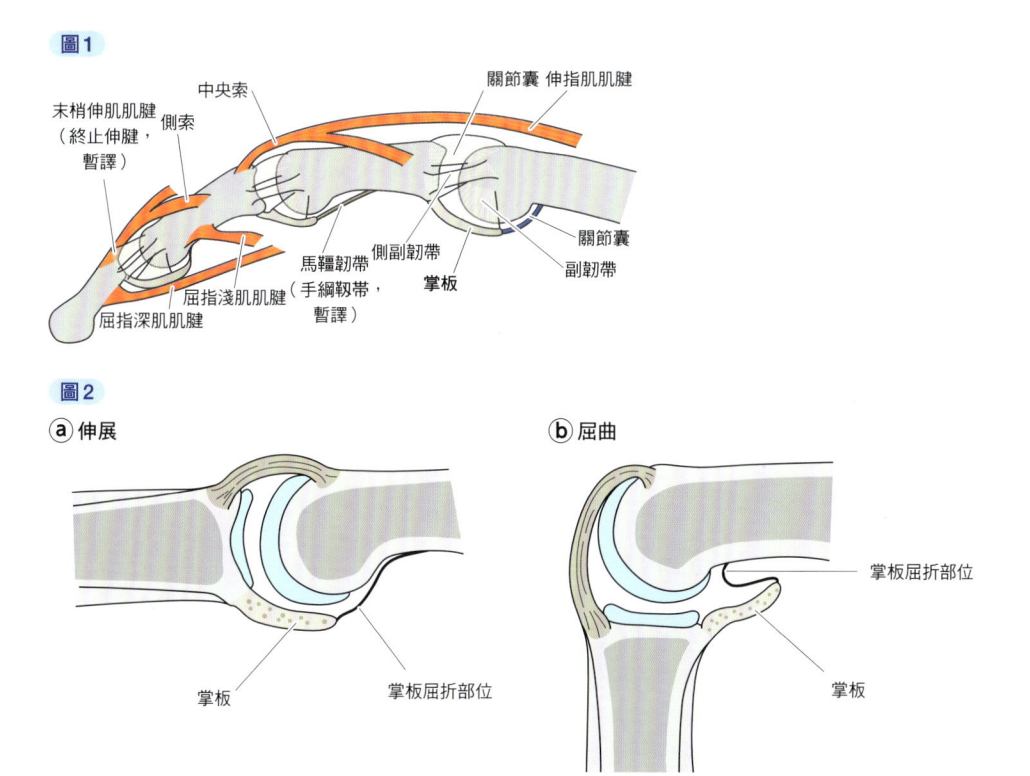

圖1

末梢伸肌肌腱（終止伸腱，暫譯）／側索／中央索／關節囊　伸指肌肌腱／馬韁韌帶（手綱靭帶，暫譯）／側副韌帶／掌板／關節囊／副韌帶／屈指淺肌肌腱／屈指深肌肌腱

圖2

ⓐ 伸展　　ⓑ 屈曲

掌板／掌板屈折部位　　掌板屈折部位／掌板

物理治療的陷阱

- 直接操作掌板時，遠端部位的纖維本身就具有纖維的硬度，很難改善其柔軟度，所以目標要放在近端部位（圖3）。

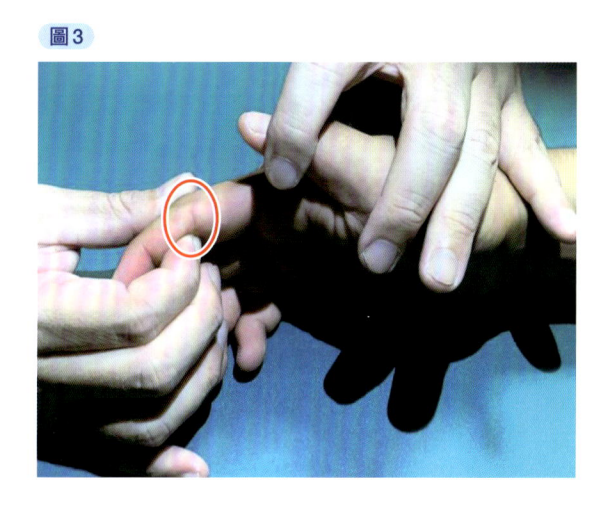

圖3

Case 5　手部可動範圍受限、殘存尺側疼痛的橈骨遠端骨折

森田竜治

症例1 ▶ 來院時

- 40多歲男性，右橈骨遠端骨折後用鎖定式骨板固定，物理治療經過半年後拔釘。
- 之後自己也感覺到手部可動範圍受限，再度開始物理治療。
- X光影像並未見到尺骨往上突出。

1 來院時的理學所見

1）疼痛

◆ 運動時疼痛
- 手腕掌屈時腕關節掌側部位會疼痛。
- 手腕背屈時腕關節背側尺側部位會疼痛。

◆ 壓痛
- 橈腕關節背側有壓痛。

> **治療重點** 施行橈腕關節鬆動術後掌屈可動範圍有改善，但在最終範圍仍舊不舒服，且殘留掌側部位疼痛。
> →反覆逆射飛鏢運動，努力改善橈腕關節整體的可動性以及伸肌肌腱周圍的滑動性。

2）關節可動範圍
- 手腕：背屈70°；掌屈40°；尺屈20°。

3）骨科測試
- 尺側腕骨壓力測試 ulnocarpal stress test ＋。
- 腕部旋後測試 carpal supination test ＋。

2 臨床推理 Clinical Reasoning

- 手腕掌屈時腕關節掌側疼痛的原因可想見是伴隨前臂伸肌肌腱（鞘）柔軟度低下，橈骨掌側轉動限制所引起的。手腕掌屈時一旦月狀往骨掌側轉動不良，有時會對手掌側施加擠壓應力，產生疼痛。
- 腕關節尺側疼痛的原因方面，並無尺骨往上突出之類骨頭的問題，可認為有 **TFCC損傷**或**ECU腱鞘炎**的可能性，而這些組織是由尺神經所支配的，也可想見尺神經背側枝的滑動性低下會造成尺側疼痛。

3 運動治療

1）本患者的重點
- 重點在於：獲得腕關節背側、尺側的柔軟度。

- 橈腕關節的背側表層處有伸肌支持帶與前臂伸肌群的腱鞘，為了獲得掌屈可動範圍，有必要改善存在腕骨間的關節囊韌帶與存在腱鞘間的疏鬆結締組織兩者的滑動性，並操作腕骨往掌側轉動。
- 對於腕關節尺側的柔軟度低下，除了改善尺神經背側枝的滑動性，還要努力減輕施加於TFCC及ECU的擠壓、摩擦應力。

2）運動治療實作

- 首先以提高伸肌腱鞘與橈腕關節位置間滑動性為目的拉伸後，施行**橈腕關節鬆動術**（圖1），掌屈可動範圍改善了，左右並無差異。
- 由於腕關節尺側疼痛殘留，所以施行**尺神經背側枝的徒手治療**（圖2）與**TFCC疏鬆結締組織的徒手治療**，再施行**腕關節尺屈鬆動術**（圖3），尺側疼痛減輕了。
- 指導患者**逆射飛鏢運動**（圖4）後反覆運動約5分鐘，掌屈、尺屈可動範圍的左右差異與尺側疼痛皆有所改善。

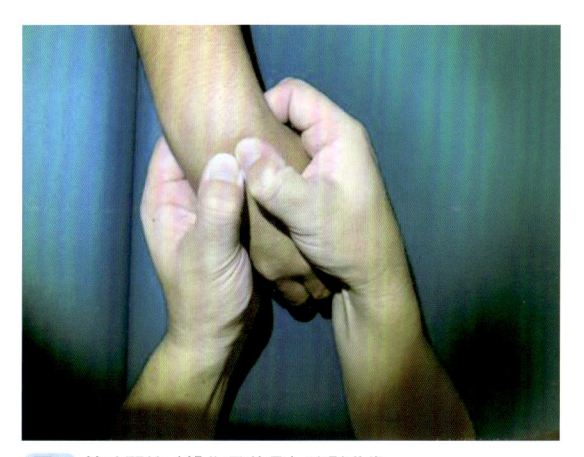

圖1 橈腕關節（操作月狀骨）的鬆動術
- 操作腕骨有意識地往掌側橈側方向轉動。詳情請參閱第3章-30。

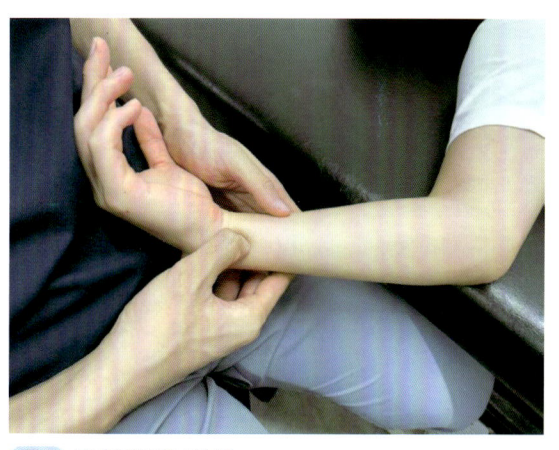

圖2 尺神經的徒手治療
- 觸摸到位於尺側屈腕肌肌腱深層的尺神經背側枝，施行神經周圍的鬆動術。詳情請參閱第3章-33。

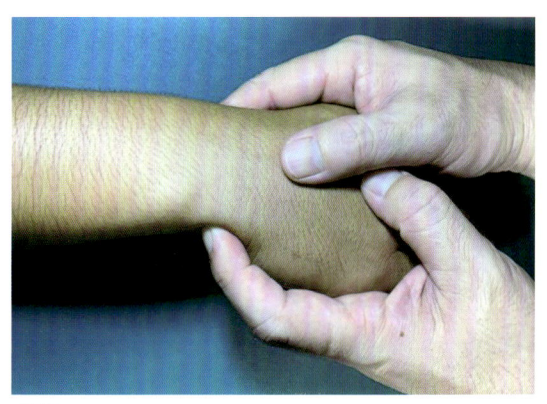

圖3 放鬆TFCC與尺屈的鬆動術
- 一邊壓迫三角骨與TFCC，一邊尺屈。詳情請參閱第3章-29 一起學！運動。

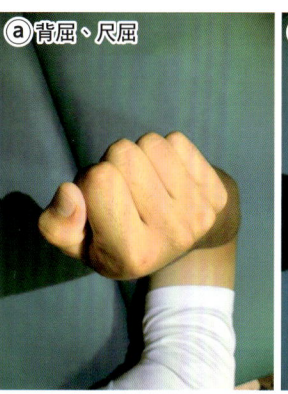

圖4 逆射飛鏢運動
- 指導患者橈屈、掌屈運動－背屈、尺屈運動時，容易產生肘部或前臂的代償，因此以外力進行運動或輔助患者自主運動時要充分引導說明。詳情請參閱第3章-26。

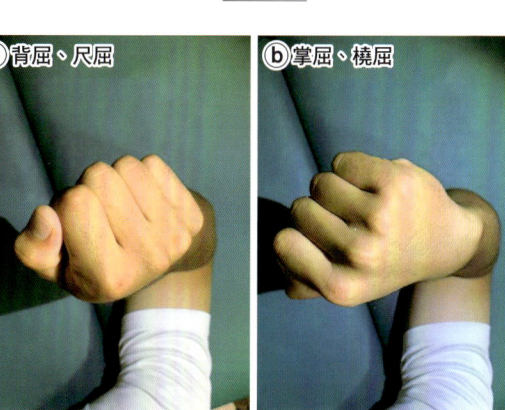

第 4 章　頸部

35　OKC 運動
頸部屈肌群的肌力運動

川村和之

適用的功能障礙
1. 頭頸部屈肌群的肌力低下。
2. 頭頸部的穩定性低下。

適用的動作障礙
1. 頭頸部屈曲困難。
2. 在抗重力位下維持頭頸部中間位有困難。

■ 順序

◆ 姿　　勢：仰臥。
◆ 順　　序：①在頸部後面墊浴巾等物，放鬆地仰躺作為起始姿勢。
　　　　　　②一邊吐氣，一邊收下巴、抬頭，維持3～5秒左右。
　　　　　　③緩緩回到起始姿勢。
◆ 運 動 量：5次1組，從1次做3組左右的程度做起。如果負荷量不夠，就增加組數或連續進行的次數。

胸鎖乳突肌

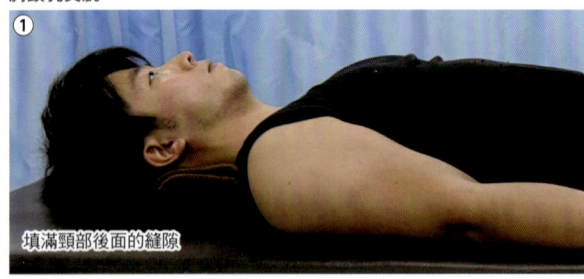

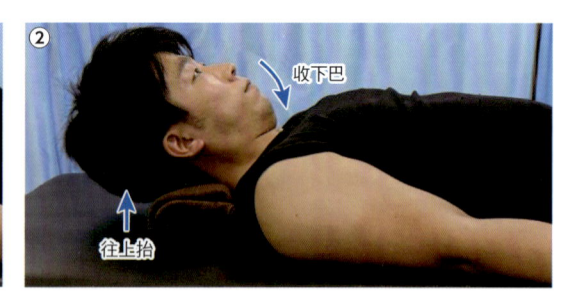

① 填滿頸部後面的縫隙

② 收下巴　往上抬

ⓐ 胸鎖乳突肌的起端止端

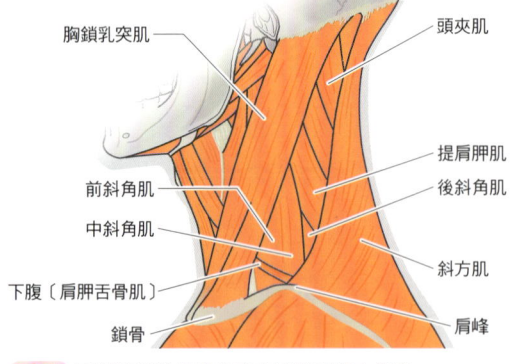

胸鎖乳突肌　頭夾肌
前斜角肌　提肩胛肌
中斜角肌　後斜角肌
下腹〔肩胛舌骨肌〕　斜方肌
鎖骨　肩峰

ⓑ 胸鎖乳突肌的力線與作用

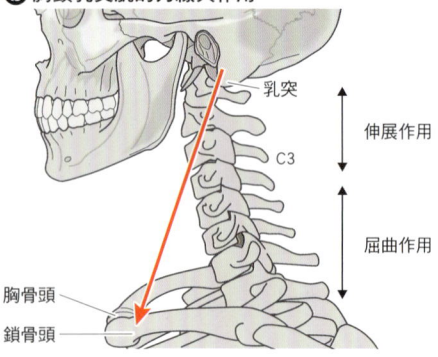

乳突　伸展作用
C3　屈曲作用
胸骨頭　鎖骨頭

重點　了解胸鎖乳突肌的走向再進行肌力運動

- 胸鎖乳突肌起於胸骨頭及鎖骨頭，止於乳突，頸部屈曲、側彎運動中具有產生最大力矩的能力[1]。
- 胸鎖乳突肌的力線通過下位頸椎（C4-7）的前方，因此產生屈曲扭矩。相反的，上位頸椎（C1-3）處力線約通過後方，所以會產生伸展扭矩。

■ 運動處方的注意之處

1）注意別讓上位頸椎呈伸展位（圖1）

- 胸鎖乳突肌的屈曲扭矩會強烈受到起始姿勢的影響。有報告指出尤其用頭部往前突出、下位頸椎呈屈曲位的不良姿勢，會需要2倍的屈曲扭矩[1]，所以要指導患者盡量以生理性前彎位開始運動。

2）注意別產生胸椎屈曲的代償（圖2）

- 如果頸部屈肌群肌力低下，容易產生胸椎屈曲的代償運動，所以要確認肩胛骨有無離開床面、軀幹屈肌群的肌肉活動是否活躍。

圖1　下巴抬高了　✕

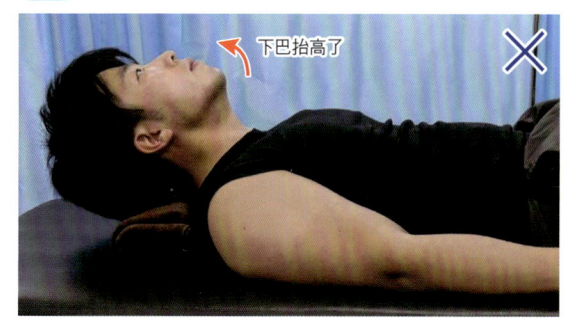

圖2　胸椎屈曲了　肩胛骨離開床面了　✕

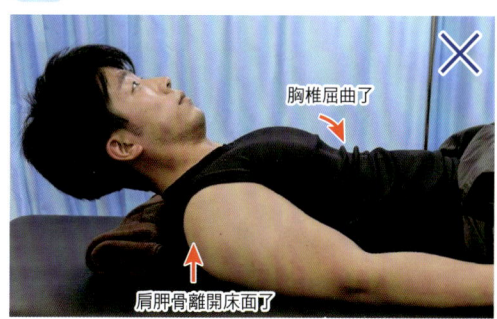

■ 一起學！運動的變化版

◆ **施加徒手阻抗的自我運動（圖3）：想增加負荷量時**
- 雙手手掌放在額頭上，一邊徒手施加阻抗，一邊進行頸部的屈曲運動（小心負荷量不要過強）。

◆ **坐姿的自我運動（圖4）：無法仰臥時**
- 端坐，肘部靠在桌面，雙手靠在下巴固定。注意頸胸椎不要過度屈曲。以此姿勢收下巴。

圖3　① 起始姿勢　② 阻抗　收下巴

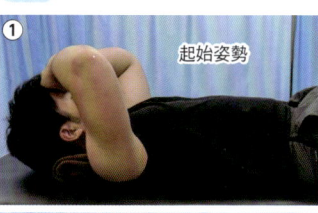

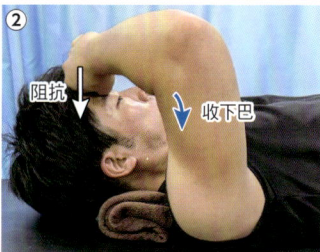

圖4　收下巴　雙手固定下巴

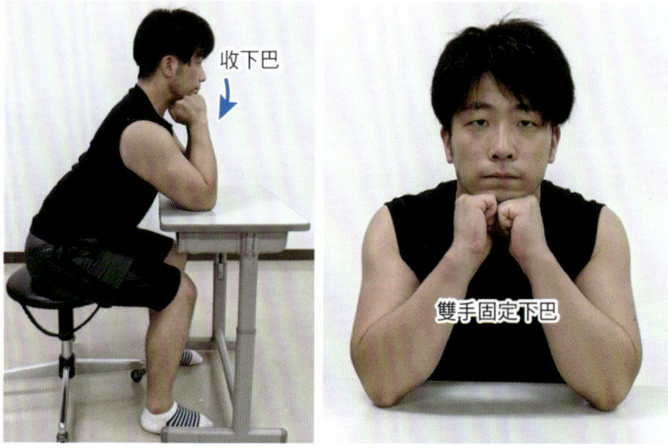

第4章　頸部

36　OKC運動
頸部伸肌群的肌力運動

川村和之

適用的功能障礙
① 頭頸部伸肌群的肌力低下。
② 頭頸部的穩定性低下。

適用的動作障礙
① 頭頸部伸展困難。
② 在抗重力位下維持頭頸部中間位有困難。

■ 順序

◆ 姿　勢：俯臥。
◆ 順　序：①胸部下方墊著浴巾等物，放鬆地俯臥作為起始姿勢。
　　　　　②一邊吐氣一邊伸展頸部，維持3～5秒左右。
　　　　　③緩緩回到起始姿勢。
◆ 運動量：5次1組，從1次做3組左右的程度做起。如果負荷量不夠，就增加組數或連續進行的次數。想降低負荷時外展肩膀，用前臂支撐。

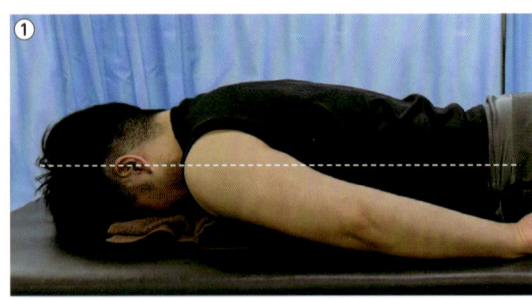

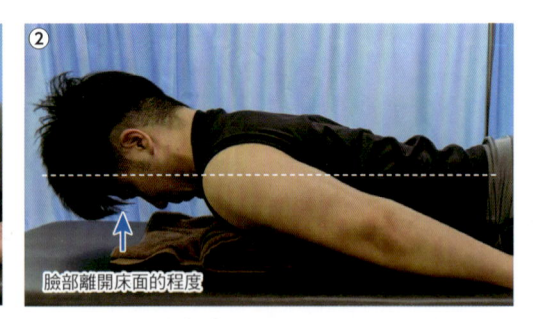

①
②
臉部離開床面的程度

想降低負荷時
①　外展肩膀，用前臂支撐
②

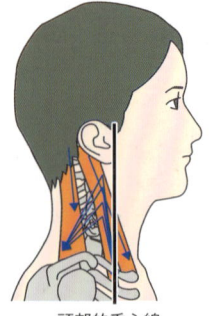

ⓐ 理想的頭部位置
ⓑ 頭部及上位頸椎屈曲時
頭部及上位頸部伸展會減輕負擔

頭部的重心線
頭部的重心線

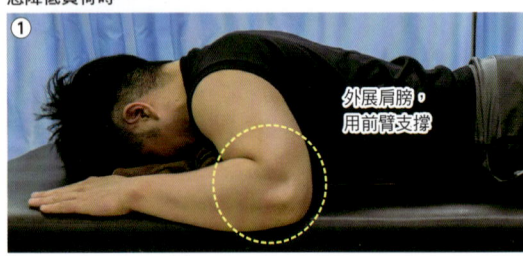

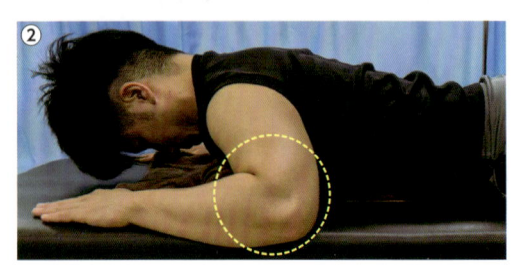

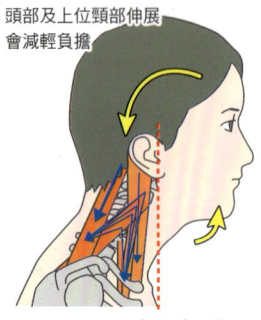

重點 了解頭部與頸部的位置關係再進行肌力運動
● 頭部的重心在矢狀面上位於耳垂稍稍前方的位置，因此重力之下施加於頸部整體的屈曲扭矩容易變大，增加頸部伸展肌群的負擔。
● 頭部及上位頸部伸展（→）會讓頭部重心往後方偏移，所以會減輕頸部伸展肌群的負擔。

94　功能性解剖與運動治療

運動處方的注意之處

1）注意別讓上位頸椎過度伸展（圖1）

- 頸部的穩定性大大受到頭部位置的影響，所以進行頸部伸展運動時，注意頭部要在中間位。

2）注意別讓胸椎過度伸展（圖2）

- 如果頸部伸肌群的肌力低下，容易產生胸椎伸展的代償運動，所以要確認胸部前面有無離開床面、軀幹伸肌群的肌肉活動是否活躍。

圖1　頭部伸展

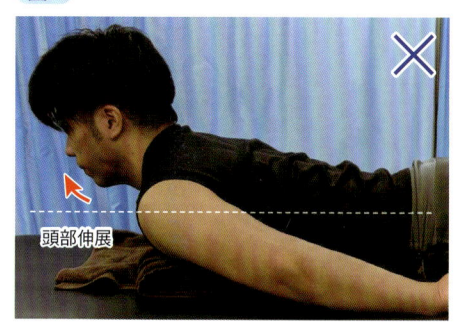

圖2　胸椎過度伸展／胸部前面離開床面

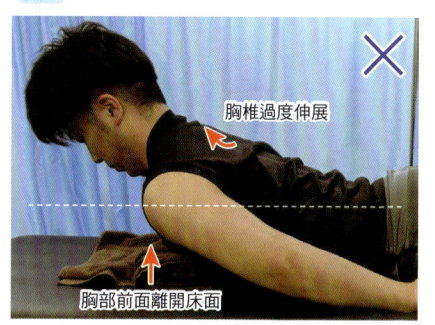

一起學！運動的變化版

◆ **施加徒手阻抗的自我運動（圖3）：想增加負荷量時**

- 雙手手掌放在下位頸椎處，一邊徒手施加阻抗，一邊進行頸部的伸展運動（小心負荷量不要過強）。

◆ **坐姿的自我運動（圖4）：無法俯臥時**

- 端坐，肘部與前臂放在桌面，脊椎整體不要屈曲，讓胸腰椎呈伸展位，保持穩定。以此姿勢一邊收下巴，一邊伸展下位頸椎。

圖3　運動方向／阻抗

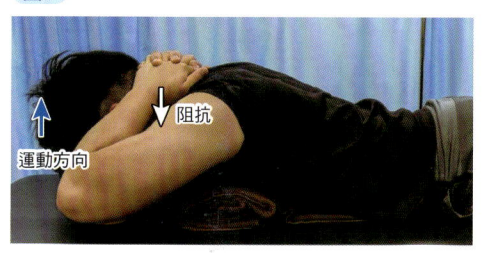

圖4　下位頸椎伸展

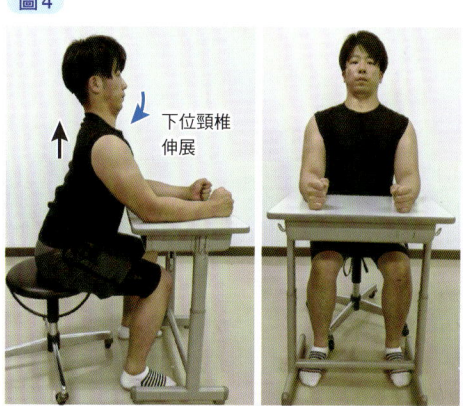

第 4 章　頸部

37　徒手治療
提肩胛肌的拉伸

川村和之

適用的功能障礙

1. 頸部側彎、轉動受限。
2. 肩胛骨下降、往上轉動受限。
3. 因肩胛胸廓關節的活動範圍下降，導致的肩膀抬舉受限。

適用的動作障礙

1. 伴隨頸部轉動不足的往對側轉頭向後看有困難。

順序

- ◆ 姿　勢：仰臥。
- ◆ 順　序：①讓頭頸部往治療側的對側側彎、轉動。
　　　　　②確實地加上頭頸部屈曲（**重點1**）。
　　　　　③如果沒有疼痛或麻痺感，則讓肩胛骨下沉（**重點2**）。
- ◆ 負荷量：施行到肩胛骨不會抬高，且頸部可以側彎、轉動時。

訣竅　如果施行2～3次依舊沒有效果，則將目標改為斜方肌上束等相鄰組織（請參照第4章-38）。

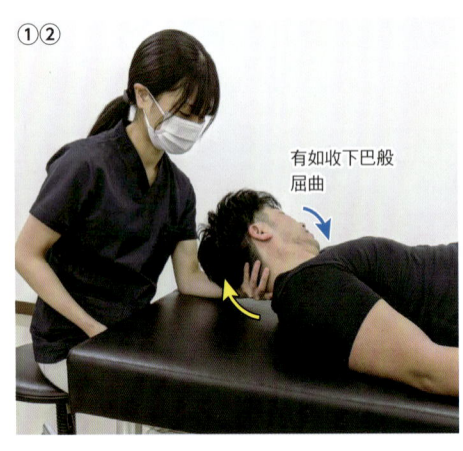

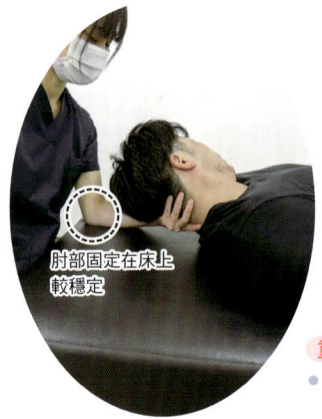

①②

有如收下巴般屈曲

肘部固定在床上較穩定

重點1　讓頭頸部確實地屈曲
- 可以將頭頸部向前屈曲，想像是要把鼻子靠近患側相對的肩膀。

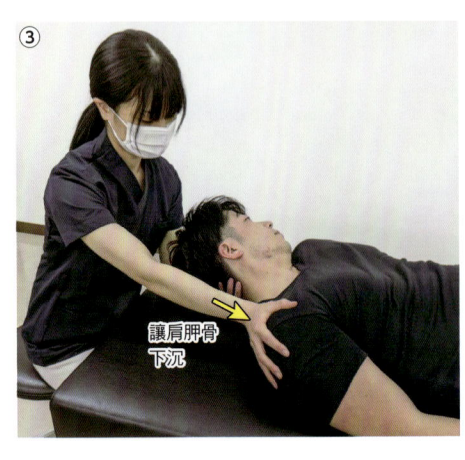

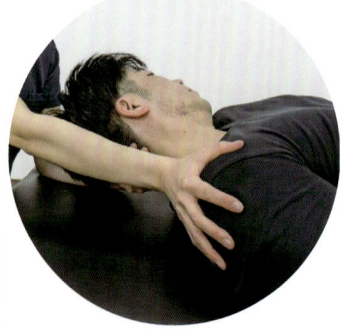

③

讓肩胛骨下沉

重點2　用肩胛骨下沉調整拉伸程度
- 移動頭頸部（搖晃）會有強烈的不適感，所以要用肩胛骨下沉（外展、後傾方向）來調整拉伸程度。

96　功能性解剖與運動治療

提肩胛肌周圍的構造

- 提肩胛肌與斜方肌之間有恆頸動脈行走，一邊分上行枝、下行枝，一邊走向斜方肌（圖1）。此外，斜方肌的支配神經——副神經也行走於此處（圖2）。

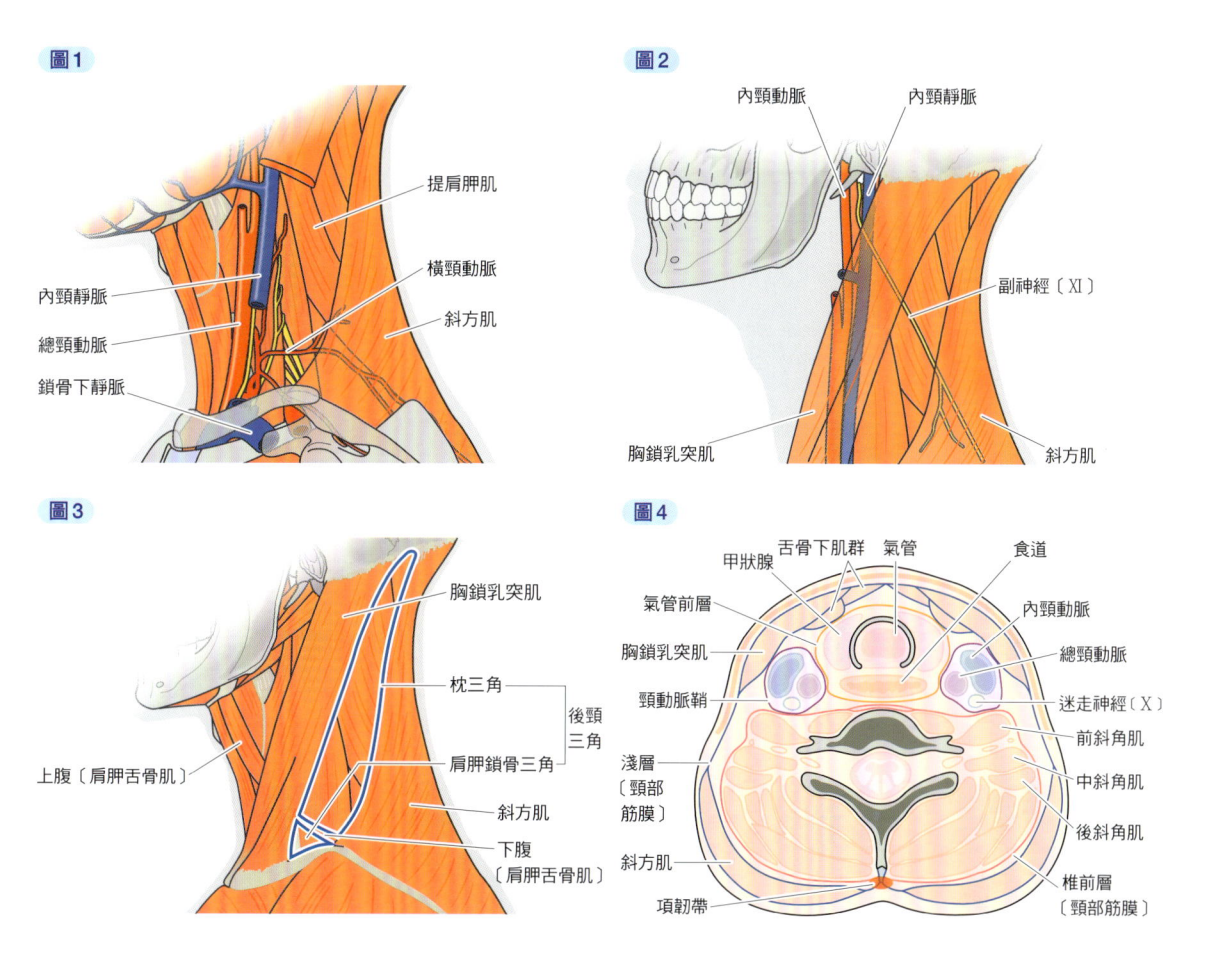

圖1

圖2

圖3

圖4

物理治療的陷阱

1）為什麼要確實地屈曲？

- 提肩胛肌位於後頸三角內（圖3），被頸部筋膜椎前層包覆著。
- 頸部後面的皮下組織有一部分變成項筋膜，連接棘上韌帶、棘間韌帶，此相連的部分在頸部稱為項韌帶。
- 提肩胛肌背側的斜方肌起於項韌帶，而包覆提肩胛肌的頸部筋膜椎前層後方也附著於項韌帶上，也會變成限制頸部屈曲的因素之一（圖4），所以有必要確實地屈曲、拉伸頸部。

2）行走於後頸三角的血管與神經

- 後頸三角處的血管有橫頸動脈、肩胛上動脈，神經則有膈神經、副神經、肩胛背神經等行走，所以不能施加急遽的拉伸應力，必須緩緩伸展。再者，此部位的疏鬆結締組織多，因此延展性也很高。

第 4 章 頸部

38 徒手治療 斜方肌上束的拉伸

川村和之

適用的功能障礙
1. 頸部側彎、轉動受限。
2. 肩胛骨下降、往下轉動受限。
3. 伴隨肩胛胸廓關節可動範圍低下造成的肩膀抬高受限。

適用的動作障礙
1. 伴隨頸部轉動不足的往同側轉頭向後看有困難。

順序

◆ 姿　勢：仰臥。
◆ 順　序：①讓頭頸部往治療側的對側側彎。
　　　　　②往頭頸部治療側轉動並屈曲（重點1）。
　　　　　③如果沒有疼痛或麻痺感，則讓肩胛骨下沉（重點2）。
◆ 負荷量：頸部後面的皮下組織強韌且延展性少，藉由肩胛骨下沉進行最終調整。

> 訣竅　如果施行2～3次依舊沒有效果，則將目標改為提肩胛肌等相鄰組織（請參照第4章-37）。

①② 治療對側呈側彎位之後，再加上往治療側的轉動並屈曲

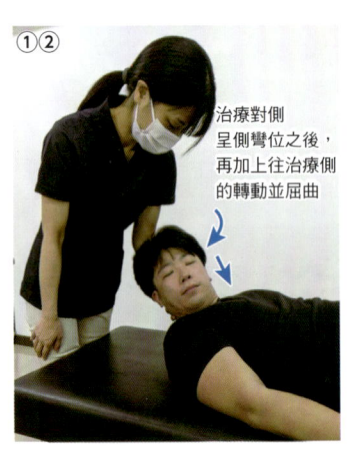

③

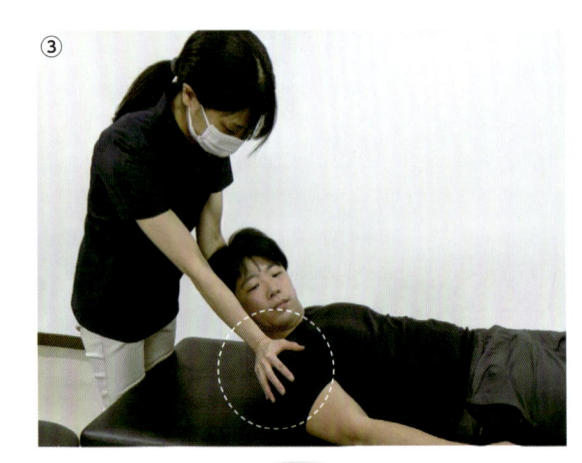

治療師以前臂旋後位確實撐住患者

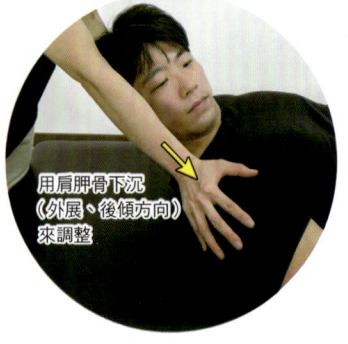

用肩胛骨下沉（外展、後傾方向）來調整

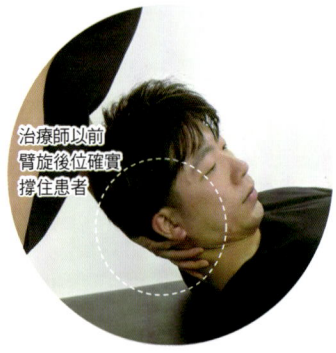

重點1 用前臂與手掌確實地控制
● 由於頭部約有50克的重量，因此需使用前臂和手掌面來穩固地控制。

重點2 拉伸的程度用肩胛骨下沉來調整
● 用頭頸部屈曲調整拉伸程度會增強頸部壓迫感等不適，需要多注意。

98　功能性解剖與運動治療

斜方肌上束周圍的構造

- C7起往頭側的棘上韌帶稱為項韌帶（圖1），此外，項韌帶會在後方與黃韌帶、棘間韌帶會合（圖2），成為斜方肌上束的起端。
- 斜方肌上束止於鎖骨外側 ⅓ 的上緣，相鄰的肩峰為三角肌的起端。斜方肌將鎖骨與肩胛骨連接到胸廓，三角肌則將肩胛骨與鎖骨連接到肱骨（圖3、4）。

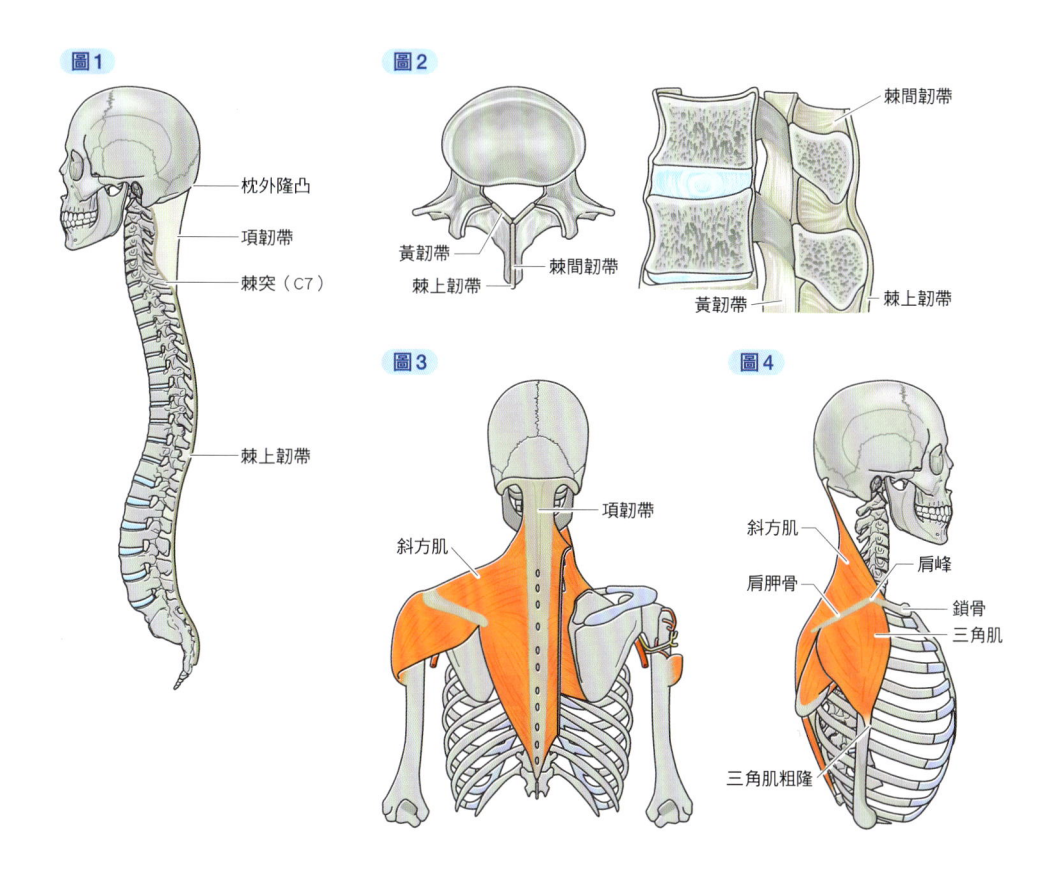

物理治療的陷阱

1）項韌帶的作用

- 項韌帶是支撐頭部重量、堅硬且強韌的緻密結締組織，所以一旦頭部長時間維持往前方偏移的不良姿勢，會讓附著於項韌帶的斜方肌上束變得緊繃。

2）對盂肱關節的影響

- 頸椎（項韌帶）、鎖骨、肩胛骨、肱骨是藉由斜方肌與三角肌連結在一起的，所以斜方肌上束的柔軟度低下，也會影響肩關節運動。

第4章 頸部

39 徒手治療
胸鎖乳突肌起端的徒手治療

川村和之

適用的功能障礙
1. 上位頸椎屈曲、下位頸椎伸展受限。
2. 頭頸部側彎、轉動受限。

適用的動作障礙
1. 維持頭頸部生理性前彎位有困難。
2. 轉頭往後看的動作有困難。

■ 順序

◆ 姿　勢：仰臥。
◆ 順　序：①在頭頸部後面墊浴巾等物，以放鬆的姿勢作為起始姿勢（請參照第4章-35的順序①）。
　　　　　②頭頸部往治療側的對側轉動。
　　　　　③目視確認胸鎖乳突肌胸骨部分、鎖骨部分的肌束（重點1）。
　　　　　④一邊輕輕壓迫一邊對胸鎖乳突肌起端施加橫切的剪力（重點2）。
◆ 負荷量：施行直到胸鎖乳突肌的壓痛消失。

訣竅　如果施行3分鐘之後仍舊殘留壓痛，則將目標改為前斜角肌等相鄰組織。

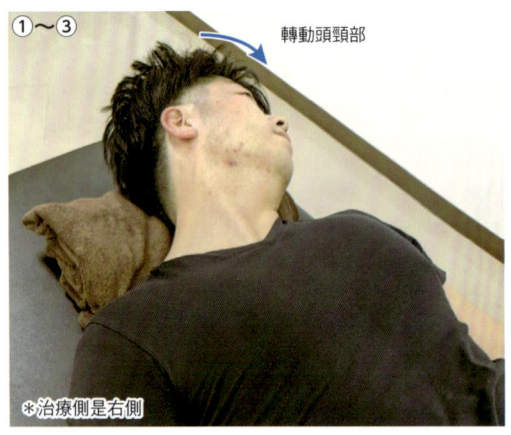

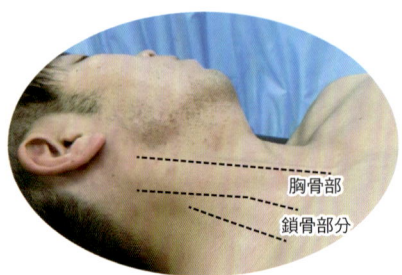

①〜③　轉動頭頸部

＊治療側是右側

胸骨部
鎖骨部分

重點1 確認胸鎖乳突肌（鎖骨部分）
● 轉動頸部便能確認胸鎖乳突肌的肌腹。如果難以辨認，可以往側彎方向施加輕微的阻抗。

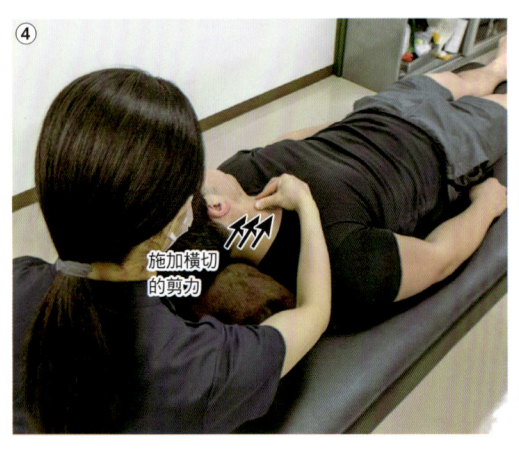

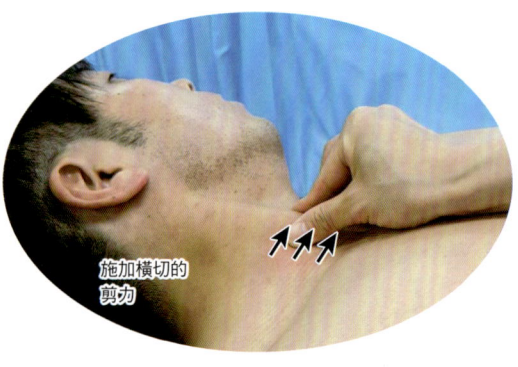

④

施加橫切的剪力

施加橫切的剪力

重點2 一邊輕輕壓迫胸鎖乳突肌，一邊在橫切方向施行鬆動術
● 避開相鄰的斜角肌間隙，從背側邊緣往肌腹方向施行鬆動術。

100　功能性解剖與運動治療

胸鎖乳突肌周圍的構造

- 從胸鎖乳突肌的後緣往頭側有枕小神經、耳大神經、橫頸神經行走，往尾側則有鎖骨上神經行走（圖1）。前者由來自頸神經叢上位頸髓（C2、3）的神經枝構成，後者則由來自下位頸髓（C4、5）的神經枝所構成（圖2）。支配斜方肌的副神經也在同個部位行走。
- 此外，胸鎖乳突肌的深層有前斜角肌，其後緣處有臂神經叢與鎖骨下動脈行走（圖3）。

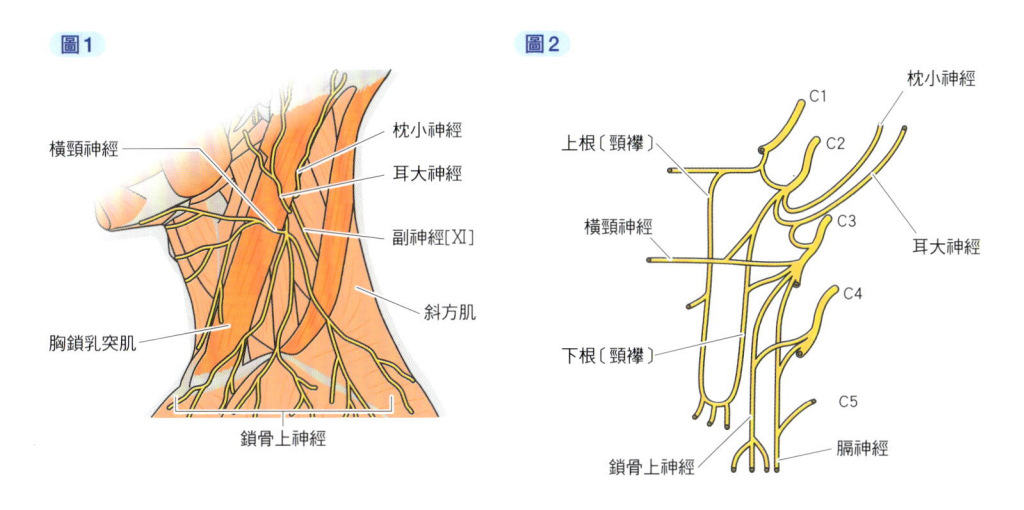

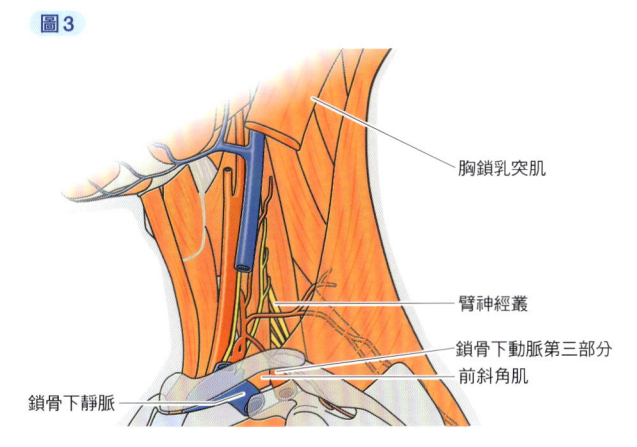

圖1

圖2

圖3

物理治療的陷阱

1）枕部疼痛的原因

- 如果胸鎖乳突肌後緣壓迫到枕小神經、耳大神經，有時會引起枕部疼痛（枕神經疼痛）。如果因為駝背等不良姿勢引起枕部疼痛，有必要對胸鎖乳突肌施行手技。

2）眾多神經與血管行走

- 胸鎖乳突肌的深層及周圍有眾多神經與血管行走，因此胸鎖乳突肌的柔軟度低下也會影響到周圍神經、血管的滑動性。

第 4 章　頸部

40　徒手治療
枕下肌群的徒手治療

川村和之

適用的功能障礙
1. 頭部及上位頸椎屈曲受限。
2. 頭頸部的穩定性低下。

適用的動作障礙
1. 收下巴有困難。
2. 在重力位下維持頭頸部中間位有困難。

順序

◆ **姿　勢**：仰臥。
◆ **順　序**：①讓頭部與上位頸椎輕度屈曲、放鬆。
　　　　　　②治療師雙手併攏，穩住患者的頭頸部（重點1）。
　　　　　　③治療師用食指～小指的指尖按壓枕下肌群。
　　　　　　④等指尖感受到柔軟度有改善，輕輕往頭側牽引（重點2）。
◆ **負荷量**：利用頭部的重量按壓枕下肌群。

　　訣竅　如果施行3分鐘之後仍舊無法確保柔軟度，則將目標改為半棘肌、夾肌等相鄰組織。

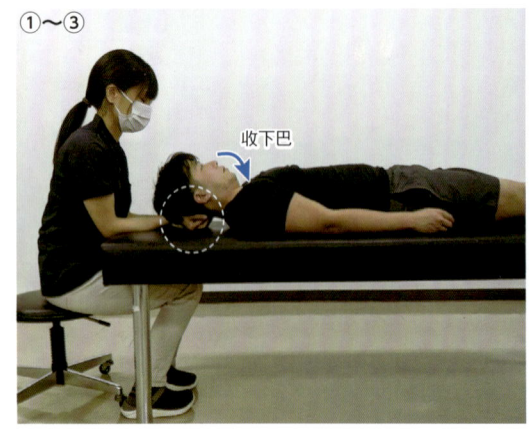

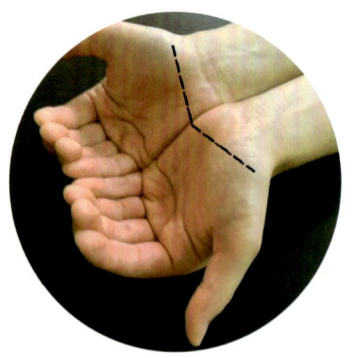

①～③

收下巴

重點1　一邊觸摸感受枕下肌群，一邊穩住頭頸部
- 虛線凹陷處靠著枕骨隆凸穩住頭部。
- 屈曲食指～小指的指尖來觸摸感知枕下肌群。

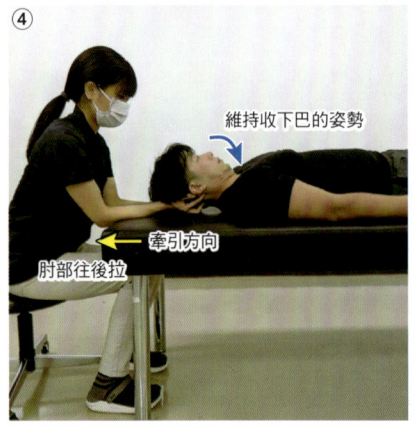

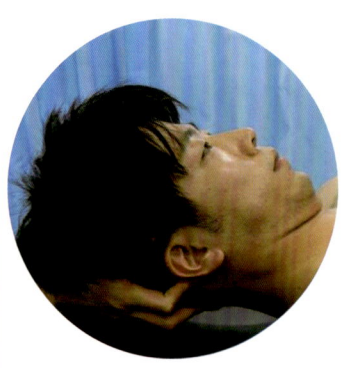

④

維持收下巴的姿勢

牽引方向

肘部往後拉

重點2　輕輕往頭側方向牽引
- 雙手的食指抵住乳突移動，牽引頭部。

功能性解剖與運動治療

枕下肌群周圍的構造

- 枕下肌群由頭後大直肌、頭後小直肌、頭上斜肌、頭下斜肌的後頸肌群所構成（圖1、2），收縮時頭部會藉著寰樞關節伸展。此外，由於枕下肌群連接顱底與寰椎、樞椎，有報告指出枕下肌群有助於頭頸部的穩定。
- 頭後大直肌、頭上斜肌、頭下斜肌包圍的部分稱為**枕下三角**，枕下神經與椎動脈通過此處（圖3）。此外，枕大神經通過頭下斜肌的下方，在胸鎖乳突肌止端肌腱附近與枕動脈一邊並行一邊往上走。

圖1

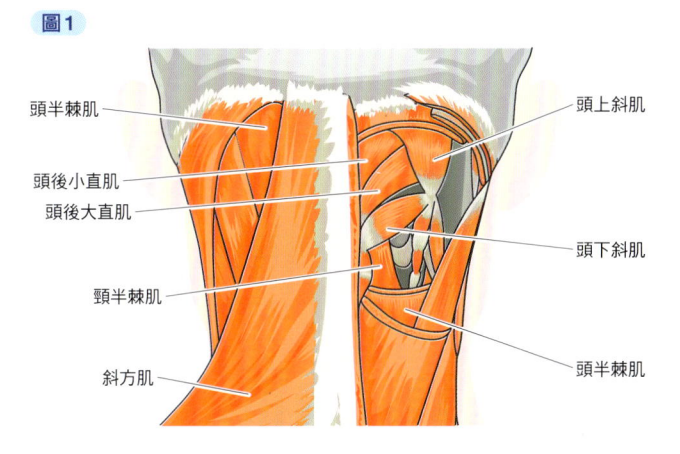

頭半棘肌
頭後小直肌
頭後大直肌
頸半棘肌
斜方肌
頭上斜肌
頭下斜肌
頭半棘肌

圖2

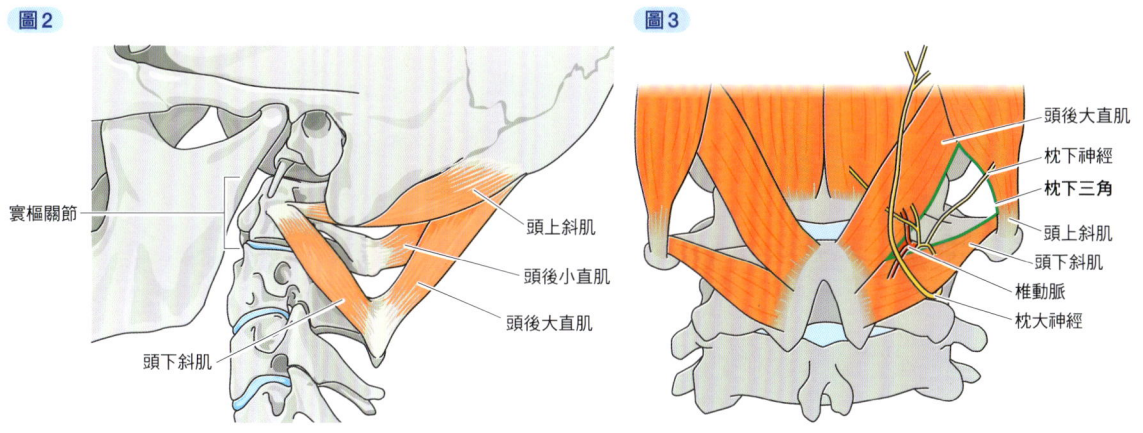

寰樞關節
頭上斜肌
頭後小直肌
頭後大直肌
頭下斜肌

圖3

頭後大直肌
枕下神經
枕下三角
頭上斜肌
頭下斜肌
椎動脈
枕大神經

物理治療的陷阱

1）頭頸部的穩定性

- 枕下肌群與頸半棘肌協力收縮，最多甚至可產生頭部重量20倍以上的壓縮力道，對頭頸部的穩定性貢獻良多[2]，由此可知，枕下肌群正常的肌肉活動具有穩定頭部的重責大任。

2）枕下三角周圍的柔軟度

- 椎動脈與枕下神經通過枕下三角，所以需要充分的柔軟度。一旦不良姿勢等原因造成枕下三角及周圍的柔軟度低下，容易使得頭頸部穩定性低下或枕部疼痛。

第4章 頸部

41 徒手治療
夾肌與半棘肌的徒手治療

川村和之

適用的功能障礙
1. 頭頸部及上位胸椎屈曲受限。
2. 頭頸部及上位胸椎側彎、轉動受限。

適用的動作障礙
1. 難以維持收下巴的良好姿勢。
2. 轉頭往後看的動作有困難。

■ 順序

◆ 姿　勢：俯臥。
◆ 順　序：①患者放鬆俯臥。
　　　　　②頸部輕度屈曲、轉動，往治療側的對側側彎。
　　　　　③經由頭夾肌觸摸觀察半棘肌周圍（重點1）。
　　　　　④一邊輕柔的壓迫，一邊對半棘肌施加剪力。
◆ 負荷量：施行直到感受夾肌與半棘肌的柔軟度有改善。

　　　訣竅　如果施行3分鐘之後仍舊無法確保柔軟度，則利用維持－放鬆的技巧舒緩肌肉整體（重點2）。

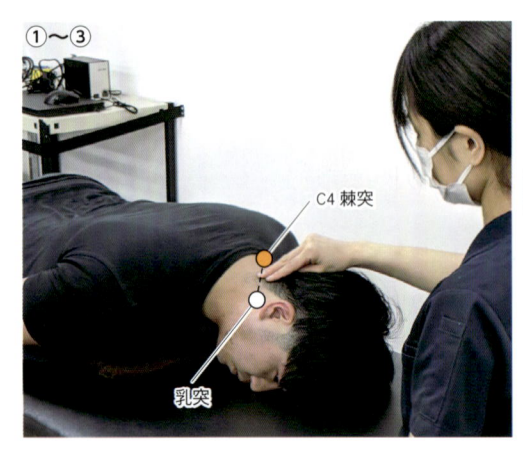

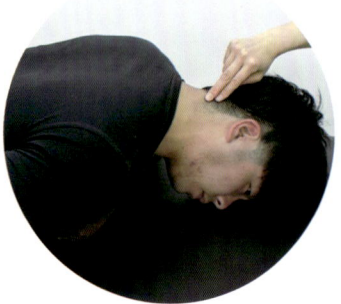

①～③

C4棘突

乳突

重點1 經由頭夾肌觸摸觀察頭半棘肌、頸半棘肌
- 半棘肌位於夾肌深層，很難直接從體表觸摸到。可在乳突與C4棘突的中間點觸摸到夾肌。

維持－放鬆技巧

施加阻力

固定胸部

維持頭頸部中間位

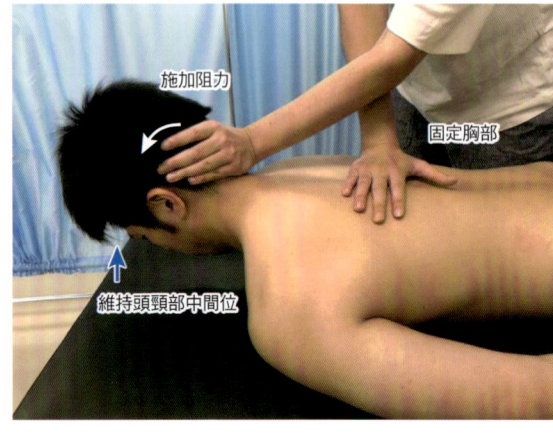

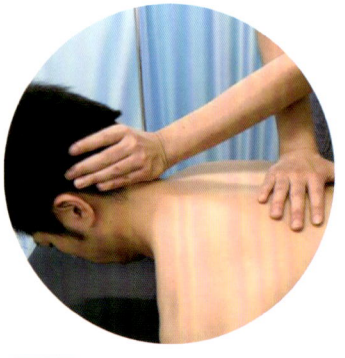

重點2 頸部、上位胸椎伸肌的維持－放鬆技巧
- 治療師一隻手在Th6更遠端處固定胸部，一邊注意別讓頭部伸展，一邊以頭頸部中間位施加阻抗。患者則一邊吐氣，一邊用力約5秒。

104　功能性解剖與運動治療

夾肌與半棘肌周圍的構造

- 頭半棘肌、頸半棘肌位於斜方肌與夾肌的深層（圖1），此外，頸半棘肌位於頭半棘肌的深層，所以很難從體表觸摸到，只有在頭夾肌的遠端部位、斜方肌與胸鎖乳突肌之間才能直接觸摸到（圖2）。
- 第1～3脊髓神經後枝非常發達，第1變成枕下神經，第2變成枕大神經，第3變成第3枕神經。尤其枕大神經、第3枕神經會分出肌枝分布於夾肌與半棘，最終變成枕部到頸部後面的皮枝（圖3）。

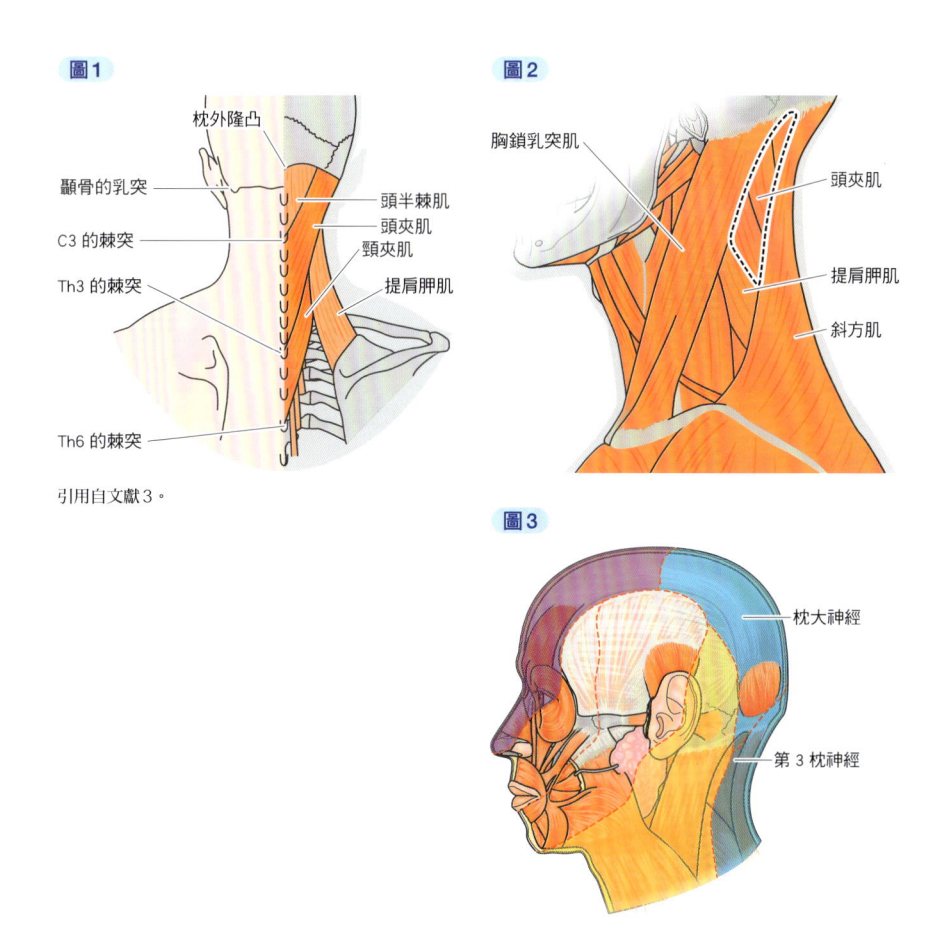

圖1

枕外隆凸
顳骨的乳突
C3的棘突
Th3的棘突
Th6的棘突
頭半棘肌
頭夾肌
頸夾肌
提肩胛肌

引用自文獻3。

圖2

胸鎖乳突肌
頭夾肌
提肩胛肌
斜方肌

圖3

枕大神經
第3枕神經

物理治療的陷阱

1）夾肌與半棘肌的伸展扭矩

- 位於頸部後面的肌肉中，夾肌與半棘肌的體積相對較大，再者，此處會產生大約40％的頸部伸展扭矩[1]，可知這兩塊肌肉的正常肌肉活動對維持良好的姿勢來說很重要。

2）夾肌與半棘肌的柔軟度

- 脊髓神經後枝中的內側枝會分出肌枝往半棘肌，外側枝則會分出肌枝往夾肌走，所以這兩塊肌肉與其周圍的柔軟度很重要。長時間的不良姿勢或靜止不動，會降低半棘肌、夾肌與其周圍組織的柔軟度。

第 4 章 頸部

42 徒手治療
中斜角肌的徒手治療

川村和之

適用的功能障礙
① 下位頸椎的伸展受限。
② 頸部側彎受限。

適用的動作障礙
① 維持頸部生理性前彎位有困難。
② 所有伴隨側彎的動作有困難。

■ 順序

◆ 姿　勢：仰臥。
◆ 順　序：①在頭頸部後面墊浴巾等，以放鬆的狀態作為起始姿勢（請參照第4章-35的順序①）。
　　　　②讓頭頸部轉往治療側的對側。
　　　　③確認位於斜角肌間隙背側的中斜角肌（重點1）。
　　　　④一邊輕柔地壓迫，一邊施加橫向的剪力（重點2）。
◆ 負荷量：施行直到中斜角肌的壓痛消失。

> **訣竅** 如果施行3分鐘之後仍舊有壓痛殘留，則將目標改為胸鎖乳突肌等相鄰組織（請參照第4章-39）。

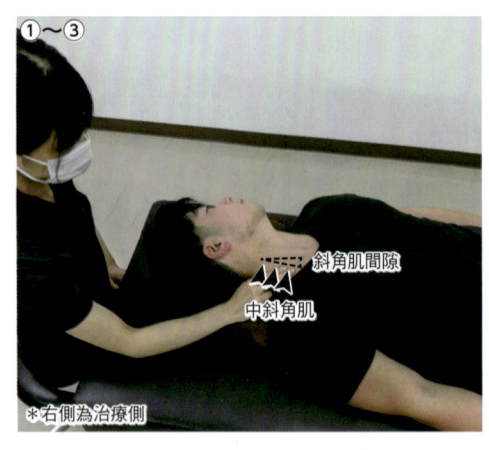

①～③

斜角肌間隙
中斜角肌
*右側為治療側

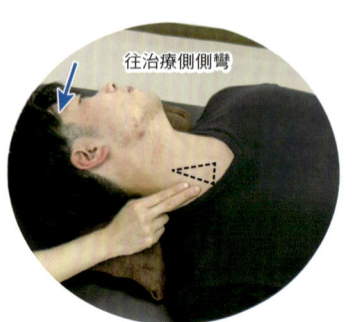

往治療側側彎

重點1 不容易找到中斜角肌時
● 不容易判別中斜角肌時，可以請患者往治療側側彎。

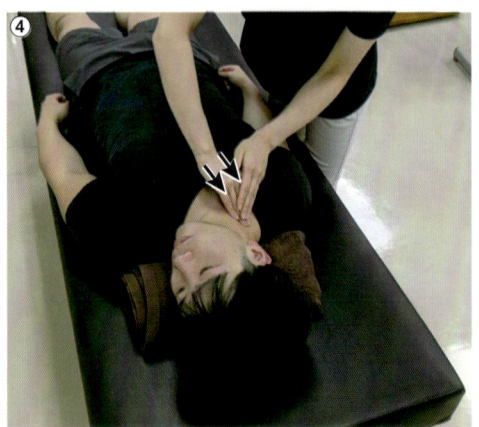

④

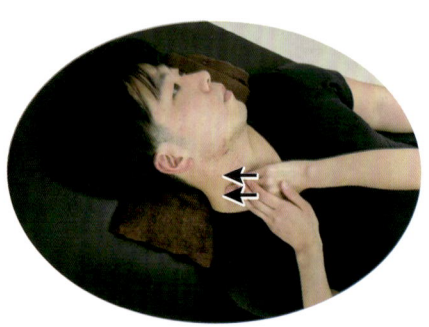

重點2 中斜角肌的鬆動術
● 小心不要壓迫到斜角肌間隙，一邊從中斜角肌的前緣往背側方向輕柔地壓迫，一邊施加剪力。

106　功能性解剖與運動治療

中斜角肌周圍的構造

- 前壁為前斜角肌，後壁為中斜角肌，底面為第1肋骨，如此包圍起來的地方稱為斜角肌間隙，臂神經叢與鎖骨下動脈通過此處（圖1）。此外，走往斜方肌分布的橫頸動脈會通過斜角肌間隙與提肩胛肌的表層（圖2）。
- 從C5神經根走往背側的肩胛背神經常常貫穿中斜角肌，行走於肩胛骨內緣（圖3）。

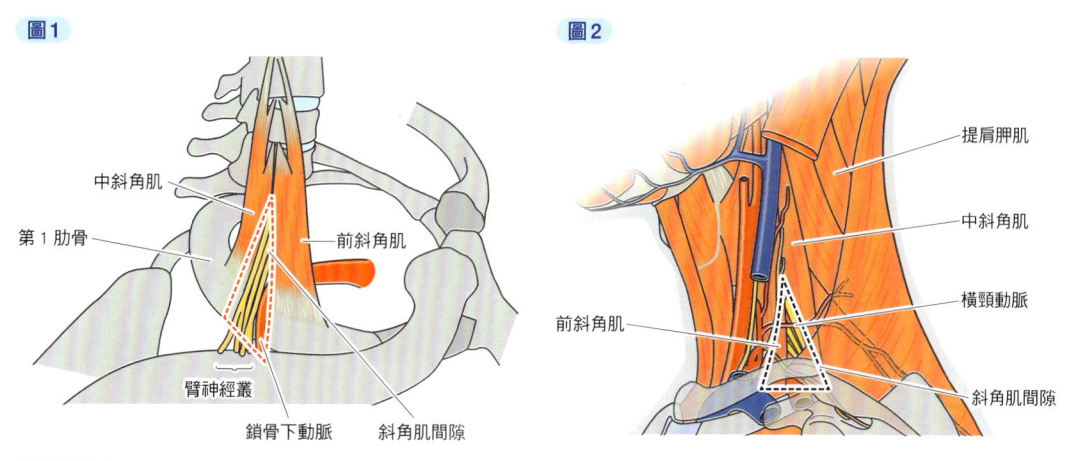

圖1

中斜角肌
第1肋骨
前斜角肌
臂神經叢
鎖骨下動脈
斜角肌間隙

引用自文獻4。

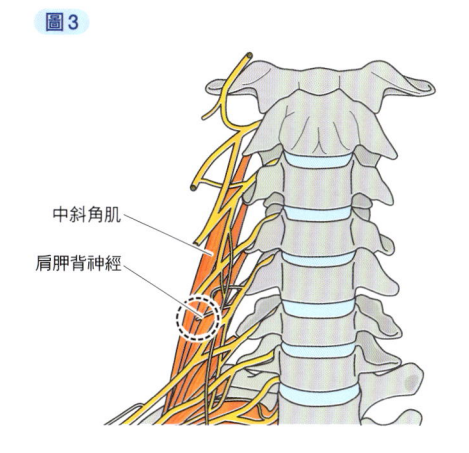

圖2

提肩胛肌
中斜角肌
橫頸動脈
前斜角肌
斜角肌間隙

圖3

中斜角肌
肩胛背神經

物理治療的陷阱

1）斜角肌間隙的柔軟度

- 斜角肌間隙及其周圍有眾多神經、血管行走。神經、血管需要滑動性順應頸部動作，斜角肌周圍的結締組織尤其需要柔軟度。

2）中斜角肌的柔軟度

- 肩胛背神經會貫穿中斜角肌，支配位於肩胛骨內緣的提肩胛肌、大菱形肌、小菱形肌，所以肩胛骨內緣肌肉緊繃有時也起因於中斜角肌的柔軟度低下。

Case 6 伴隨頸椎伸展受限的頸部揮鞭症

森田竜治

症例

▶ 來院時
- 40多歲女性，開自家車等紅綠燈時被後方車輛追撞。
- 事故隔天起感覺頸部疼痛來看診。

▶ 1週後
- 由於服藥加靜養後仍舊有症狀再度就診，診斷為頸部揮鞭症，開始物理治療。
- X光影像所見為頸椎前彎減少，呈直頸狀。

▶ 開始物理治療4週後
- 可動範圍及疼痛有改善的傾向，但仍舊殘留頸部疼痛。

1 4週後的理學所見

1）疼痛

◆ 運動時疼痛
- 頸椎伸展且往右轉動時，頸部右側～上肩胛處會疼痛。

◆ 壓痛
- 頭夾肌、提肩胛肌、C3/4、C4/5、C5/6的關節突間關節處有壓痛。

  治療重點 辨別是關節突間關節本身的疼痛、還是因為肌肉過度緊繃對關節突間關節施加擠壓應力而引起的疼痛很重要。臨床上大多是遇到後者的經驗。

2）關節可動範圍
- 頸椎：伸展50°；往右轉動50°。
- 頭部往前偏移的姿勢。

2 臨床推理 Clinical Reasoning

- 頸椎伸展加上往右轉動對右側關節突間關節施加了擠壓應力，所以可認為疼痛的起因為**關節突間關節**。此外，患者並沒有傳往上肢的放射痛等情況，因此判斷神經根沒有問題。
- 由於頭部往前偏移，所以過度拉伸了頭夾肌、提肩胛肌。再加上用列位不良的姿勢進行頸椎運動，可想見會增加擠壓應力。

3 運動治療

1）本患者的重點
- 為了明確找出這是源自關節突間關節的疼痛，重點在於改善其他因素。
- 改善頭夾肌、提肩胛肌肌的肉張力與柔軟度之後，確認有無症狀，再逐一改變治療策略很重要。

2）運動治療實作

- 首先拉伸**頭夾肌、提肩胛肌**（圖1、2），努力改善肌肉柔軟度之後，頸部伸展、轉動可動範圍改善，但仍舊殘留疼痛。
- C5/6的壓痛改善了，但與C3/4、C4/5同高度的頸夾肌、提肩胛肌依舊殘留壓痛。
  ▶ 隨著上位頸椎靜止不動，可認為對C5/6施加的擠壓應力有增大的可能性。
- 以改善上位頸椎可動性為目的，施行**枕下肌群的徒手治療**（圖3）後，伸展＋往右轉動時的可動範圍與疼痛有所改善。最後追加**以外力伸展＋往右轉動頸椎**，可動範圍的左右差異消失了。

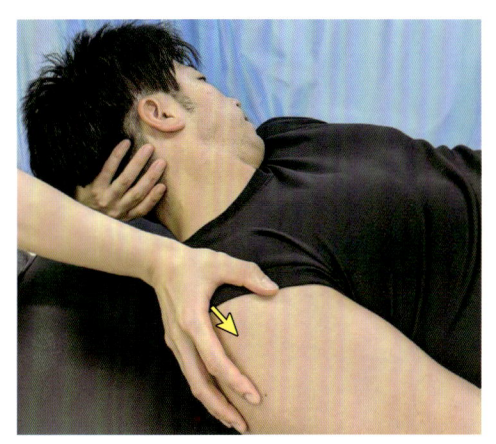

圖1 拉伸提肩胛肌
- 固定頸部的位置，藉由操作肩胛骨來調整拉伸程度。詳情請參閱第4章-37。

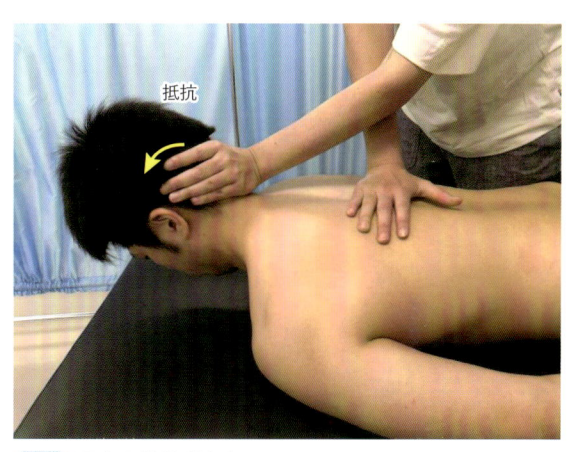

圖2 頭夾肌的徒手治療
- 促使頭夾肌等長收縮，利用維持－放鬆技巧努力降低肌肉張力。詳情請參閱第4章-41。

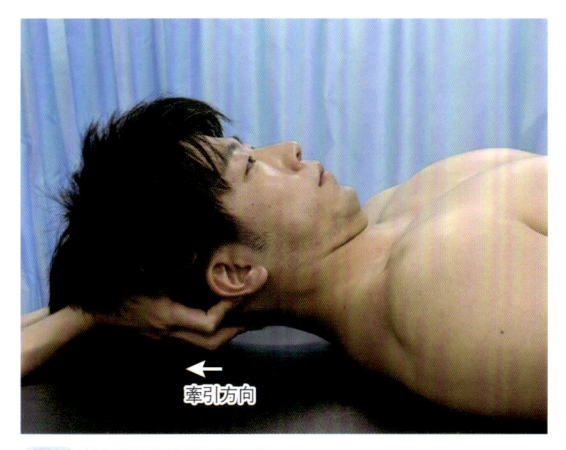

圖3 枕下肌群的徒手治療
- 施行時注意指尖部位的壓迫力道不要過強。詳情請參閱第4章-40。

第 5 章　腰部

43 CKC運動
側腹肌、多裂肌的運動

川村和之

適用的功能障礙
1. 軀幹支撐能力低下。
2. 站立、坐著時控制四肢的功能低下。

適用的動作障礙
1. 平衡能力低下。
2. 動作表現性低下。

順序

◆ 姿　勢：站姿。
◆ 順　序：①雙腳打開與肩同寬，直立上半身作為起始姿勢。
　　　　　②收緊腹部的同時，維持兩側上肢90°展位。
　　　　　③雙手一邊盡可能迅速、大動作地前後揮動，一邊外展到180°。
◆ 運動量：1組10回，從3組做起。如果負荷量不夠，則增加組數或連續揮動次數。

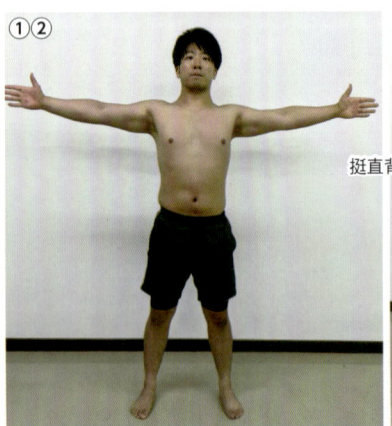

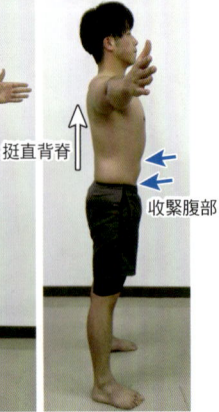

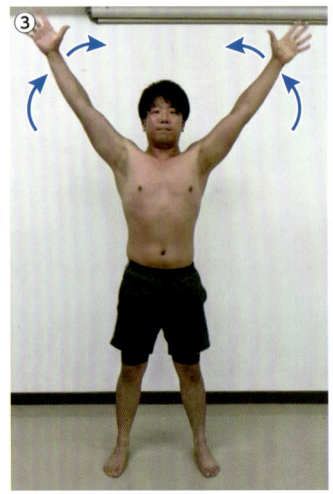

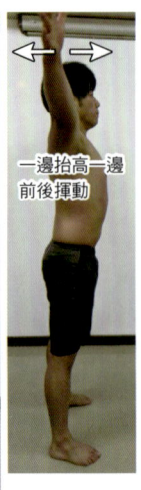

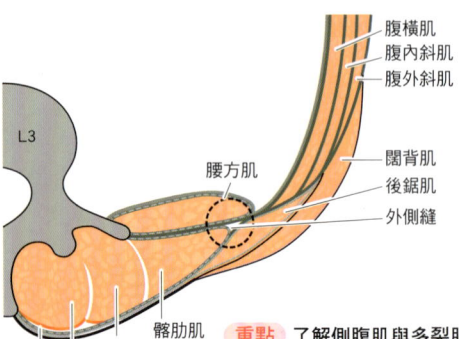

①② 挺直背脊　收緊腹部

③ 一邊抬高一邊前後揮動

腹橫肌
腹內斜肌
腹外斜肌
L3
腰方肌
闊背肌
後鋸肌
外側縫
胸腰筋膜　多裂肌　最長肌　髂肋肌

重點 了解側腹肌與多裂肌的構造後再進行肌力訓練

- 胸腰筋膜包覆著固有背肌，藉由外側縫成為側腹肌的腹橫肌與腹內斜肌的起端部位。
- 側腹肌會屈曲軀幹，多裂肌會伸展軀幹，兩者的作用相反。有報告指出，需要穩定軀幹時，兩者時常協力運作。
- 外側縫內脂肪組織多且柔軟度高[2]。
- 由此可知，要在側腹肌與多裂肌同時收縮的狀態下進行運動。

根據文獻1製成。

110　功能性解剖與運動治療

■ 運動處方的注意之處

1）上半身要隨時維持直立（圖1）

- 指導患者運動中隨持收緊腹部，同時維持挺直背脊的狀態。如果沒辦法撐住上肢的重量，肘部屈曲也沒關係。

2）雙手要迅速大範圍地運動（圖2）

- 上肢運動越大，越需要強大的軀幹支撐功能，而迅速地運動則需要瞬間性的軀幹支撐功能，所以要指導患者盡可能大範圍且迅速地活動雙手。

圖1　　脊柱產生彎曲

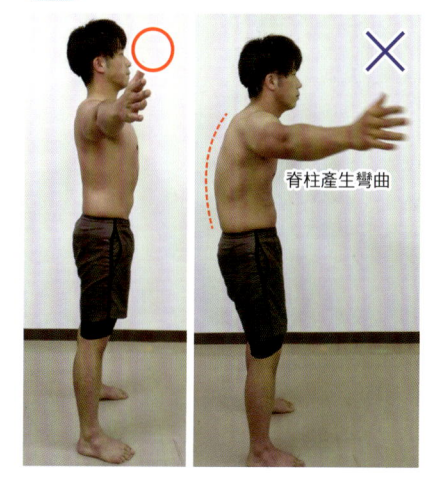

圖2

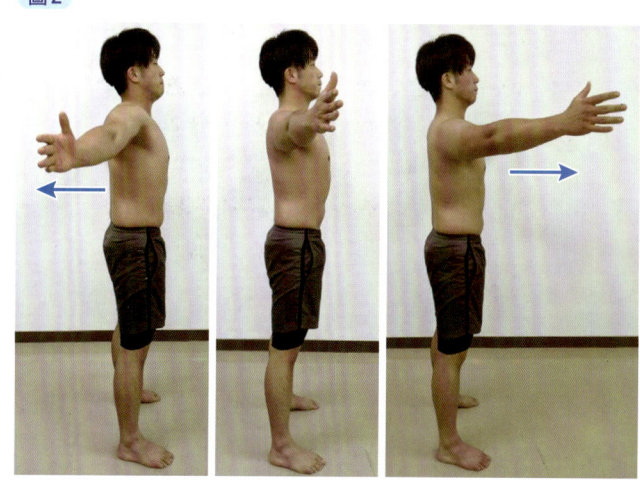

■ 一起學！運動的變化版

- ◆ 利用彈力帶的側腹肌、多裂肌運動（圖3）：想提升負荷量時
  - 將彈力帶綁在下腹部，以站姿作為起始姿勢。一邊前進，雙手一邊盡可能大範圍且迅速地活動。

- ◆ 互推相撲（圖4）：想提升軀幹應對外部干擾的支撐功能時
  - 互推相撲是很有效的運動之一。推擠對方、被對方推擠等，預測外力出現方向與時機的同時，也能訓練軀幹的支撐功能。

圖3 ① ②　往前進→

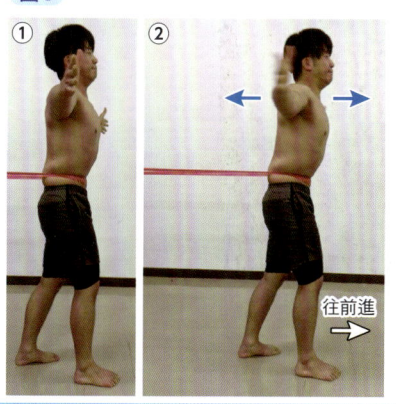

圖4 ① ②　即使被推擠也要維持直立

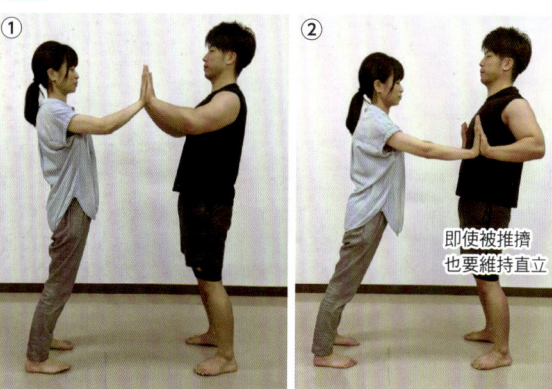

第 5 章　腰部

44　CKC 運動
骨盆底肌的運動

川村和之

適用的功能障礙
1. 軀幹支撐功能低下。
2. 排尿功能低下。

適用的動作障礙
1. 維持腰部生理性前彎位有困難。
2. 控制排尿能力低下（腹壓性尿失禁）。

順序

◆ 姿　勢：仰臥。
◆ 順　序：①雙腳打開與肩同寬，膝蓋屈曲，仰躺作為起始姿勢。
　　　　　②下腹部收緊，同時想像著提縮肛門或陰道用力。
　　　　　③緩緩放鬆，回到起始姿勢。
◆ 運動量：提縮 10 秒、休息 50 秒為 1 組，施行 10 組起。等做得順手後，換成坐姿等姿勢施行。

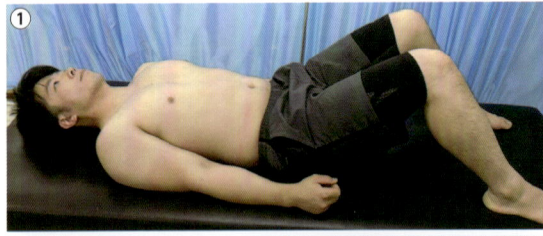

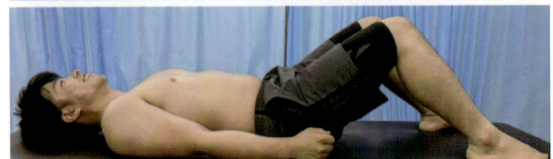

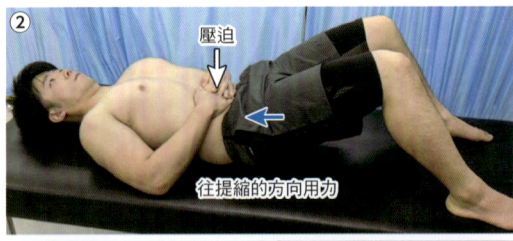

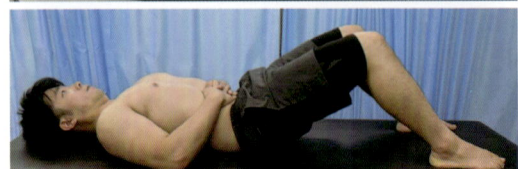

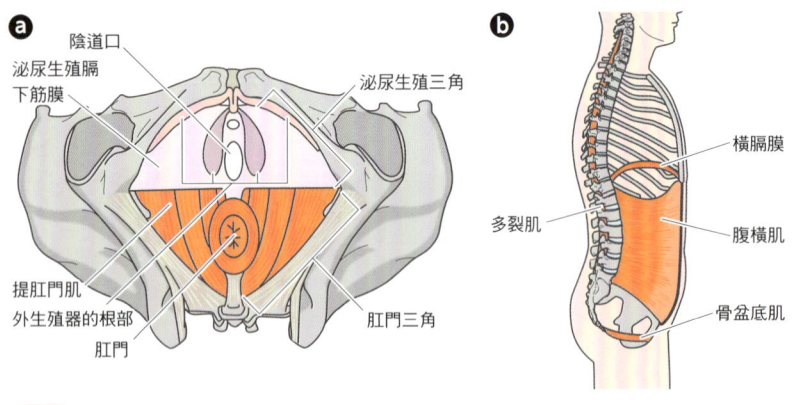

❶

❷ 壓迫
　　往提縮的方向用力

ⓐ
陰道口
泌尿生殖膈下筋膜
泌尿生殖三角
提肛門肌
外生殖器的根部
肛門
肛門三角

ⓑ
橫膈膜
多裂肌
腹橫肌
骨盆底肌

重點　了解骨盆底肌的作用後再進行肌力訓練
- 骨盆底肌可分為肛門三角（提肛門肌等）與泌尿生殖三角（尿道括約肌等）。
- 骨盆底肌具有：①支撐骨盆腔內臟；②凹折骶骨與尾骨關節；③控制尿道、肛門排泄尿液、糞便的作用。
- 骨盆底肌、橫膈膜、腹橫肌、多裂肌形成深層肌肉束腹，彼此協力合作穩定下半部軀幹。

運動處方的注意之處

1）眼睛不要看下腹部（圖1）

- 眼睛如果看下腹部，活動活躍的就不是腹橫肌而是腹直肌了。收緊下腹部的目的在於促進腹橫肌活動，指導患者收緊的要領並進行運動。

2）選擇容易進行骨盆底肌運動的姿勢

- 骨盆底肌運動一定要收緊腹部＋提縮肛門，然而平常沒經驗的人不容易使力，是個很難學習的運動，所以有必要嘗試各種版本，選擇容易進行骨盆底肌運動的方法。

圖1

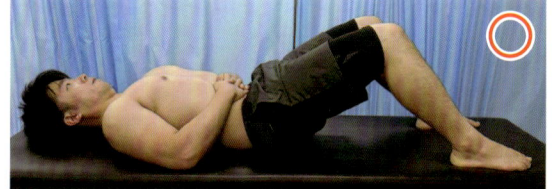

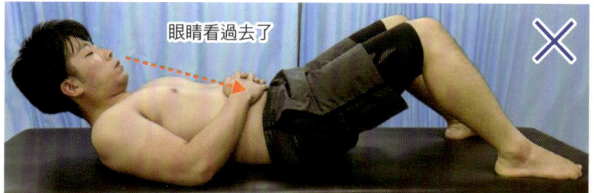

眼睛看過去了

一起學！運動的變化版

◆ 利用橋式的骨盆底肌運動（圖2）：如果不知道怎麼使力①

- 如果不知道怎麼提縮肛門或陰道，可以應用橋式動作。橋式動作會促使臀肌收縮，所以容易提縮肛門。
- 此外，雙腳間夾著浴巾或抱枕也更容易進行。

◆ 用端坐姿的骨盆底肌運動（圖3）：如果不知道怎麼使力②

- 坐滿椅子，打開雙腳，放鬆。一邊收緊下腹部，一邊用力提縮肛門或陰道，雙腳也可以夾個抱枕。

圖2

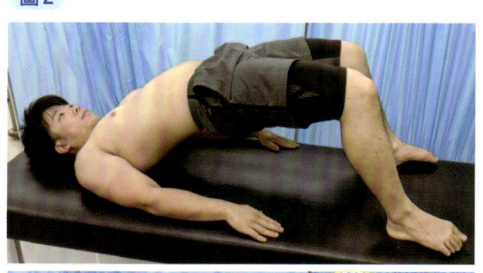

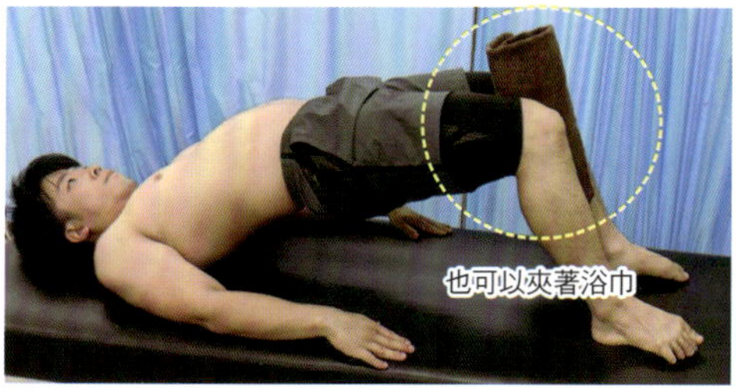

也可以夾著浴巾

圖3

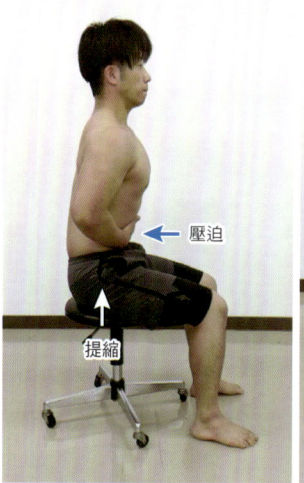

壓迫

提縮

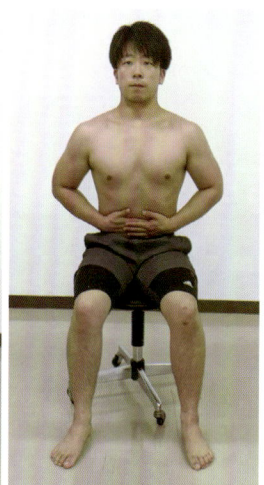

第 5 章 腰部

45　OKC 運動
多裂肌的運動

川村和之

適用的功能障礙
1. 腰椎前彎角減少。
2. 軀幹後彎角度減少。

適用的動作障礙
1. 在生理性前彎位下維持姿勢有困難。
2. 軀幹後彎動作有困難。

順序

◆ 姿　勢：坐姿。
◆ 順　序：①雙腳著地，以端坐姿作為起始姿勢。
　　　　　②骨盆一邊前傾，雙手一邊抬高，伸展背肌，之後緩緩回到起始姿勢。
◆ 運動量：10次為1組，從3組開始做起。如果負荷量不夠，則增加組數或連續次數。

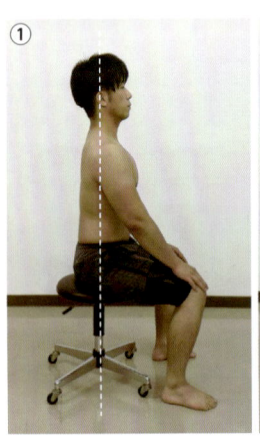

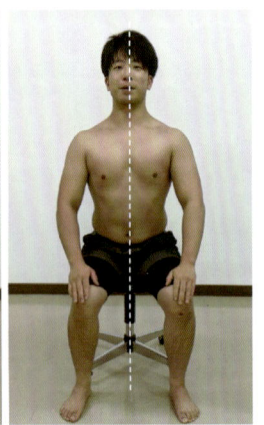

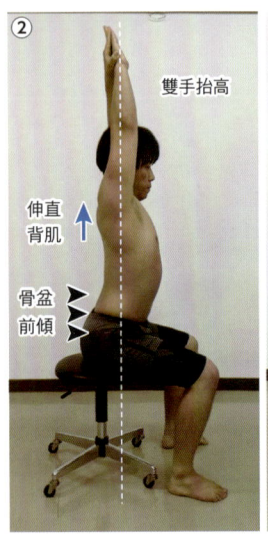

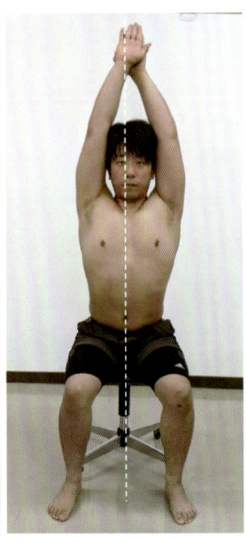

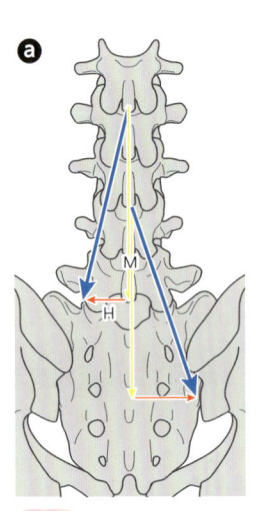

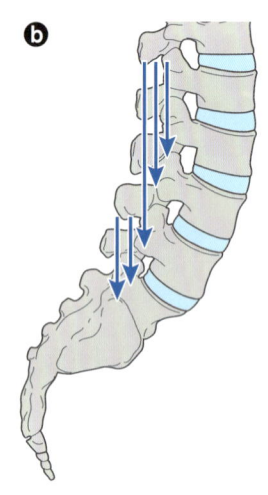

①

②
雙手抬高
伸直背肌
骨盆前傾

ⓐ

ⓑ

重點　了解多裂肌的走向與向量後再進行肌力訓練

- 從背面來看，多裂肌的走向（→）是相對於脊柱斜斜往尾側行走，可知有助於穩定脊柱。此外，行走線可分解為主要的垂直分量（M ⇨）與微量的水平分量（H →），具有伸展與些許的轉動作用。
- 多裂肌側面的走向相對於棘突是直角，所以能有效地將棘突拉往尾側。

引用自文獻3。

114　功能性解剖與運動治療

運動處方的注意之處

1）別讓腹部往前突出（圖1）

- 腹部往前突出有可能是腰椎前彎的代償運動。要指導患者確實地一邊前傾骨盆，一邊伸展背肌。

2）注意軀幹往後方傾斜的情況（圖2）

- 骨盆前傾角度不足或髖關節功能低下的情況下，如果指導患者伸展背肌，有時會讓軀幹往後方傾斜。此時就不要抬高雙手，而是在能力範圍內開始骨盆前傾、腰椎前彎運動。

圖1

圖2

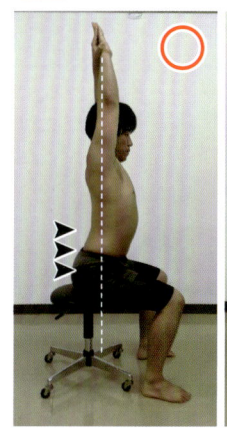

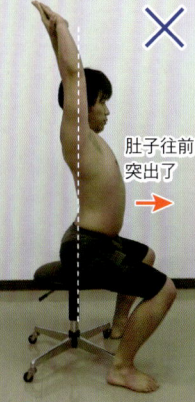

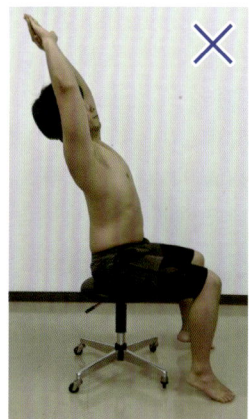

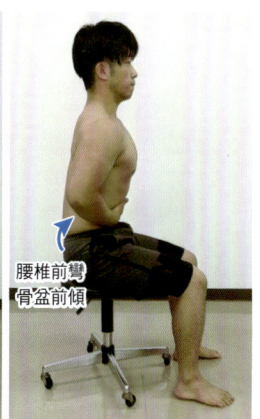

肚子往前突出了

腰椎前彎 骨盆前傾

一起學！運動的變化版

◆ **雙手往前抬高的多裂肌運動**（圖3）：想提高負荷量時

- 如果維持雙手往前抬高，上半身重心會往前偏移，所以對維持脊柱前彎位的多裂肌來說，負荷會增大。
- 如果還想增加多裂肌的負荷量，可以使用彈力帶。

◆ **往前突出的多裂肌運動**（圖4）：想要施行動態運動時

- 維持雙手往前抬高的姿勢，一邊前傾骨盆，一邊深屈曲髖關節。要確實意識到腰椎前彎位，雙手抬高約120°。

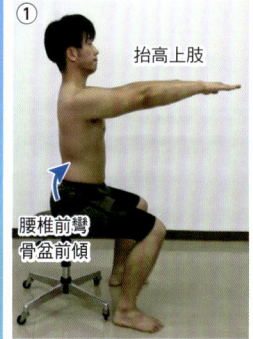

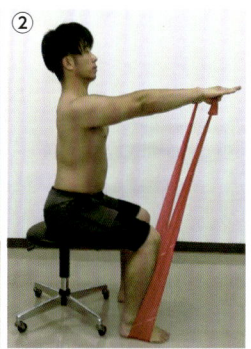

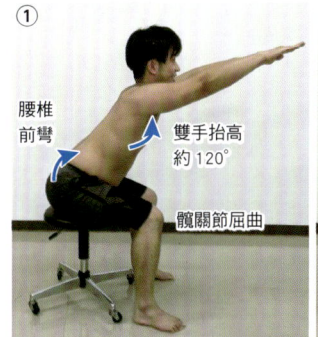

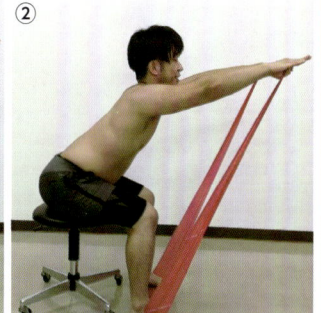

圖3

① 抬高上肢
②

腰椎前彎 骨盆前傾

圖4

① 腰椎前彎
② 雙手抬高約120°

髖關節屈曲

第 5 章　腰部

46　OKC 運動
腹橫肌的運動

川村和之

適用的功能障礙
1. 軀幹支撐功能低下。
2. 呼吸功能低下。

適用的動作障礙
1. 軀幹不穩定性增加。
2. 腹式呼吸有困難。

■順序

◆ 姿　勢：仰臥。
◆ 順　序：①雙膝屈曲，背部整個緊貼床面仰臥作為起始姿勢。
　　　　　②雙手確實地壓迫側腹部。
　　　　　③像要抵抗雙手的壓迫般膨脹腹部，盡可能延長吐氣。
◆ 運動量：沒有特別規定，不過最好可以從 2～3 分鐘 1 組做起。習慣後增加組數或連續進行的時間。

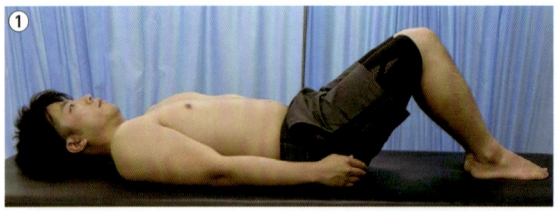

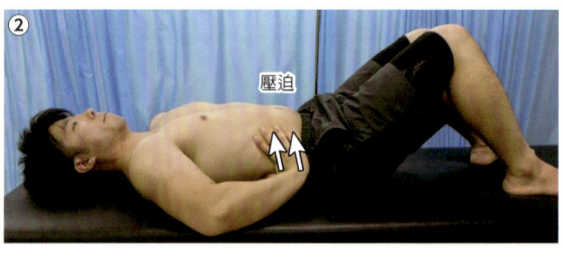

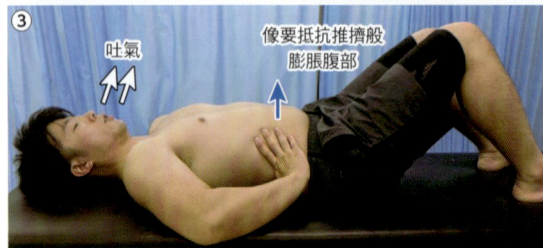

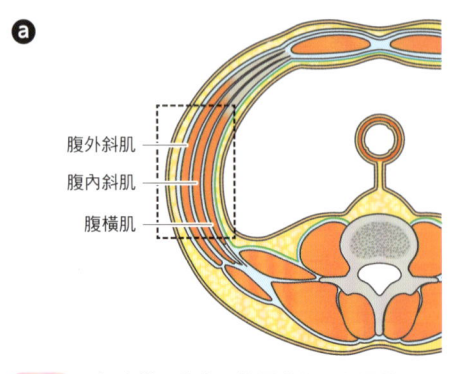

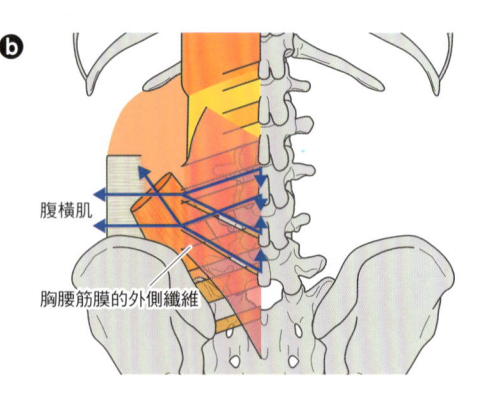

重點　了解腹橫肌的作用後再進行肌力運動
- 側腹肌從表層依序是腹外斜肌、腹內斜肌、腹橫肌，深層的腹橫肌具有吐氣時收緊腹壁的作用。
- 包圍腹腔的肌肉有腹橫肌、橫膈膜、骨盆底肌，提升腹腔內壓需要這些肌肉協力運作。
- 腹橫肌附著於胸腰筋膜的外側纖維，具有輔助腰椎伸展的作用。

ⓑ根據文獻 3 製成。

■ 運動處方的注意之處

1）吐氣時不要降低腹壓（圖1）

- 緊固運動（Bracing）是在腹部膨脹的狀態下提升負壓的運動，所以要指導患者吐氣時不要降低腹壓。

2）也要提升下側肋骨周圍及下腹部（骨盆腔內）的腹壓（圖2）

- 腹橫肌如字面所示，是橫切下方軀幹般行走的，但是也附著於下側肋骨的肋軟骨及腹股溝韌帶，所以有必要進行各個部位的運動。

圖1

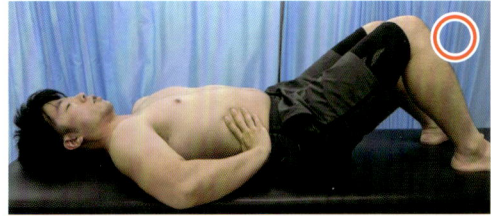

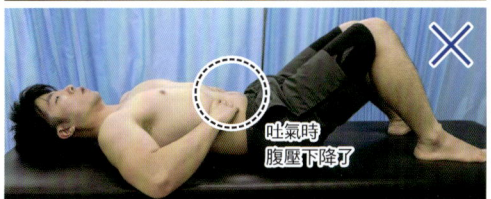

吐氣時腹壓下降了

圖2 進行下腹部的運動時

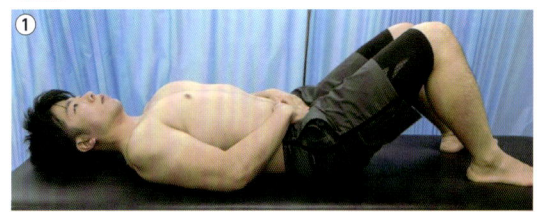

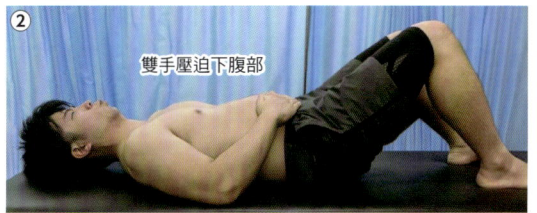

①

② 雙手壓迫下腹部

■ 一起學！運動的變化版

◆ **兩側髖關節、膝關節屈曲的緊固運動（圖3）**：想要更提升軀幹功能時
- 想撐著兩側下肢懸在空中，需要更高的軀幹功能，不僅會活動到腹橫肌，也需要協調腹直肌、腹斜肌合力運作。不要用力過度，施行時兩側下肢最好輕度外展。

◆ **站姿的緊固運動（圖4）**：躺著進行緊固運動有困難時
- 如果仰臥提升腹壓有困難，則指導患者站著進行。順序跟仰臥一樣，不過要注意別用駝背等不良姿勢進行。

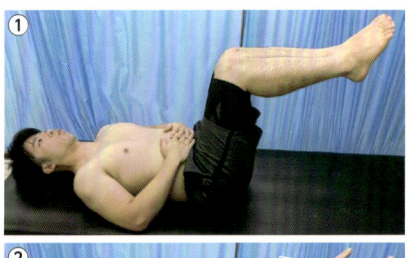

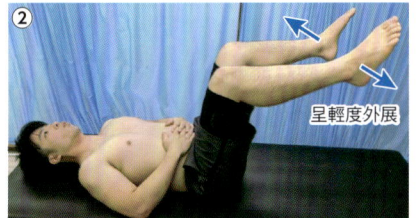

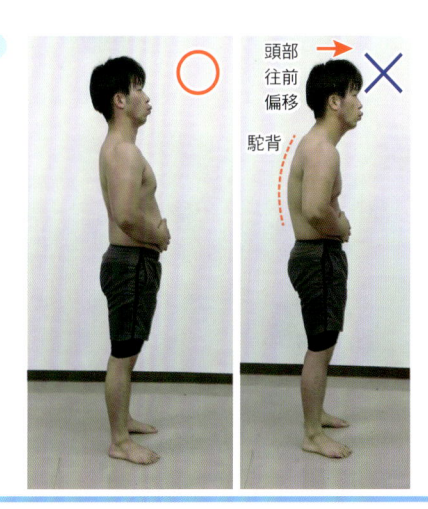

圖3

①
② 呈輕度外展

圖4

頭部往前偏移
駝背

第 5 章 腰部

47　OKC 運動
腹內斜肌的運動

川村和之

適用的功能障礙
1. 軀幹屈肌群的肌力低下。
2. 軀幹支撐功能低下。

適用的動作障礙
1. 軀幹前彎動作有困難。
2. 軀幹不穩定性增加。

■ 順序

◆ 姿　勢：坐姿。
◆ 順　序：①雙腳著地，以上半身直立的端坐姿為起始姿勢。
　　　　　②維持胸椎伸展位，只有骨盆後傾，之後緩緩回到起始姿勢。
◆ 運動量：10次為1組，從2～3組開始做起。如果負荷量不夠，則增加組數或連續次數。

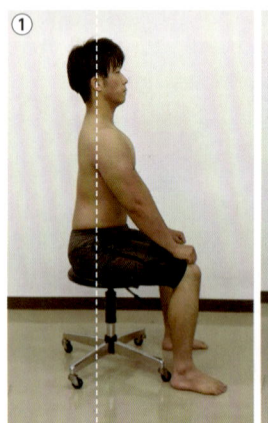

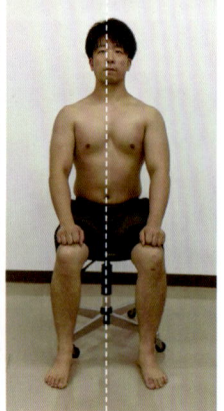

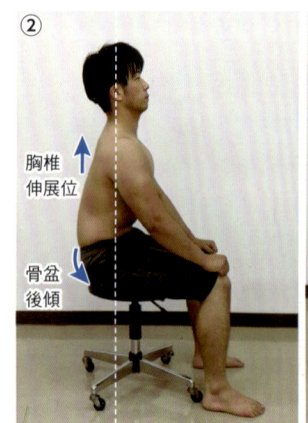

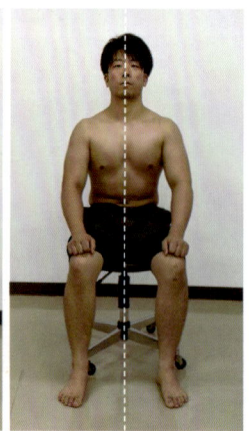

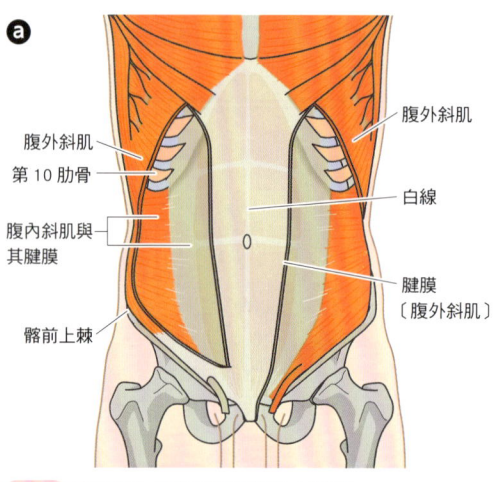

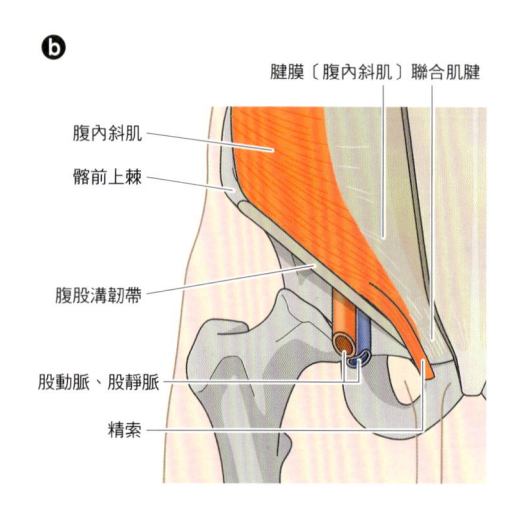

①
② 胸椎伸展位　骨盆後傾

a
- 腹外斜肌
- 第10肋骨
- 腹內斜肌與其腱膜
- 髂前上棘
- 腹外斜肌
- 白線
- 腱膜〔腹外斜肌〕

b
- 腱膜〔腹內斜肌〕聯合肌腱
- 腹內斜肌
- 髂前上棘
- 腹股溝韌帶
- 股動脈、股靜脈
- 精索

重點 了解腹內斜肌後再進行肌力訓練
- 腹內斜肌形成腹直肌鞘，止於白線，所以會影響被腹直肌鞘包圍的腹直肌。
- 腹內斜肌附著於腹股溝韌帶的外側 2/3，如果固定住止端的下位肋骨，則具有讓骨盆後傾的作用。

運動處方的注意之處

1）不要屈曲胸椎（圖1）

- 腹內斜肌連接胸廓與骨盆，具有屈曲軀幹的作用，所以後傾骨盆時固定胸廓很重要。

2）要將體重平均分攤到兩側坐骨上（圖2）

- 腹內斜肌具有側彎軀幹的作用，所以施加於坐骨的負重不平均會引起軀幹側彎，降低腹內斜肌的活動性。

圖1

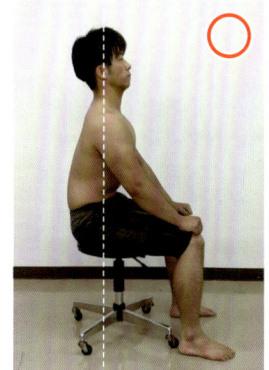

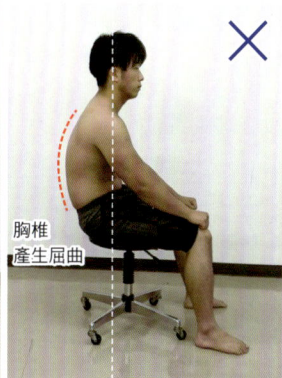

圖2

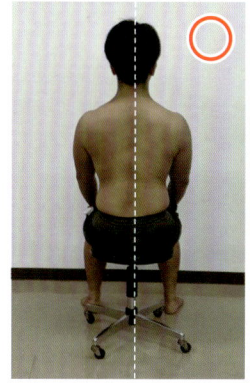

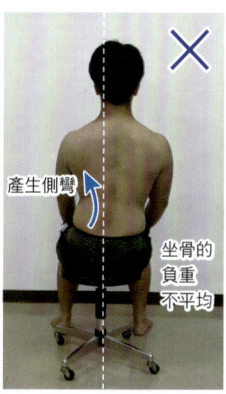

一起學！運動的變化版

◆ 仰臥抬高骨盆與雙腳（圖3）：想提高負荷量時
- 讓骨盆離開床面，維持雙腳朝天的姿勢5秒左右。如果有餘裕，還可以打開雙腳與肩同寬進行。

◆ 抬高單腳的橋式（圖4）：想重點訓練單側時
- 抬腳側的胸廓、骨盆會變得不穩定，因此能增加抬高側腹內斜肌的活動。支撐側的腹內斜肌變化不大，所以適合單側的運動。

圖3

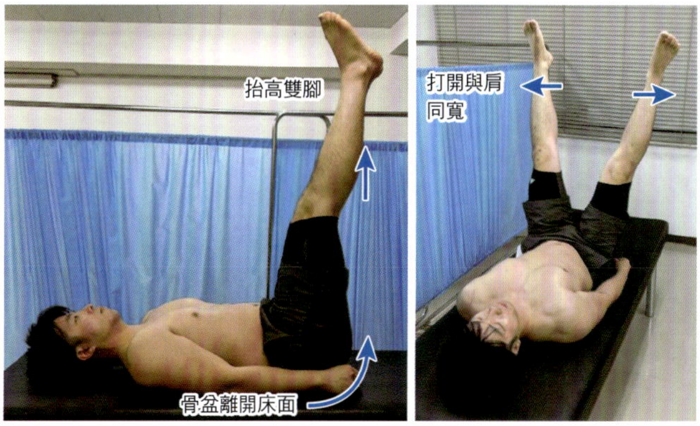

圖4

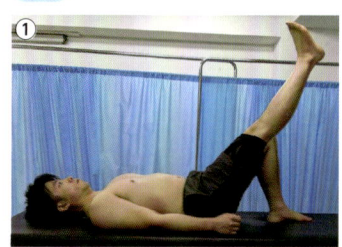

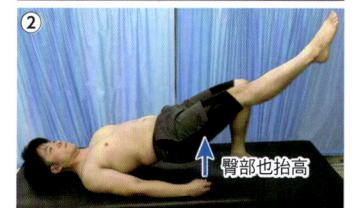

第 5 章　腰部

48　OKC運動 — 腹直肌的運動

川村和之

適用的功能障礙
① 軀幹屈肌群的肌力低下。
② 軀幹支撐功能低下。

適用的動作障礙
① 軀幹前彎動作有困難。
② 軀幹的不穩定性增加。

順序

◆ 姿　勢：仰臥。
◆ 順　序：①雙手抱胸，雙膝屈曲作為起始姿勢。
　　　　　②視線有如看向肚臍般抬起上半身，之後緩緩回到起始姿勢。
◆ 運動量：10次為1組，從3組開始做起。如果負荷量不夠，則增加組數或連續次數。

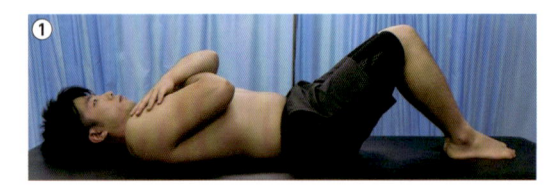

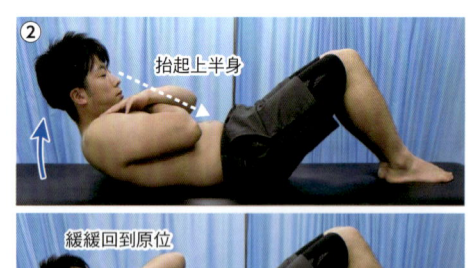

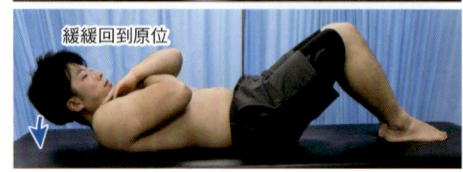

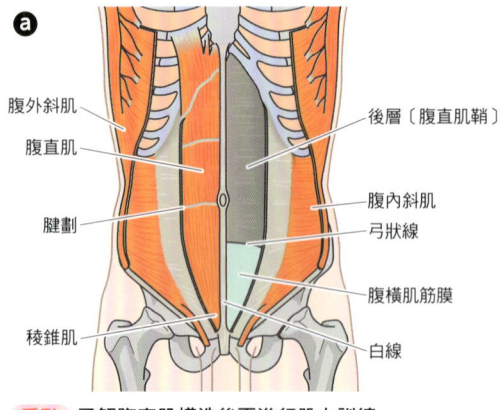

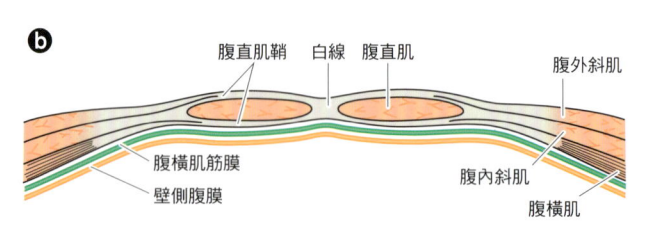

重點　了解腹直肌構造後再進行肌力訓練

- 腹直肌是起於恥骨周圍、止於第5～7肋骨、劍突的長條扁平肌肉，由腱劃分成3～4塊。此外，一對腹直肌是由白線分成左右邊。
- 由於腹直肌是扁平狀的肌肉，生理性肌肉截面積小，所以無法產生巨大的肌肉張力，但腹直肌距離關節突間關節遠，因此可以有效地屈曲軀幹。
- 腹直肌被腹外斜肌、腹內斜肌與腹橫肌形成的腹直肌鞘包覆著。

運動處方的注意之處

1）雙膝一定要屈曲（圖1）

- 不僅腹直肌，髖關節的屈肌群也具有抬高骨盆、軀幹的作用，所以為了更有效率地讓腹直肌收縮，有必要屈曲雙腳膝蓋，減輕髖關節屈肌群的作用。

2）要注意頸部的負擔（圖2）

- 為了抬起上半身，有時會不小心利用頸部屈曲的反動。瞬間的肌肉收縮對頸部的負擔很大，所以要指導患者緩緩屈曲軀幹。此外，如果無法抬起上半身，可以固定患者的腳踝來幫忙。

圖1　髖關節屈肌群出力了

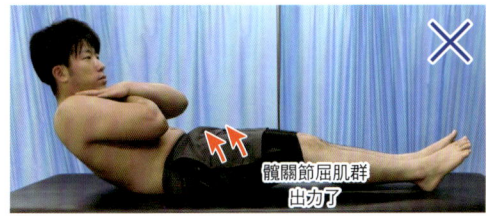

圖2　固定腳踝

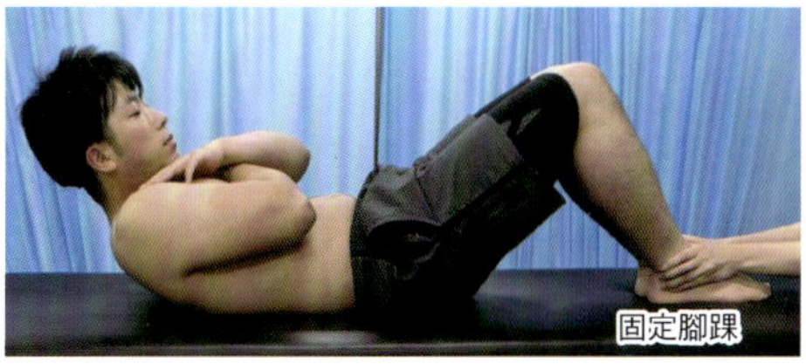

一起學！運動的變化版

◆ 仰躺抬起雙腳（圖3）：想訓練腹直肌近端部位時
- 雙腳髖關節、膝蓋屈曲90°，維持此姿勢約5秒。
- 如果想提升負荷量，可以降低髖關節的屈曲角度。注意別強腰椎前彎。

◆ 從伸腿坐到仰臥（圖4）：重點放在離心性收縮的運動
- 從抬高上半身的狀態慢慢回到仰臥位，可說是負荷比前述運動高的離心性收縮運動。

圖3
① 緩緩放下雙腳
② 放下雙腳到上半身不會浮起的程度

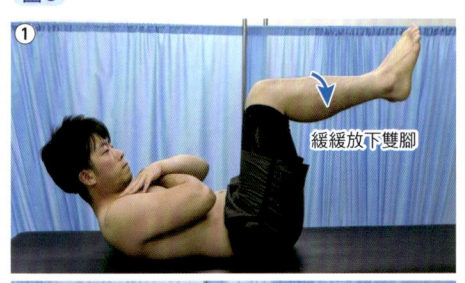

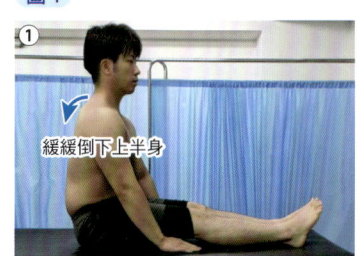

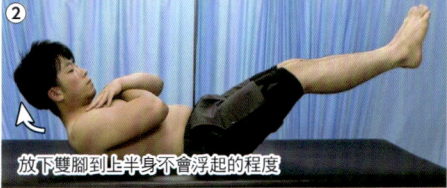

圖4
① 緩緩倒下上半身
② 倒下上半身到雙腳不會浮起的程度

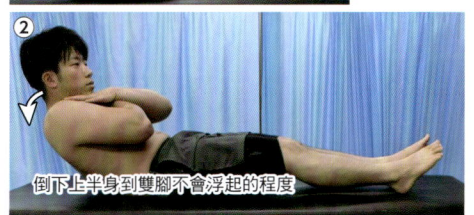

第 5 章　腰部

49　OKC運動
胸椎的伸展運動

川村和之

適用的功能障礙
1. 胸椎伸展受限。
2. 呼吸功能低下。

適用的動作障礙
1. 胸椎伸展位下維持姿勢有困難。
2. 抬高肋骨有困難。

順序

◆ 姿　勢：端坐姿。
◆ 順　序：①以髖關節屈曲100°以上的端坐姿為起始姿勢。
　　　　　②舉高雙手後深呼吸，緩緩回到起始姿勢。
◆ 運動量：10次為1組，從2～3組開始做起。如果負荷量不夠，則增加組數或連續次數。

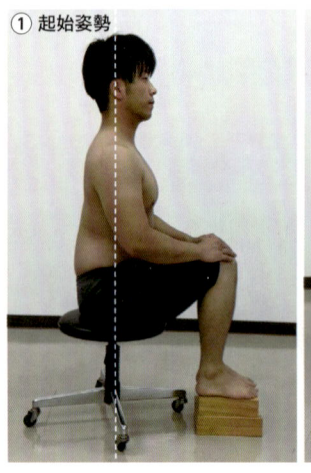

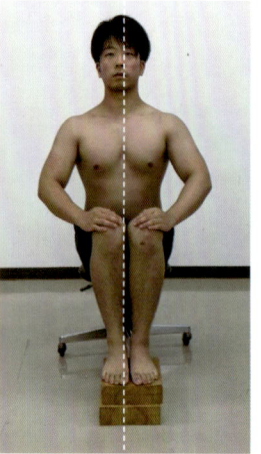

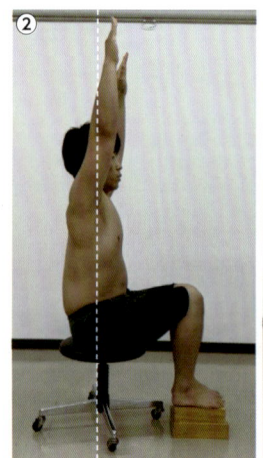

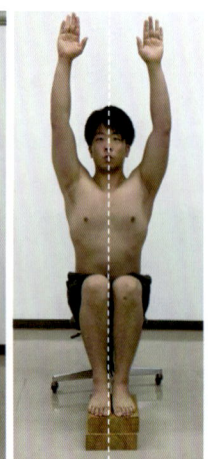

①起始姿勢 ②

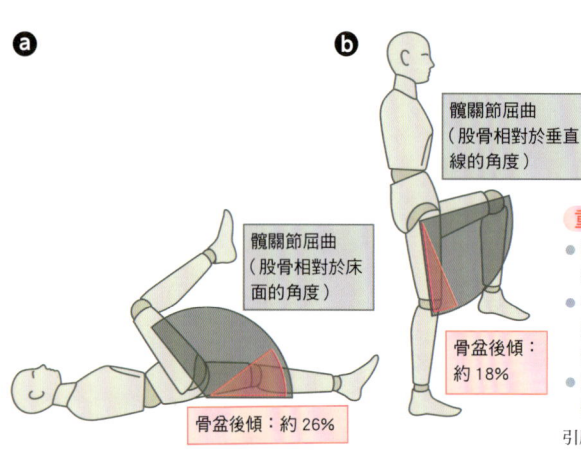

ⓐ　　ⓑ

髖關節屈曲
（股骨相對於床面的角度）

髖關節屈曲
（股骨相對於垂直線的角度）

骨盆後傾：約26%

骨盆後傾：約18%

重點　了解骨盆股骨節律後再進行訓練
- 隨著髖關節屈曲，會被動地產生骨盆後傾、腰椎屈曲運動，此被動運動稱為骨盆股骨節律。
- 有報告指出，仰臥位髖關節屈曲的角度約26％[4]是骨盆後傾運動產生的，而站姿則是約18％[5]。沒有找到坐姿的詳細報告，不過也可想見會產生骨盆股骨節律。
- 所以髖關節屈曲100°以上的姿勢抬高雙手，會因為腰部過度伸展使得脊柱難以產生伸展運動。

引用自文獻6。

122　功能性解剖與運動治療

■ 運動處方的注意之處

1）注意腰椎過度伸展產生的代償（圖1）

- 如果胸椎伸展受限，又想伸展背肌，有時會進行腰椎過度伸展的代償運動，所以要確實屈曲髖關節，注意別讓骨盆前傾。

2）注意平衡重引起的代償（圖2）

- 頭頸部過度伸展會促使胸椎伸展運動，也就是進行所謂平衡重引起的代償，所以要指導患者用收下巴的狀態伸展胸椎。

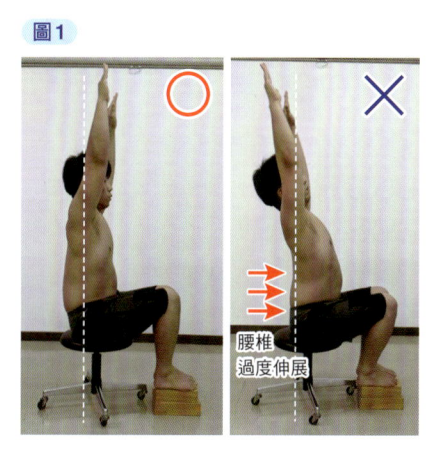

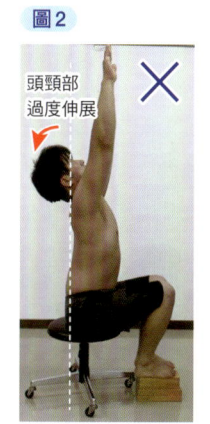

圖1

圖2　頭頸部過度伸展　腰椎過度伸展

■ 一起學！運動的變化版

◆ **仰臥位抬高雙手（圖3）：端坐姿運動有困難時**
- 雙腳伸直，仰臥，抬高雙手。注意不要伸展到腰椎。
- 如果胸椎伸展可動範圍有餘裕，在胸椎處墊個滾筒促進伸展運動。

◆ **站姿的胸椎伸展運動（圖4）：端坐姿運動有困難時**
- 雙腳打開與肩同寬，雙手一邊推牆，一邊伸展胸椎。注意不要伸展到腰椎。

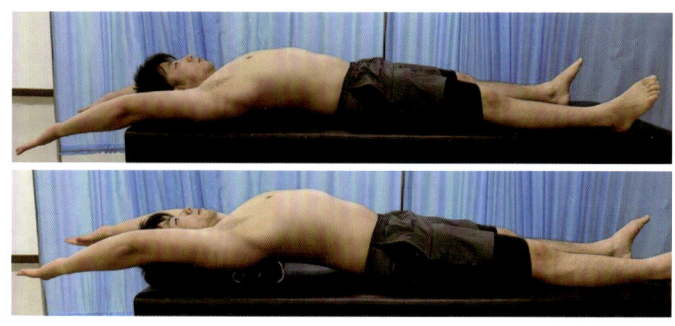

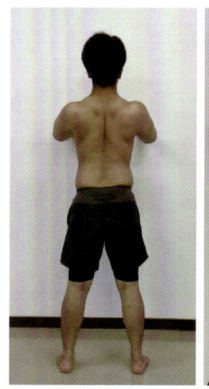

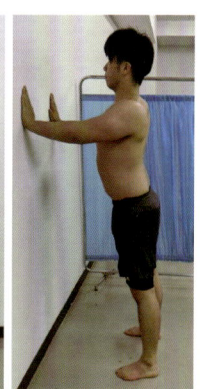

圖3

圖4

第 5 章 腰部

50 OKC 運動
腰方肌的運動

川村和之

適用的功能障礙
① 軀幹支撐功能低下。
② 軀幹側彎可動範圍低下。

適用的動作障礙
① 腰椎處不穩定性增加。
② 需要腰部柔軟度的動作（前屈動作等）有困難。

■ 順序

◆ **姿　勢**：端坐姿。
◆ **順　序**：①骨盆輕度前傾，直立上半身的端坐姿為起始姿勢。
　　　　　②雙手上舉到外展 90°，成一直線（重點1）。
　　　　　③維持前述①②的姿勢，抬高單側骨盆，兩側輪流。
◆ **運動量**：單側各 10 次為 1 組，從 2～3 組開始做起。

　訣竅　如果端坐姿無法維持平衡，則換仰臥施行（重點2）。

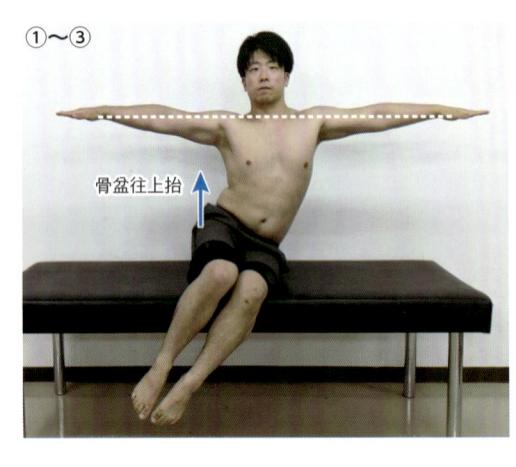

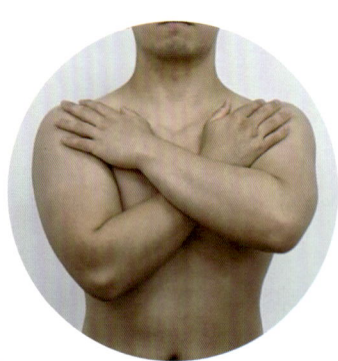

①～③

骨盆往上抬

重點1 有意識地維持雙手外展 90°
● 上側軀幹不側彎地雙手外展 90°。如果維持雙手的姿勢有困難，可以雙手抱胸。

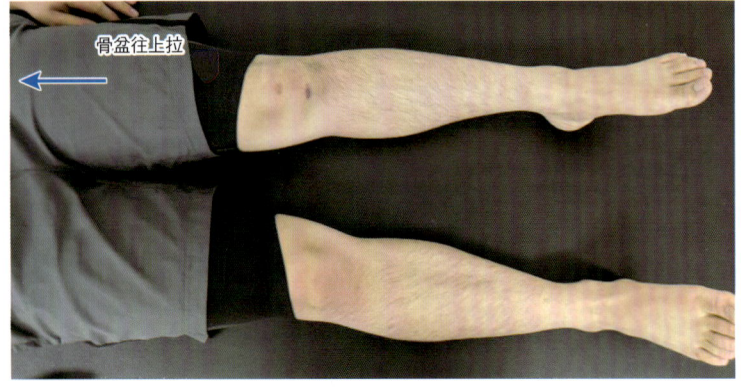

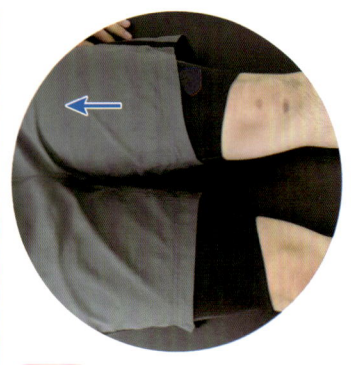

骨盆往上拉

重點2 維持端坐姿有困難時
● 讓患者仰臥，伸直兩側膝關節，指導患者將單側的骨盆往上拉，兩側輪流。

124　功能性解剖與運動治療

腰方肌周圍的構造

- 腰方肌由前、中、後三部分的肌束所構成，大約一半作用於第12肋骨，剩下一半作用於腰椎（圖1）。腰方肌影響腰椎伸展與側彎的力矩小，對腰椎只有些微的作用。
- 腰方肌的後面有脊髓神經後枝外側枝行走，靠近作為腹橫肌起端的胸腰筋膜外側縫（LIFT，圖2）。LIFT內存在眾多脂肪組織，可知此處需要柔軟度。此外，腰方肌的前面有支配腹橫肌的神經——髂腹下神經等行走（圖3）。

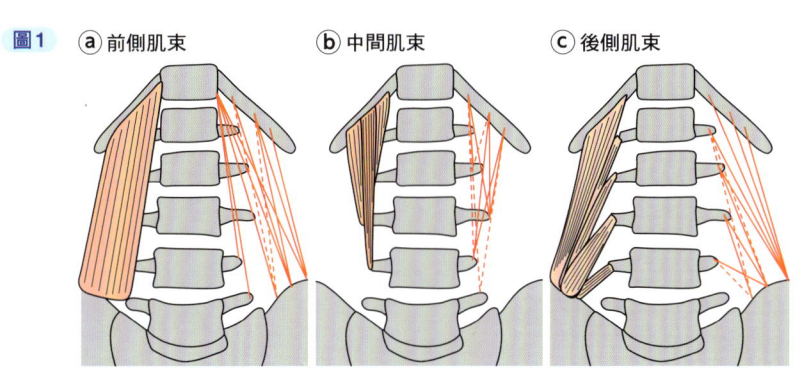

圖1 ⓐ 前側肌束　ⓑ 中間肌束　ⓒ 後側肌束

根據文獻7製成。

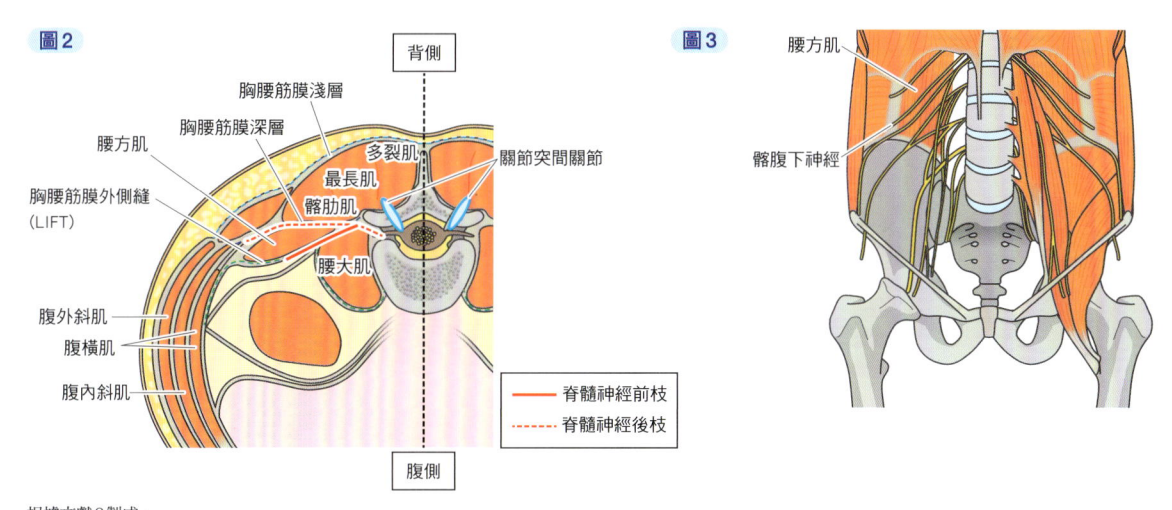

圖2

背側／胸腰筋膜淺層／胸腰筋膜深層／多裂肌／關節突間關節／最長肌／髂肋肌／腰大肌／腰方肌／胸腰筋膜外側縫（LIFT）／腹外斜肌／腹橫肌／腹內斜肌／腹側／脊髓神經前枝／脊髓神經後枝

根據文獻8製成。

圖3 腰方肌／髂腹下神經

物理治療的陷阱

1）腰方肌的擠壓應力

- 雖然腰方肌對腰椎的影響小，但有報告指出，兩側腰方肌收縮時對越下位的腰椎擠壓應力越大[7]，所以兩側腰方肌的肌肉活動可能與下位腰椎的穩定性有關。

2）腰方肌的柔軟度很重要

- 腰方肌的前後面有眾多神經、血管行走，再者，此處也很靠近LIFT，可知腰方肌及其周圍的柔軟度低下，有可能使得腰背肌的活動性低下或腰部的可動範圍低下，所以維持疏鬆結締組織的狀態很重要。

第5章 腰部

51 徒手治療
闊背肌的鬆動術

川村和之

適用的功能障礙
1. 肩膀抬高受限。
2. 軀幹、胸廓轉動受限。

適用的動作障礙
1. 抬高上肢時所有動作受限。
2. 抬高上肢時轉動軀幹有困難。

■ 順序

◆ 姿　勢：側臥。
◆ 順　序：①在肩胛骨下角的外側確認闊背肌與前鋸肌的位置（重點1）。
　　　　　②確認肩胛骨下角周圍闊背肌與前鋸肌之間的肌肉間隙（重點2）。
　　　　　③指尖像要擴大肌肉間隙般一邊壓迫一邊往外側前進。
◆ 運動量：如果施行3分鐘之後仍舊殘留壓痛，則搭配使用胸長神經鬆動術（請參照第1章-13）。

　　訣竅　指尖最好像要擠進闊背肌與前鋸肌之間一般擴大肌肉間隙。

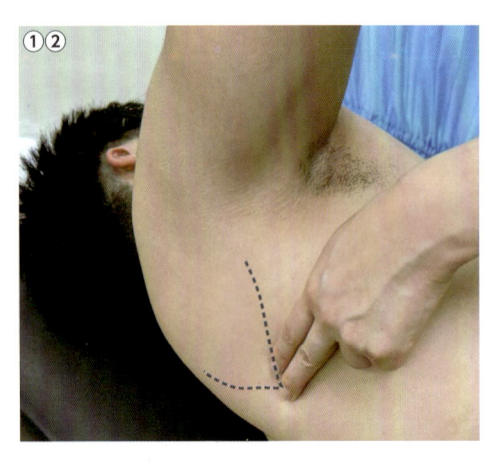

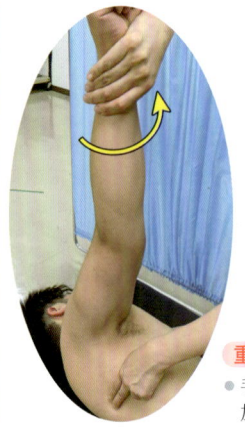

重點1　如果觸摸闊背肌有困難
● 手指放在肩胛骨下角，往肩關節屈曲、外轉方向施加阻抗便容易觸摸到。

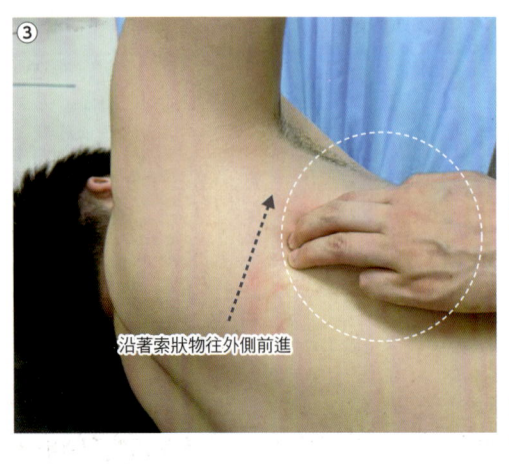

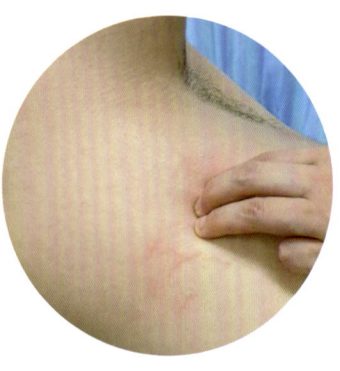

沿著索狀物往外側前進

重點2　闊背肌與前鋸肌的肌肉間隙
● 肌肉間隙可觸摸到硬硬彈彈的索狀物，沿著此索狀物往外側前進。

腰部 第5章

■ 腋窩周圍的構造

- 腋窩是頸部與上肢的交接部位，有眾多神經、血管通過。前鋸肌構成腋窩的內壁（**圖1**），具有將肩胛骨拉近肩胛骨前方突起與肋骨側的作用。支配前鋸肌的胸長神經則行走在其表層（**圖2**）。
- 闊背肌構成腋窩後壁的一部分，位於前鋸肌的表層（**圖3**）。闊背肌連結骨盆帶與上肢，所以具有降低肩胛骨及抬高骨盆的作用。

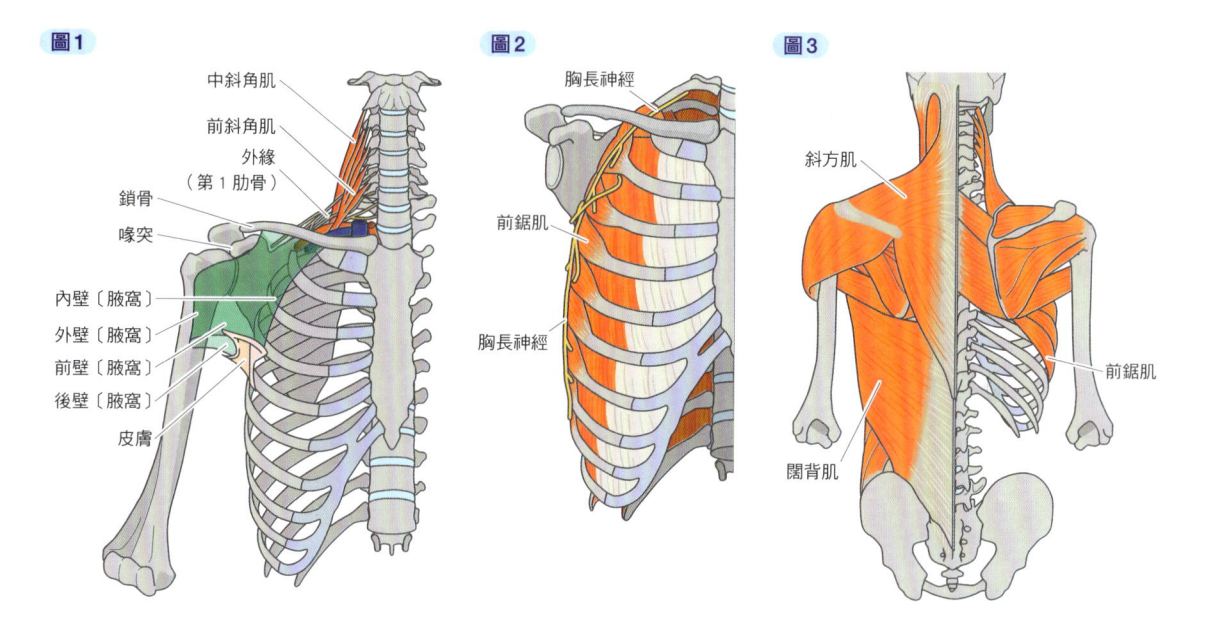

圖1
- 中斜角肌
- 前斜角肌
- 外緣（第1肋骨）
- 鎖骨
- 喙突
- 內壁〔腋窩〕
- 外壁〔腋窩〕
- 前壁〔腋窩〕
- 後壁〔腋窩〕
- 皮膚

圖2
- 胸長神經
- 前鋸肌
- 胸長神經

圖3
- 斜方肌
- 前鋸肌
- 闊背肌

■ 物理治療的陷阱

1）闊背肌與前鋸肌的滑動性

- 位於表層的闊背肌與前鋸肌有如呈直角般行走，所以這些肌肉之間容易產生摩擦應力，可想見需要足夠的柔軟度。

2）闊背肌的作用

- 闊背肌位於腰背部，但受到脊髓神經前枝胸背神經的支配，從肩帶往脊柱肌肉越來越發達，所以與前鋸肌同樣會影響肩胛骨的控制。

第 5 章　腰部

52　徒手治療
多裂肌的舒緩法

川村和之

適用的功能障礙
1. 軀幹前彎可動範圍低下。
2. 軀幹支撐功能低下。

適用的動作障礙
1. 穿脫鞋子或剪腳趾甲有困難。
2. 腰部的不穩定性增加。

■ 順序

- ◆ 姿　勢：俯臥。
- ◆ 順　序：①在腹部下方墊浴巾等物，讓腰椎呈輕微後彎（重點1）。
　　　　　　②確認棘突與最長肌之間的多裂肌。
　　　　　　③一邊壓迫多裂肌，一邊施加橫切方向的剪力（重點2）。
- ◆ 運動量：如果施行3分鐘之後仍舊殘留壓痛，則將目標改為最長肌等相鄰組織。

> **訣竅**　從腰椎棘突像要切削多裂肌一般地施加剪力。

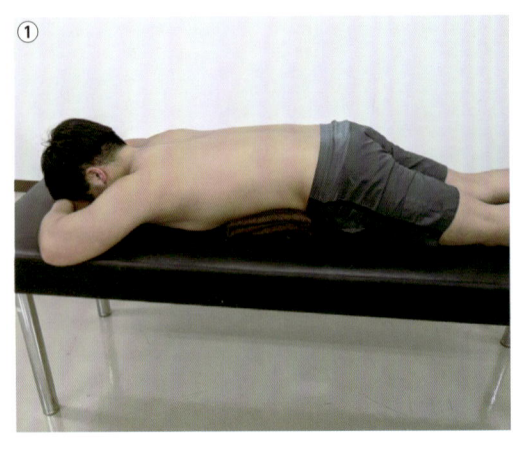

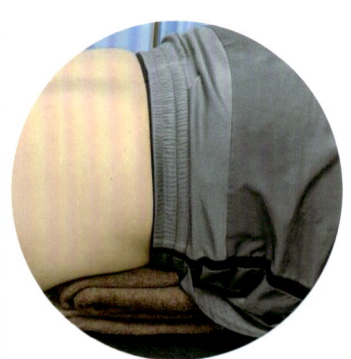

重點1　讓腰椎呈輕微後彎
- 維持腰部前彎的話比較不容易觸摸到棘突與多裂肌，輕度後彎位較容易觸摸到。

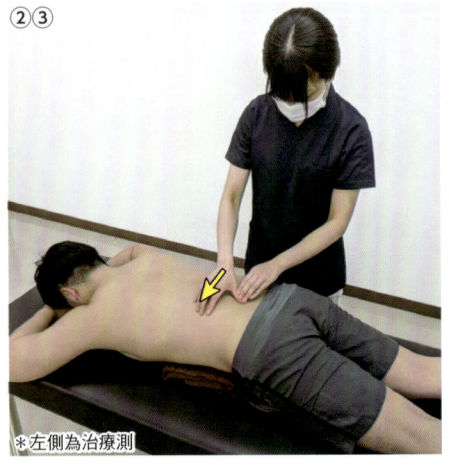

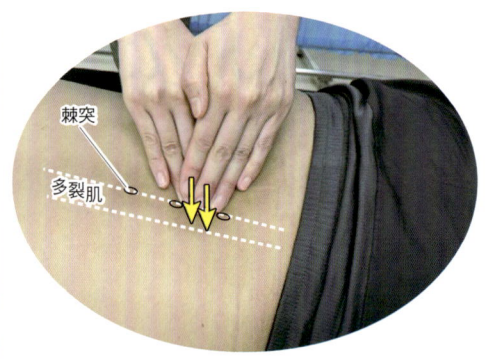

*左側為治療測

重點2　從棘突往外側方向施加剪力
- 脊髓神經後枝內側枝及血管分布於棘突周圍，所以從棘突像要切削多裂肌一般地施加剪力。

128　功能性解剖與運動治療

多裂肌周圍的構造

- 多裂肌基本上起於橫突，止於第3～5腰椎的棘突（圖1），支配多裂肌的脊髓神經後枝內側枝分枝往關節突間關節的關節囊，同時也有如橫切多裂肌般行走，神經末端會抵達胸腰筋膜，不過很少會走到皮下組織（圖2）。
- 止於第3、4腰椎棘突的多裂肌起端在骶骨後面外側與髂後上棘，不過止於第5腰椎的多裂肌起端則在骶骨後面內側（圖3）。

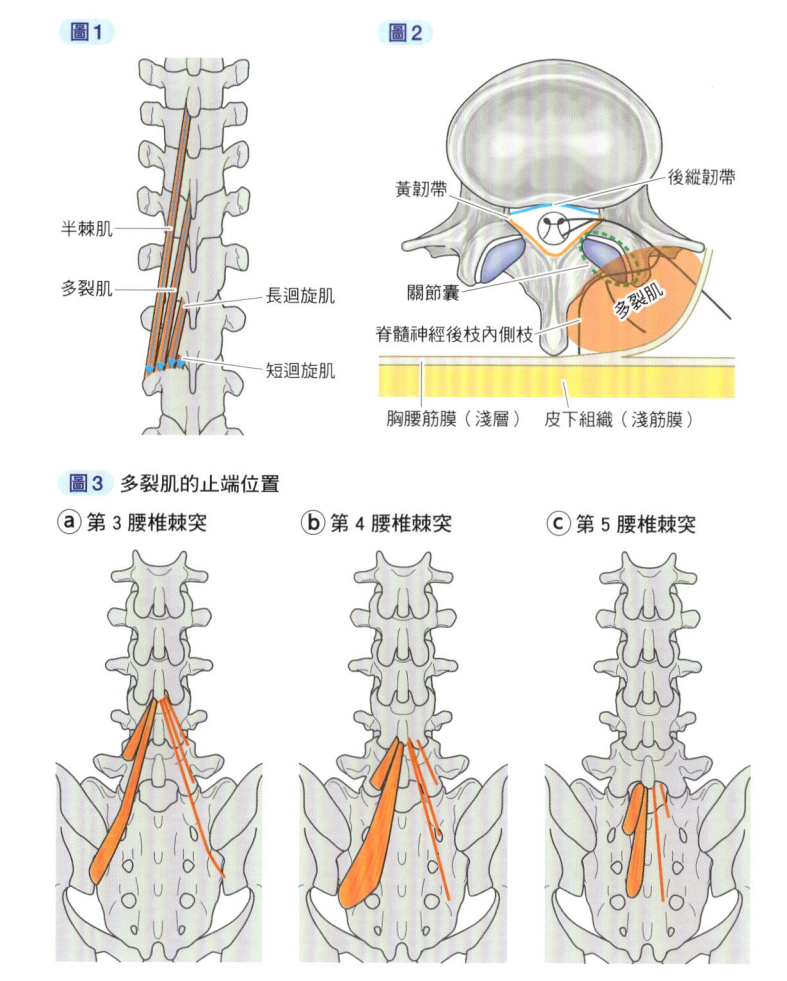

圖1

半棘肌
多裂肌
長迴旋肌
短迴旋肌

圖2

黃韌帶
後縱韌帶
關節囊
多裂肌
脊髓神經後枝內側枝
胸腰筋膜（淺層）
皮下組織（淺筋膜）

圖3 多裂肌的止端位置
ⓐ 第3腰椎棘突　ⓑ 第4腰椎棘突　ⓒ 第5腰椎棘突

物理治療的陷阱

1）多裂肌的肌內壓

- 多裂肌完全被椎弓（橫突、棘突）與胸腰筋膜包圍，形成1個腔室，持續的腰椎後彎位等會引起肌內壓上升，有時會產生疼痛。

2）骶骨部位的疼痛

- 止於下位腰椎的多裂肌由於起端在髂後上棘～骶骨後面外側與內側，有時會引起骶髂關節附近的疼痛。所以如果多裂肌有壓痛，不僅要對下位腰椎處施行手技，骶骨部位的多裂肌也需要。

第5章 腰部

53 徒手治療
最長肌的舒緩法

川村和之

適用的功能障礙
1. 軀幹前彎可動範圍低下。
2. 軀幹支撐功能低下。

適用的動作障礙
1. 穿脫鞋子或剪腳趾甲有困難。
2. 腰部的不穩定性增加。

順序

- **姿 勢**：俯臥。
- **順 序**：①在腹部下方墊浴巾等物，讓腰椎呈輕微後彎。
  ②在多裂肌外側確認最長肌的肌纖維（**重點1**）。
  ③一邊壓迫最長肌，一邊施加橫切方向的剪力（**重點2**）。
- **運動量**：如果施行3分鐘之後仍舊殘留壓痛，則將目標改為多裂肌等相鄰組織。

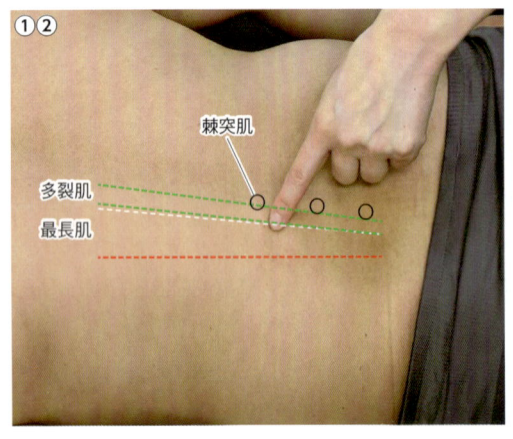

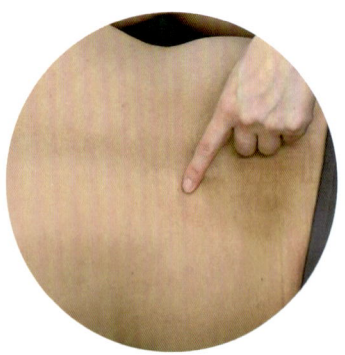

  訣竅 最長肌的肌腹位於胸背部，不要強烈壓迫腰部，而是想像著活動皮下組織。

①②

棘突肌
多裂肌
最長肌

重點1 如果很難辨別最長肌
- 請患者伸展腰椎，最長肌就會突起容易辨認。

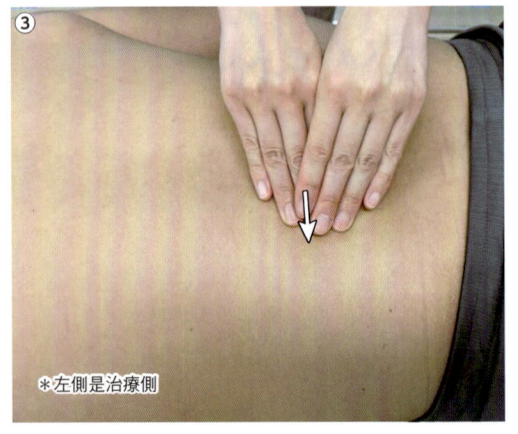

③

*左側是治療側

重點2 舒緩最長肌
- 腰部的最長肌是纖維性的，所以要一邊壓迫一邊有如活動皮下組織般施加剪力。

130　功能性解剖與運動治療

最長肌周圍的構造

- 最長肌起於骶骨後面及胸腰筋膜,所以在腰部只能觸摸到纖維性結締組織(圖1a)。接近外側的髂肋肌在第4腰椎的高度也是相同的構造(圖1b)。此外,這兩塊肌肉止端都比肋骨角還要內側,所以最長肌與髂肋肌位於比前述的多裂肌還要外側、比肋骨角還要內側的位置(圖2)。
- 最長肌與髂肋肌是由脊髓神經後枝外側枝支配。
- 後枝外側枝比後枝內側枝還要發達,神經末端會抵達皮下組織,所以腰背部的感覺幾乎都是由後枝負責的。
- 此外,L1−L3及S1−S3的外側枝各自稱為臀上皮神經、臀下皮神經。

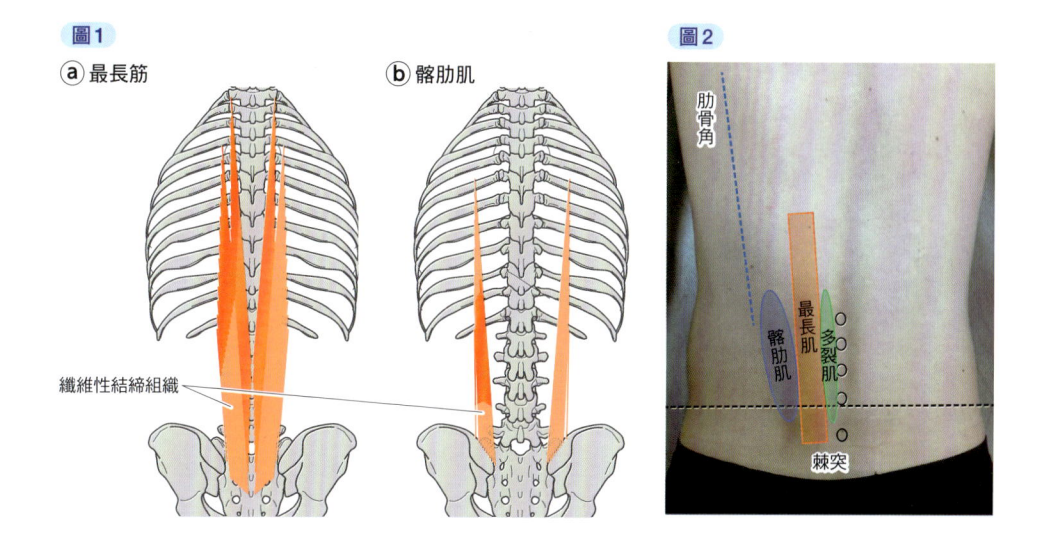

圖1
ⓐ 最長筋　　ⓑ 髂肋肌
纖維性結締組織

圖2
肋骨角／最長肌／髂肋肌／多裂肌／棘突

物理治療的陷阱

1)固定施加於最長肌的負荷

- 最長肌具有比肌腹還長的纖維性結締組織,其關係類似小腿三頭肌與阿基里斯腱。這些構造擅長傳遞力量,所以有利於在抗重力位下的脊椎伸展運動,然而駝背等不良姿勢會對肌肉施加固定的伸展應力。

2)臀部疼痛與脊髓神經後枝外側枝

- 臀上皮神經、臀下皮神經受到絞扼是臀部疼痛的原因之一,所以事先理解脊髓神經後枝外側枝的感覺領域很重要。

第 5 章　腰部

54　徒手治療
椎間孔的擴大法

川村和之

適用的功能障礙
1. 下肢的神經根疼痛。
2. 腰椎屈曲、伸展受限。

適用的動作障礙
1. 因為疼痛限制動作。
2. 伴隨腰椎運動的所有動作受限。

■ 順序

◆ 姿　勢：側臥。
◆ 順　序：①骨盆不要前傾，髖關節屈曲60°，成輕度骨盆後傾、腰椎後彎位（重點1）。
　　　　　②在腰椎與床面的空隙墊浴巾等物，穩定姿勢。
　　　　　③觸摸觀察活動受限椎間的上下棘突。
　　　　　④將上方的棘突往頭側牽引、下方的棘突往尾側牽引（重點2）。
◆ 運動量：一次牽引約20秒，如果沒有感覺到舒緩則試著換地方牽引。
　　　　　訣竅　不要用力牽引，最好想像著維持擴大椎間空隙施行。

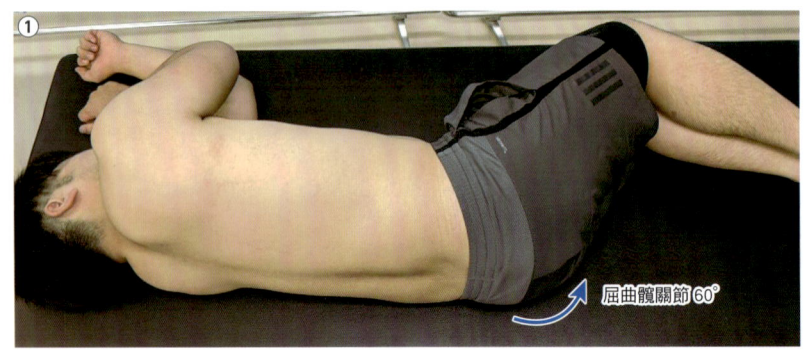

重點1　輕度骨盆後傾、腰椎後彎
- 輕度骨盆後傾、腰椎後彎位的姿勢能讓棘突間隙擴大，容易觸摸與牽引。

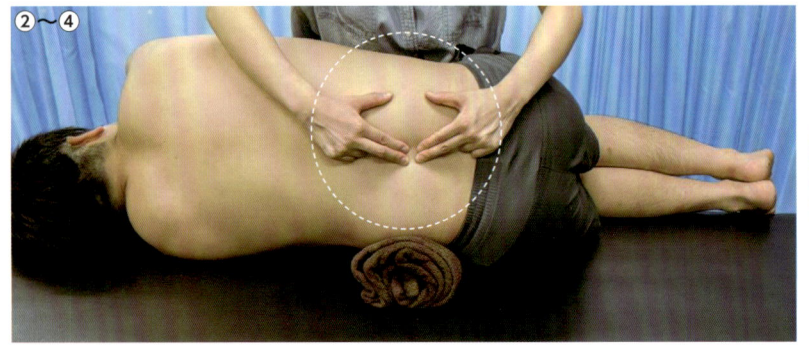

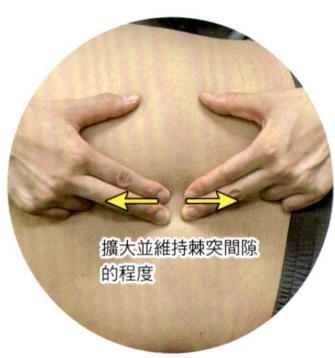

重點2　注意牽引力道
- 牽引時請患者腹式呼吸，用呼氣時能擴大並維持棘突間隙的力道即可。

椎間孔周圍的構造

- 上下方有椎弓根，前方有椎體與椎間盤，後方有關節突間端節與黃韌帶，包圍起來的部位稱為椎間孔。脊髓神經根通過椎間孔（圖1），所以經常因為退化引起狹窄的問題。此外，前彎會擴大椎間孔，相反的，後彎則會縮小椎間孔（圖2）。
- 椎間孔的周圍如在第5章說明過的，存在眾多肌肉（圖3）。一旦這些肌肉產生異常，通過椎間孔的結構就會受到壓迫，有時會引起疼痛或感覺異常等神經根症狀。

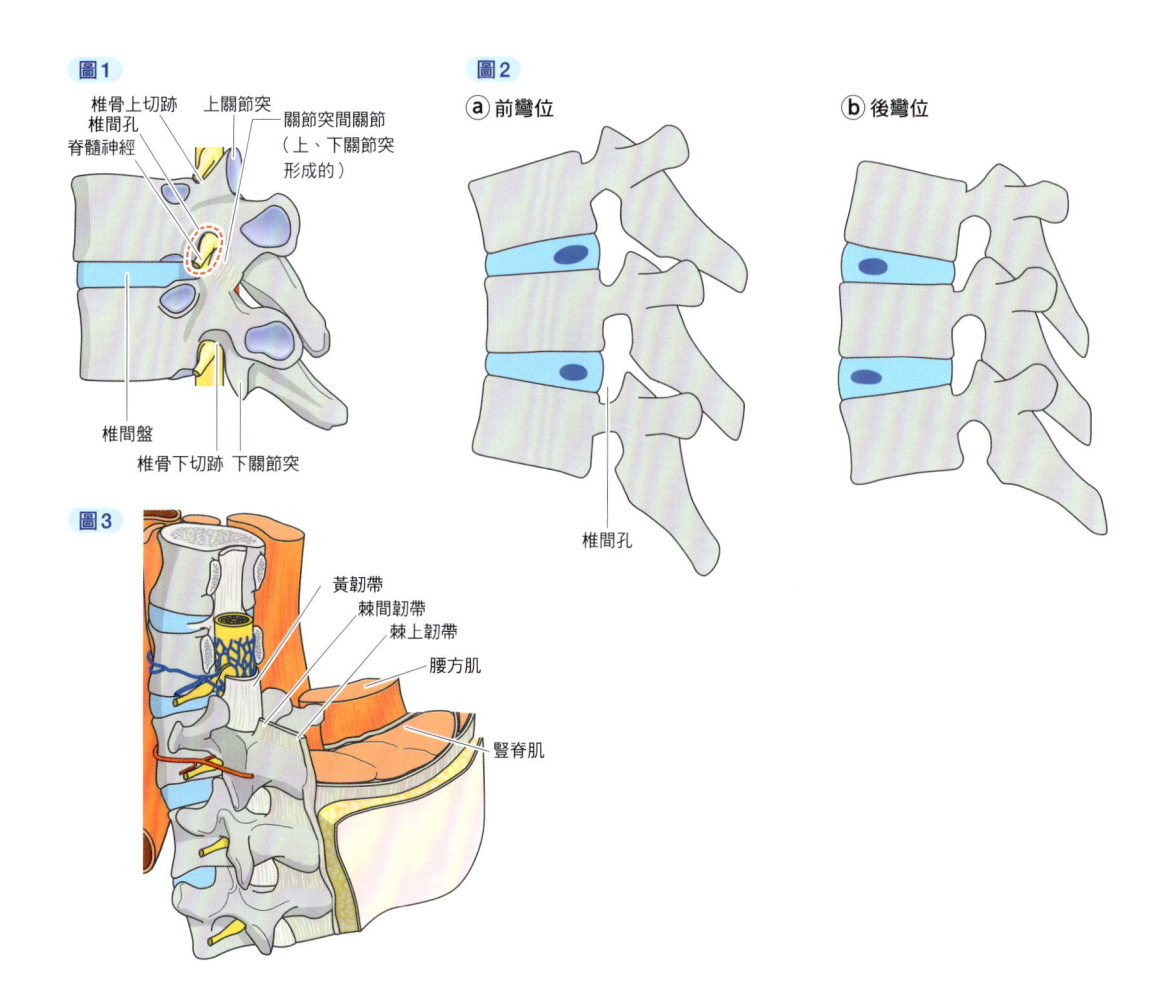

圖1
椎骨上切跡　上關節突
椎間孔
脊髓神經
關節突間關節
（上、下關節突形成的）
椎間盤
椎骨下切跡　下關節突

圖2
ⓐ 前彎位　　　ⓑ 後彎位
椎間孔

圖3
黃韌帶
棘間韌帶
棘上韌帶
腰方肌
豎脊肌

物理治療的陷阱

1）椎間孔的狹窄

- 椎間孔的狹窄會是因為椎間盤或黃韌帶等的退化所引起，也會受到周圍肌肉緊繃狀態的影響，所以擴大椎間孔徒手操作時也需要調理其周圍的肌肉。

2）長久的不良姿勢與靜止不動是禁忌

- 長久的不良姿勢會給予椎間盤與腰部肌肉過度負荷，此外，靜止不動會引起血流障礙，使腰部黃韌帶肥厚或影響固有背肌的活動性，所以指導患者日常生活的站姿、坐姿很重要。

第5章 腰部

55 徒手治療
肋椎關節的鬆動術

川村和之

適用的功能障礙
1. 胸椎伸展受限。
2. 呼吸功能低下。

適用的動作障礙
1. 伴隨胸椎伸展運動的所有動作受限。
2. 胸廓擴張有困難。

順序

◆ 姿　勢：側臥。
◆ 順　序：①雙腳輕度屈曲穩定側臥位的姿勢。
　　　　　②治療師一隻手確認肋椎關節，壓迫（重點1）。
　　　　　③另一隻手掌握住患者的肩帶。
　　　　　④有如將胸廓往後拉一般移動（重點2）。
◆ 運動量：每個地方施行3～5次，如果肋骨的活動不明顯，也要對別的肋椎關節施行。

> 訣竅　配合胸廓的活動，可以像要輔助肋椎關節往後方軸向轉動般施加壓迫。

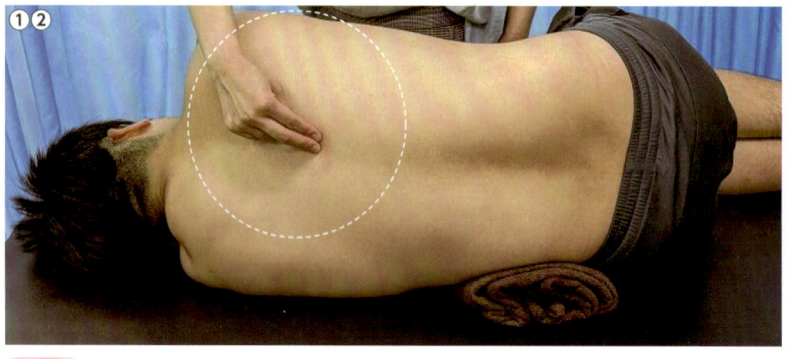

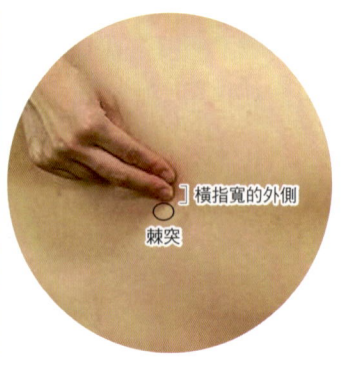

重點1 觸摸肋椎關節
- 肋椎關節位於固有背肌的深層，所以要直接觸摸到有困難。可以從棘突往外側1橫指處藉由固有背肌觸摸到。

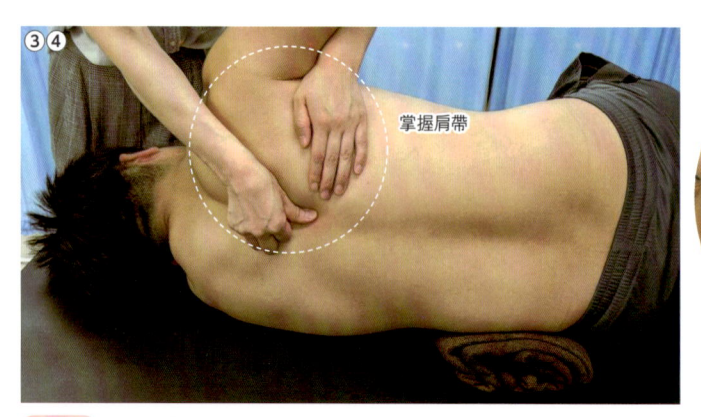

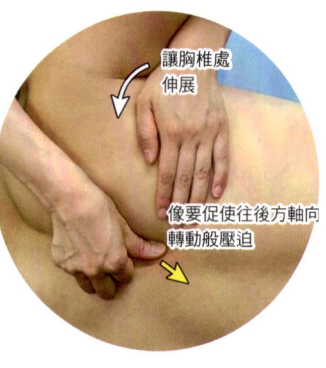

重點2 配合胸廓的移動壓迫肋椎關節
- 一邊將患者的上肢與胸廓往後拉，一邊伸展胸椎處。同時像要促使關節突間關節往後方軸向轉動般壓迫。

功能性解剖與運動治療

肋椎關節周圍的構造

- 肋椎關節是由肋頭關節與肋橫突關節所構成（**圖1**），肋椎關節的上位、下位肋骨各自呈現不同的運動。上位肋骨會隨著肋骨抬高往後方軸向轉動（**圖2**）。
- 肋間神經、肋間動脈、肋間靜脈會從肋間關節的腹側往肋骨溝行走（**圖3**）。外肋間肌、內肋間肌是由通過肋骨溝的肋間神經所支配，所以如果肋椎關節周圍的柔軟度低下，有可能引起伴隨肋骨活動的肋間神經滑動性低下。

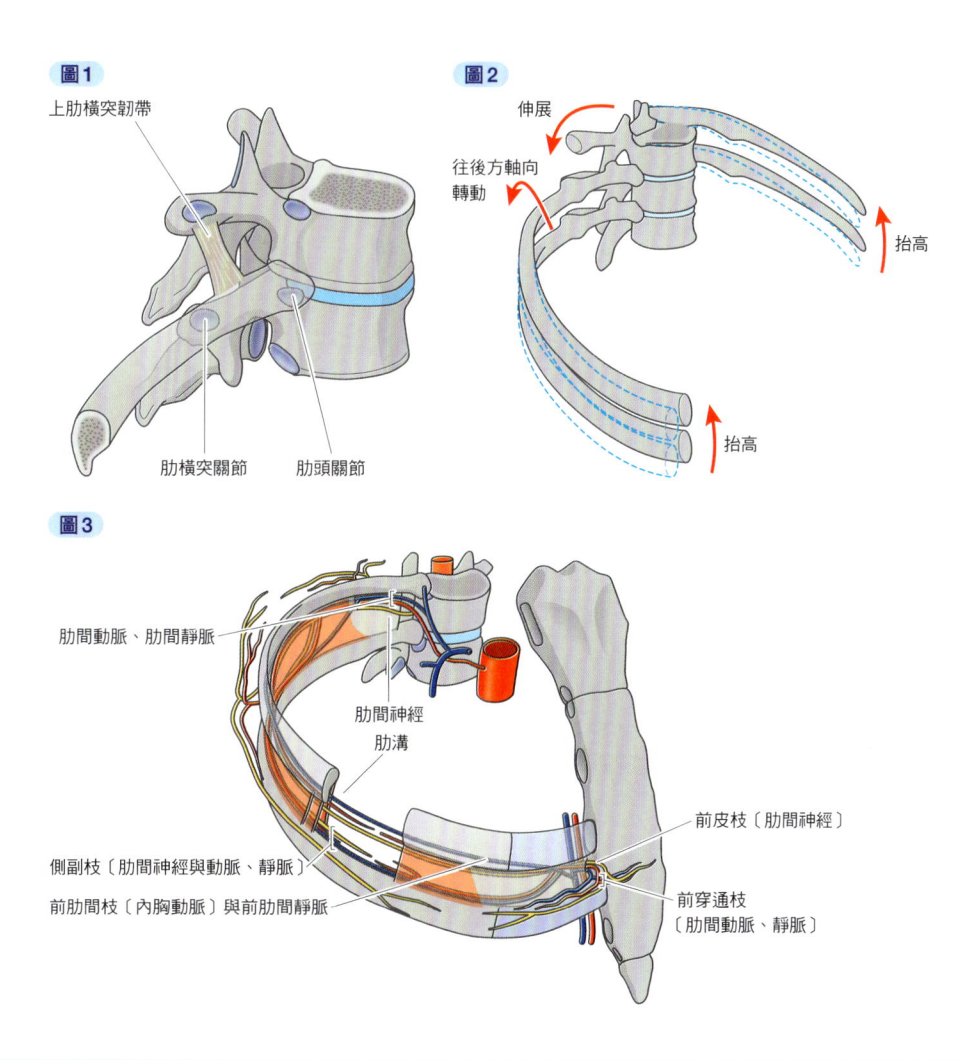

圖1
- 上肋橫突韌帶
- 肋橫突關節
- 肋頭關節

圖2
- 伸展
- 往後方軸向轉動
- 抬高
- 抬高

圖3
- 肋間動脈、肋間靜脈
- 肋間神經
- 肋溝
- 側副枝〔肋間神經與動脈、靜脈〕
- 前肋間枝〔內胸動脈〕與前肋間靜脈
- 前皮枝〔肋間神經〕
- 前穿通枝〔肋間動脈、靜脈〕

物理治療的陷阱

1）胸椎伸展運與肋椎關節
- 肋骨的抬高不僅會發生在呼吸時的胸廓擴張、發生在伴隨胸椎伸展的運動，也會影響到肩關節的可動範圍，所以評估肋椎關節很重要。

2）長久的不良姿勢
- 長久的不良姿勢會使得胸椎屈曲、肋骨下沉，引起肋間關節及肋間的可動性低下，所以指導患者在日常生活動作中的胸椎伸展運動與站姿很重要。

Case 7　跳舞時產生腰痛的病例

森田竜治

症例

▶來院時
- 20多歲女性，會跳Y字平衡之類需要下肢可動性的舞蹈，跳舞中感覺到腰痛，持續有症狀所以來看診。
- MRI影像可見L5/S1棘間韌帶受損，穿戴矯具固定，靜養3週。

▶3週後
- 雖然腰痛減輕，但前彎、後彎時仍舊會疼痛，因此開始物理治療。

1 來院時的理學所見

1）疼痛

◆ 運動時疼痛
- 前彎、蹲下、後彎時左側腰部會疼痛。
- 直膝抬腿SLR時大腿後面會疼痛。

◆ 壓痛
- L5/S1關節突間關節與同部位的多裂肌有壓痛。

　治療重點　針對腰痛治療多裂肌症狀減輕，但是動作依舊對多裂肌施加過度負荷，症狀容易復發，所以改善SLR很重要。

2）關節可動範圍
- SLR：左（患側）90°；右（健側）120°。
- 指尖離地高度（Finger floor distance，FFD）：0cm。
- 前彎40°；後彎25°。

3）骨科測試
- 坎普氏徵象（kemp sign）：陽性。

4）神經伸展測試
- 坐骨神經伸展測試：陽性。

2 臨床推理 Clinical Reasoning

- 本患者可想見是因為在矯具固定下靜養治療而引起**多裂肌**的肌肉功能低下，這段時間很有可能也產生L5/S1**關節突間關節的攣縮**。
- 關節突間關節的攣縮引起的疼痛與多裂肌的功能低下又使得肌肉緊繃常態化，可想見腰椎屈曲可動範圍會因此受限。
- 由於患者會跳Y字平衡之類需要下肢可動性的舞蹈，SLR低下產生骨盆過度後傾的代償，可見也可能強迫多裂肌離心性收縮。

3 運動治療

1) 本患者的重點

- 重點在改善多裂肌的功能、關節突間關節的攣縮、SLR。
- 藉由減輕多裂肌緊繃，可減輕對關節突間關節施加的擠壓應力。固定期間也使得肌力低下，所以需要肌力運動來改善功能。
- 此外，藉由改善坐骨神經的滑動性，可改善SLR，有必要抬高下肢時防止骨盆過度後傾。

2) 運動治療實作

- 首先為了改善多裂肌過度緊繃，徒手施加橫切刺激（圖1）。舒緩肌肉後，對L5/S1椎間突間關節徒手施加分離關節面的應力。操作後前彎、後彎、蹲下時疼痛消失，坎普氏徵象變成陰性。
- 由於SLR有左右差異，施行**坐骨神經的徒手治療**（圖2），施行後SLR的左右差異消失，並指導患者改善多裂肌功能的自主訓練（圖3）。

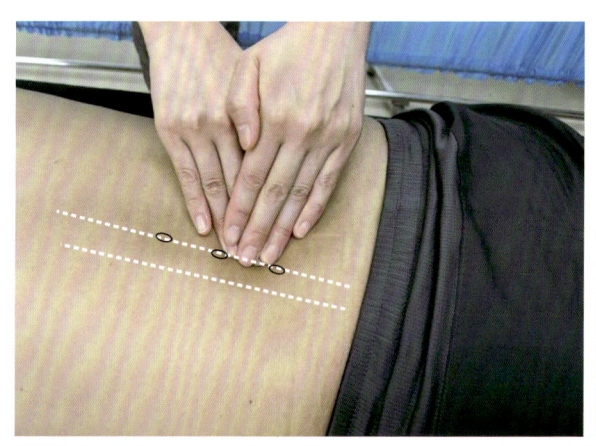

圖1 舒緩多裂肌
- 手指按壓進棘突側，像要分離多裂肌與棘突般施加刺激。詳情請參閱第5章-52。

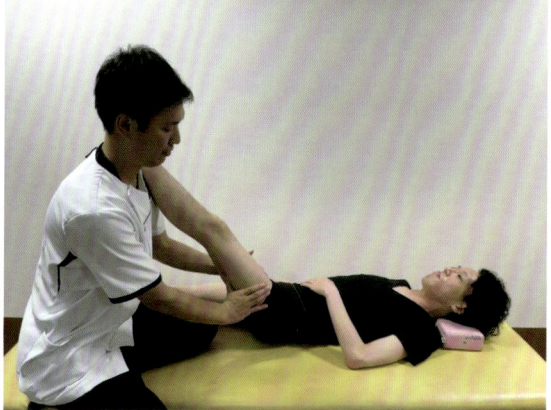

圖2 坐骨神經的徒手治療
- 治療師用大拇指觸摸到股後側皮神經，施加橫切刺激。詳情請參閱第6章-69。

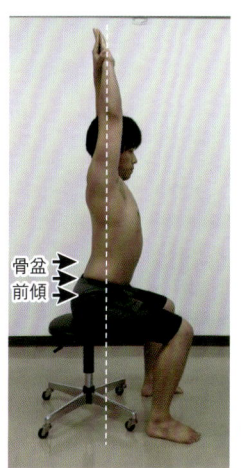

圖3 強化多裂肌肌力的自主訓練
- 一邊指導患者抬高上肢時不要骨盆後傾，一邊進行運動。詳情請參閱第5章-45。

第 6 章　髖關節

56　CKC 運動 深層外轉六肌的運動

河西謙吾、工藤慎太郎

適用的功能障礙
① 髖關節不穩定。

適用的動作障礙
① 站立初期往側邊晃動增加。
② 站立初期的髖關節內轉（膝內移）。

■ 順序

◆ 姿　勢：側臥。
◆ 順　序：①髖關節屈曲45°，膝關節屈曲90°，以雙腳重疊的狀態作為起始姿勢。
　　　　　②反覆髖關節外展、外轉（開腳）運動。
◆ 運動量：低負荷、高頻率的運動效果很好。

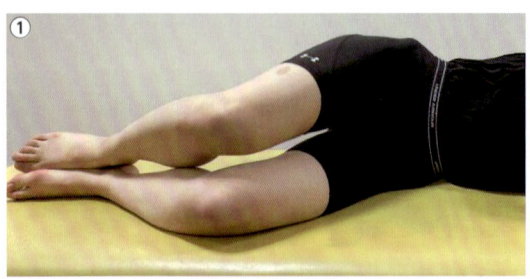

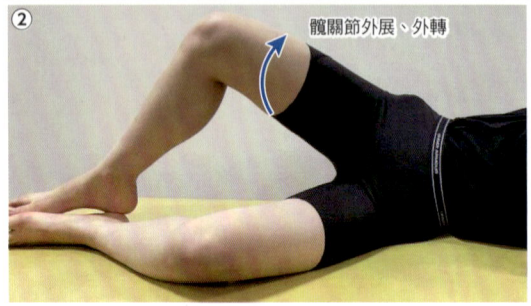

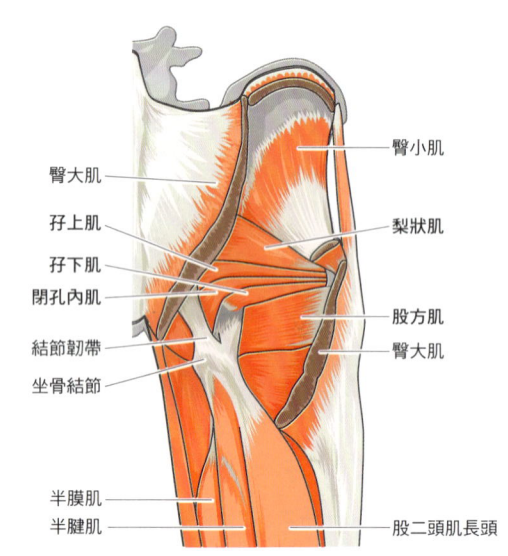

髖關節外展、外轉

臀小肌
臀大肌
梨狀肌
孖上肌
孖下肌
閉孔內肌
股方肌
結節韌帶
臀大肌
坐骨結節

半膜肌
半腱肌
股二頭肌長頭

重點　深層外轉六肌的構造
- 深層外轉六肌是由梨狀肌、孖上肌、孖下肌、閉孔內肌、股方肌、閉孔內肌（請參照第6章-57）所構成，起於骨盆，止於大轉子上緣、轉子窩、轉子間嵴，負責穩定髖關節後方，也是重要的肌群。
- 深層外轉六肌有時會隨著髖關節屈曲角度的變化，改變肌肉活動與作用的特徵，有必要根據目標肌肉來改變運動的姿勢。

■ 運動處方的注意之處

1）注意別讓軀幹、骨盆轉動（圖1）

- 許多患者會以軀幹、骨盆的轉動作為髖關節外展、外轉的代償。要有意識地用髖關節運動，誘導股骨頭轉動（圖2）。

2) 注意足部的底屈、內翻（圖3）

- 髖關節外展、外翻有時會讓足部底屈、內翻，這是因為開腳的並非深層外轉六肌，而是由小腿三頭肌等產生的代償。要專注在目標肌肉，確認有無產生代償。

圖1

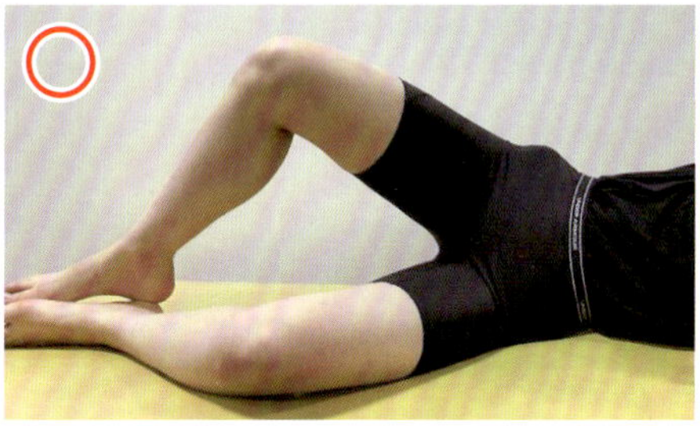

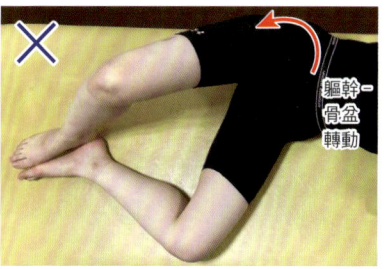

圖2

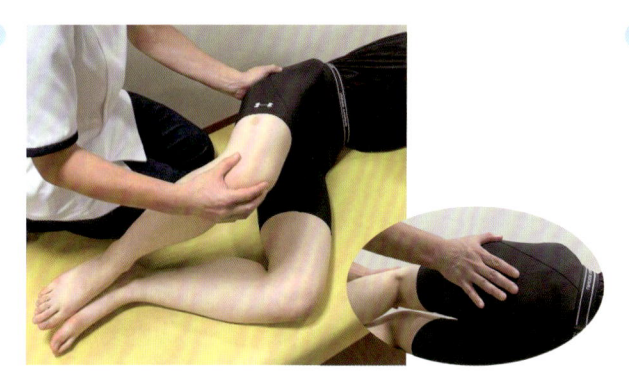

圖3　足部底屈 - 內翻

軀幹 - 骨盆轉動

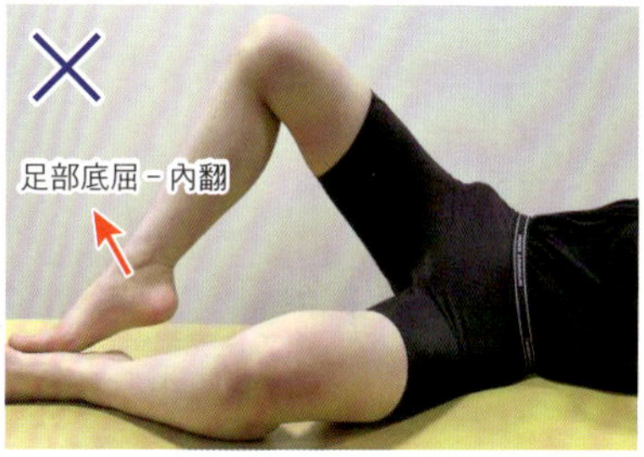

一起學！運動的變化版

◆ 變化髖關節屈曲角度的個別外轉肌運動（圖3）

- 深層外轉六肌會隨著髖關節屈曲角度的不同，改變肌肉活動及作用，可將此特性活用在個別的外轉肌運動中。
- 比方說梨狀肌以髖關節屈曲45°為界，會逆轉內轉、外轉的作用，所以訓練梨狀肌要以髖關節較淺的屈曲角度（45°以下）進行開腳運動便有其效果。
- 另一方面，閉孔內肌則是在髖關節屈曲90°時肌肉活動活躍。

圖3　ⓐ屈曲30°　ⓑ屈曲45°　ⓒ屈曲90°

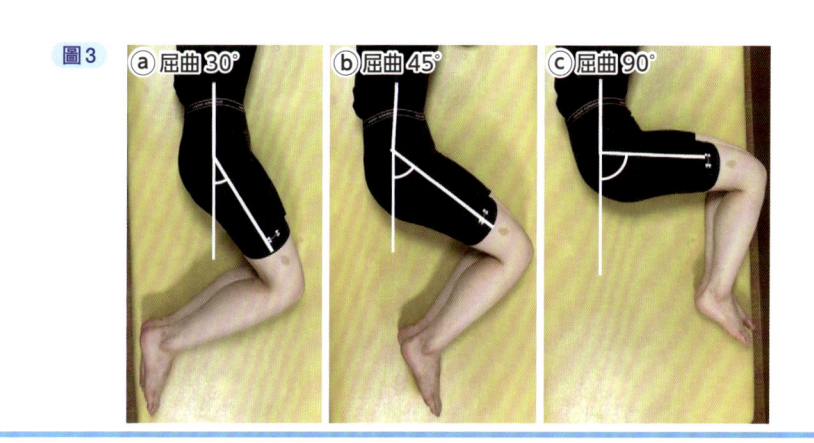

57　CKC運動　寬距深蹲

河西謙吾、工藤慎太郎

適用的功能障礙
① 閉孔外肌肌力低下。
② 髖關節不穩定。

適用的動作障礙
① 單腳站立不穩定。
② 站立中期的重心降低。

順序

◆ 姿　勢：站姿。
◆ 順　序：①雙腳打開比肩膀還寬，髖關節外展、外轉。
　　　　　②骨盆中間位，維持髖關節輕度外轉的狀態屈曲髖關節。

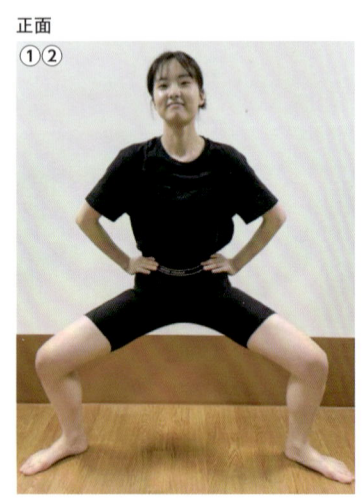

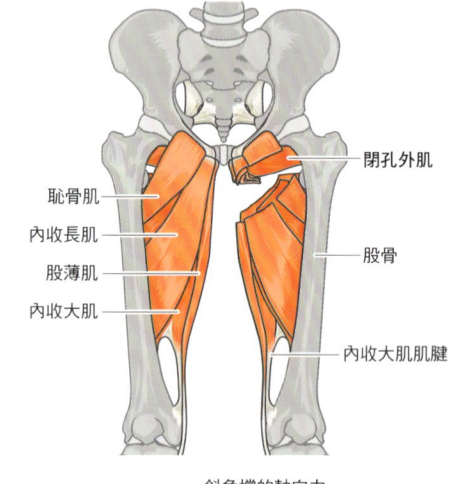

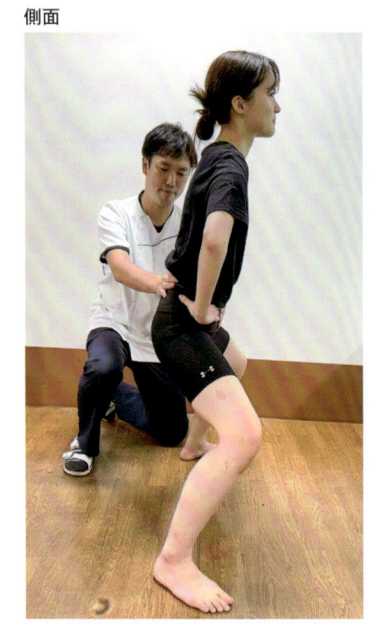

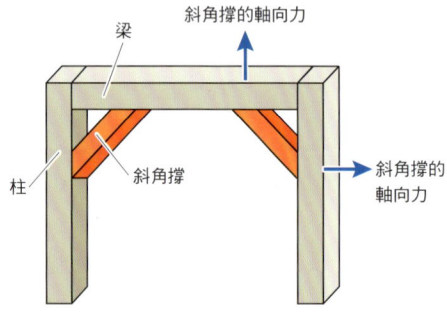

正面
①②

閉孔外肌
恥骨肌
內收長肌
股薄肌
內收大肌
股骨
內收大肌肌腱

側面

斜角撐的軸向力
梁
柱　斜角撐
斜角撐的軸向力

重點 閉孔外肌的構造
- 深層外轉六肌之一的閉孔外肌不僅作用於髖關節外轉，也有內收的作用。閉孔外肌與具有相同作用的閉孔內肌相比，肌肉活動明顯活躍[1]，是臨床上重要的肌肉。
- 此外，閉孔外肌行走於髖關節的正下方，可想見是架在股骨這個「支柱」與骨盆這個「梁」之間，很類似建築學中被稱為「斜角撐」的結構。也就是說，閉孔外肌也擔起維持負重下髖關節垂直方向動態穩定性的重責大任。

■ 運動處方的注意之處

1）注意別讓骨盆後傾（圖1）
- 降低重心時，骨盆有時會後傾。用骨盆後傾位深蹲會變成股直肌等髖關節及大腿前面肌肉的運動，要指導患者注意重心位置。

2）注意別變成髖關節內轉及足部外翻（圖2）
- 降低重心時，有時會產生足部外翻或髖關節內轉，難以維持髖關節外展、外轉。指導患者髕骨與腳尖方向要一致，便能流暢地運動。

圖1　骨盆後傾了

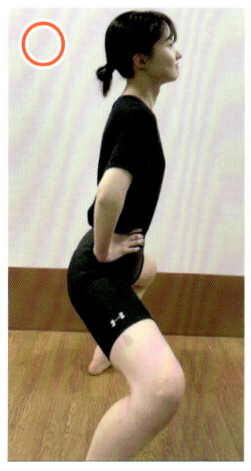

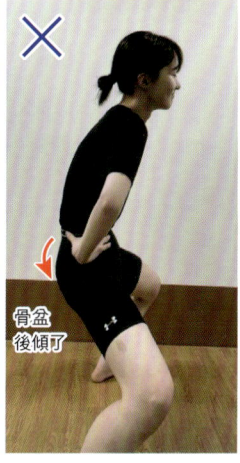

圖2　足部外翻了　髖關節內轉

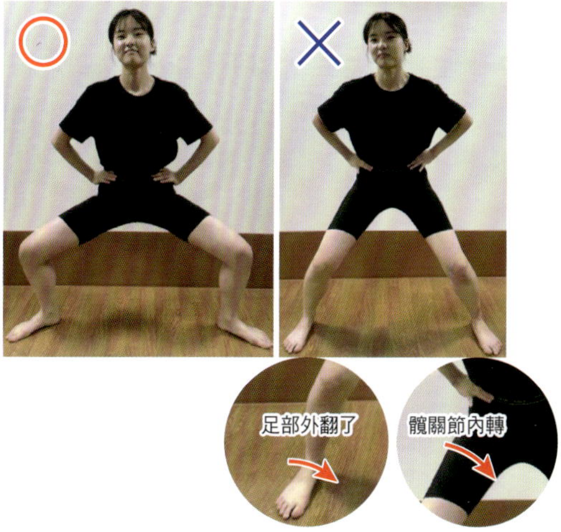

■ 一起學！運動的變化版

◆ **俯臥位的髖關節外轉運動（圖3）：負重下運動有困難時**
- 也有許多患者因為髖關節周圍負重時疼痛等原因，使得在負重狀態下運動有困難。
- 有報告指出閉孔外肌在以髖關節伸展位進行外轉運動時，肌肉活動會增加[1]，所以最好用俯臥、髖關節中間位進行外轉運動。負荷量方面則是低負荷、高頻率。
- 此外，自我運動可以用雙腳內踝部分夾住球的方式進行訓練。（圖4）

圖3

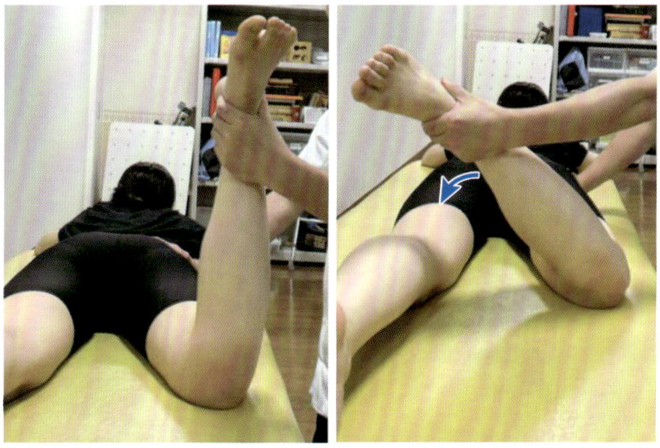

圖4

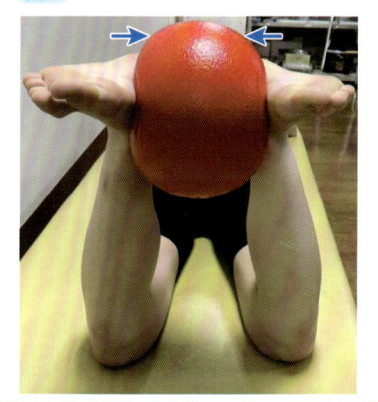

第 6 章　髖關節

58　OKC 運動
髂腰肌的運動

河西謙吾、工藤慎太郎

適用的功能障礙
① 髖關節屈曲肌力低下。

適用的動作障礙
① 起身時軀幹前傾位下骨盆前傾有困難。
② 站立中期～後期步幅減少。

順序

- **姿　勢**：端坐姿。
- **順　序**：①淺淺坐在床或椅子邊緣，雙腳踏地。
  ②骨盆前傾，維持角度屈曲髖關節。此外，髖關節屈曲的角度讓腳底離開地面即可。
- **運動量**：10次為1組，如果無法維持骨盆前傾，或者出現骨盆後傾的情況，務必暫停稍作休息。

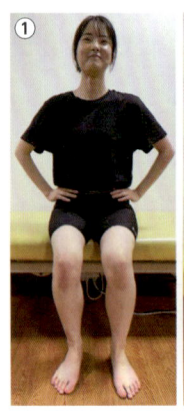

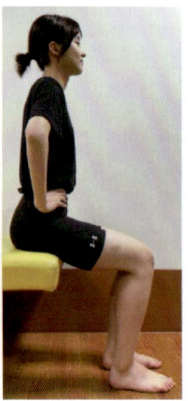

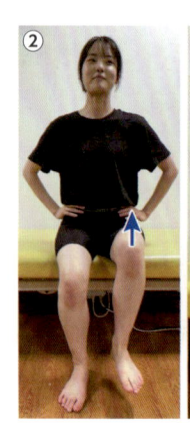

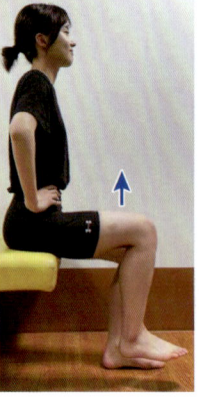

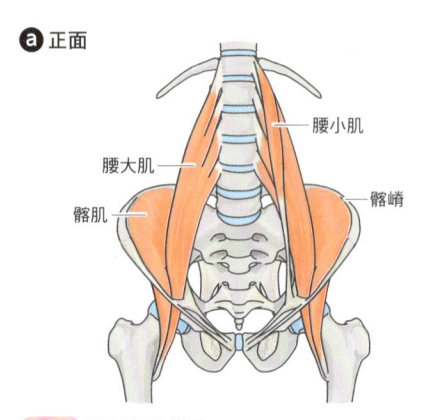

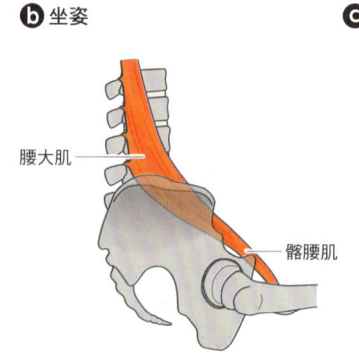

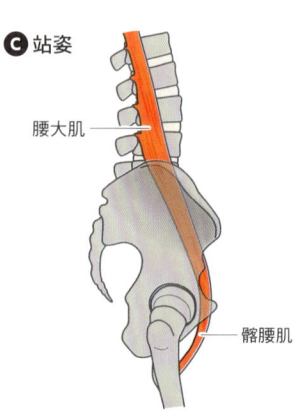

ⓐ 正面　　ⓑ 坐姿　　ⓒ 站姿

腰小肌／腰大肌／髂肌／髂嵴／髂腰肌

重點　髂腰肌的構造

- 髂腰肌分為起於髂窩的髂肌，與起於第1～4腰椎椎體側面的腰大肌。腰大肌是唯一連結軀幹與髖關節的肌肉，不僅會屈曲髖關節，還會讓腰椎前彎。
- 髂腰肌具有隨著髖關節屈曲角度（坐姿、站姿）不同，而改變走向的特徵。具體來說，站立時會因為恥骨與前方的軟組織改變髂腰肌的走向。隨著髖關節伸展，骨頭前方覆蓋率降低，為了彌補不足髂腰肌會從前方限制骨頭的移動。這種伴隨髂腰肌走向變化的作用，有助於穩定髖關節。

運動處方的注意之處

1）注意別讓骨盆後傾（圖1）

- 屈曲髖關節時，骨盆大多會後傾。骨盆後傾位下髂腰肌的活動降低，會由其他髖關節屈肌來代償。

2）注意別讓膝關節伸展（圖2）

- 隨著髖關節屈曲，有時膝關節也會伸展，這是股直肌的代償，與目標肌肉的活動不同。

圖1　骨盆產生後傾

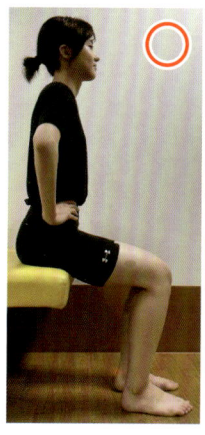

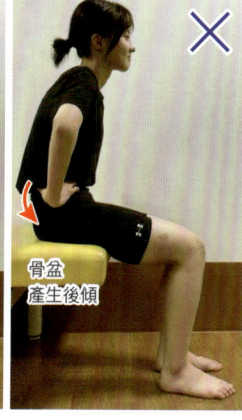

圖2　膝關節伸展了

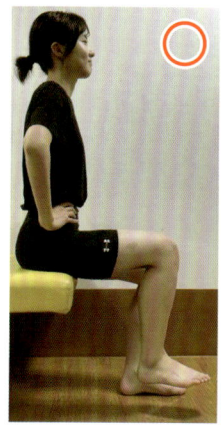

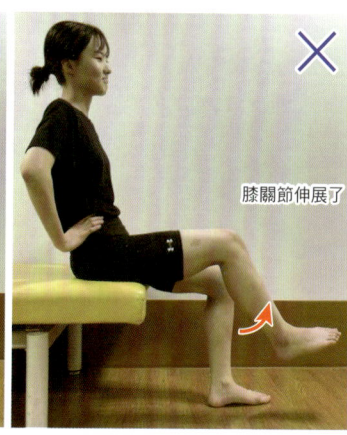

一起學！運動的變化版

◆ 仰臥位的髂腰肌運動（圖3）

- 髂腰肌具有髖關節屈曲與些許的外展作用，所以對用坐姿維持骨盆前傾有困難等類的患者，以仰臥位進行髖關節屈曲、外展運動，有時也有效。

◆ 利用彈力帶的高負荷運動（圖4）

- 如果患者較年輕，利用彈力帶進行高負荷運動兼自主運動也有效果。

圖3　髖關節屈曲、外展

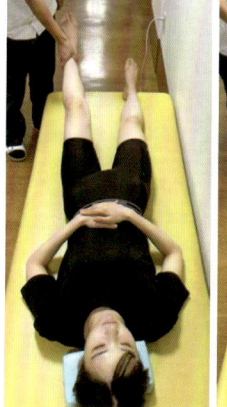

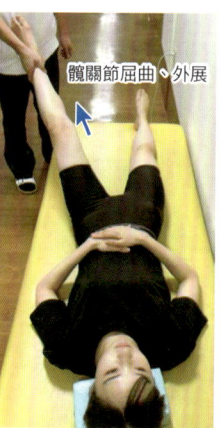

圖4

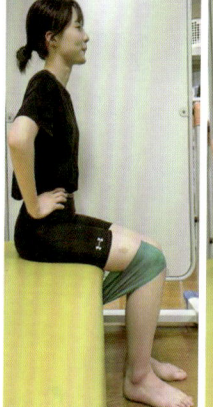

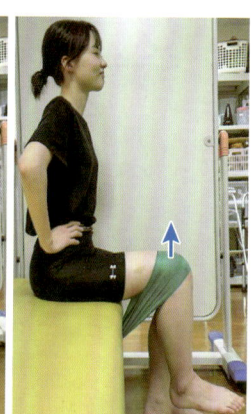

第 6 章 髖關節

59 OKC 運動 臀小肌的運動

河西謙吾、工藤慎太郎

適用的功能障礙
1. 髖關節不穩定。
2. 髖關節外展、內轉肌力低下。

適用的動作障礙
1. 站立初期～中期維持骨盆水平有困難。
2. 站立中期～後期維持骨盆水平有困難。

■ 順序

◆ 姿　勢：側臥。
◆ 順　序：①以髖關節屈曲60°、膝關節屈曲90°的側臥位作為起始姿勢。治療師用一邊大拇指～大魚際觸摸臀小肌肌腹的後緣，一邊用食指～小指抓住髂嵴，抑制骨盆往前轉動。
②進行低負荷的髖關節內轉運動。治療師抓住患者腳跟，誘導髖關節內轉。
③配合髖關節內轉，誘導臀小肌的肌腹往腹側移動。

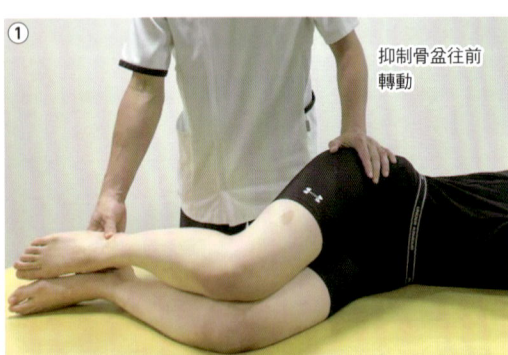

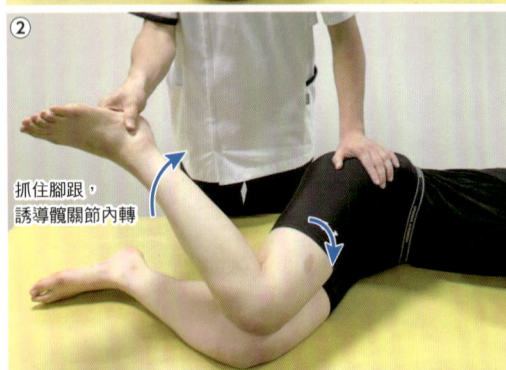

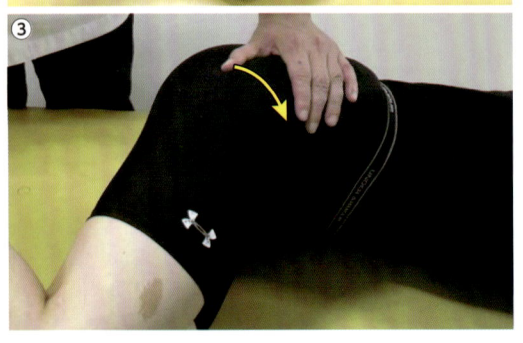

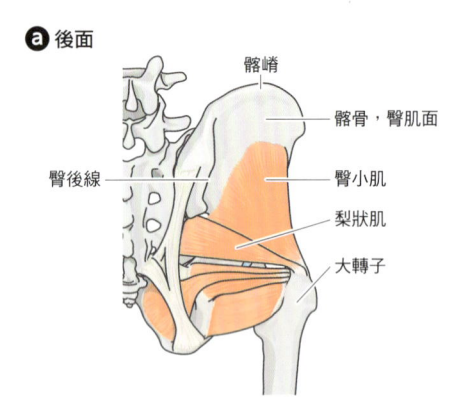

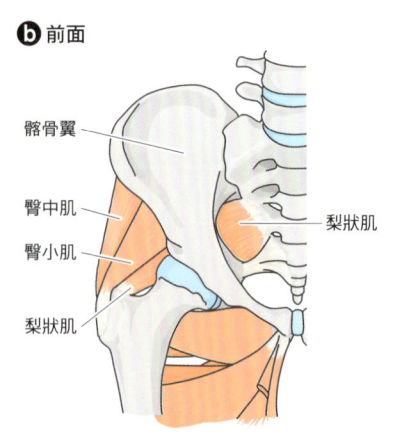

① 抑制骨盆往前轉動

ⓐ 後面
髂嵴／髂骨，臀肌面／臀小肌／梨狀肌／大轉子／臀後線

② 抓住腳跟，誘導髖關節內轉

ⓑ 前面
髂骨翼／臀中肌／臀小肌／梨狀肌／梨狀肌

③

重點　臀小肌的構造
- 臀小肌起於髂骨翼外面的臀前線與臀下線之間，止於大轉子前面，是臀肌群中位置最深層的，藉由結締組織連結關節囊的前上方。由此可知，臀小肌的收縮可防止關節囊及關節唇的夾擠。
- 此外有報告指出，走路時前側纖維在站立期後半的活動高，後側纖維則在站立期前半的活動高[2]。

144　功能性解剖與運動治療

■ 運動處方的注意之處

1）注意骨盆、軀幹有無往前轉動（圖1）

- 髖關節內轉運動有時會產生骨盆往前轉動或軀幹轉動的代償，要一邊誘導運動方向一邊反覆確認。

2）注意臀中肌前側纖維有無過度收縮（圖2）

- 運動速度快，或者負荷過重引起肌肉過度努力時，會變成臀中肌前側纖維為主，相對地抑制臀小肌的活動。有必要觸摸臀中肌，確認有無產生過度的肌肉活動，並確認髖關節有無外展。

圖1

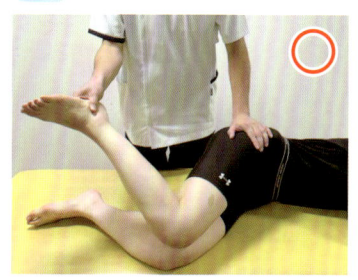

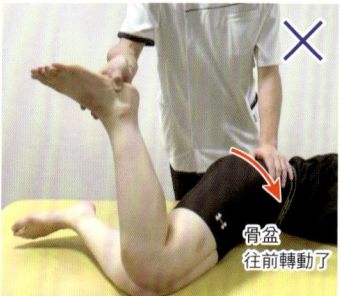

圖2 髖關節外展了

骨盆往前轉動了

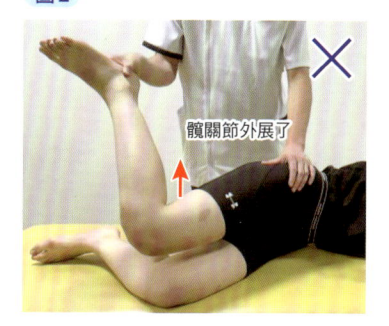

■ 一起學！運動的變化版

◆ 側臥位的髖關節外展、外轉運動（圖3）

- 臀小肌分為前側纖維與後側纖維，站立初期臀小肌後側纖維的活動高，所以也需要利用髖關節外展、外轉個別地訓練後側纖維，需要特別注意在運動最終範圍股骨頭（大轉子）的往後轉動。

圖3

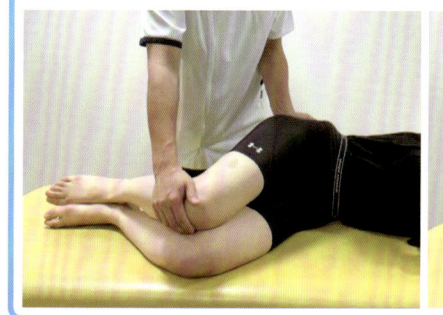

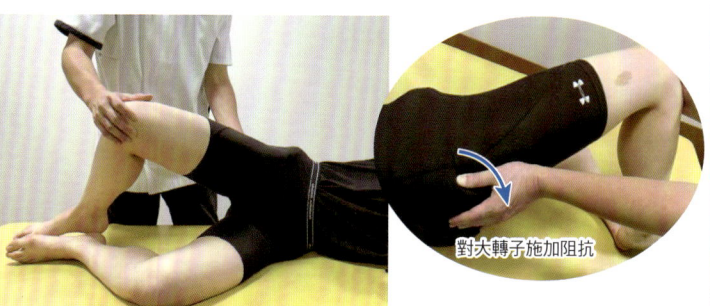

對大轉子施加阻抗

第 6 章 髖關節

60 OKC運動 臀大肌的運動

河西謙吾、工藤慎太郎

適用的功能障礙
1. 髖關節伸展肌力低下。

適用的動作障礙
1. 站立初期的軀幹前傾。
2. 站立初期的髖關節屈曲。

■ 順序

◆ 姿　勢：仰臥。
◆ 順　序：①從床鋪邊緣垂下小腿，讓髖關節呈輕度屈曲位，膝關節屈曲90°作為起始姿勢。
　　　　　②一邊意識到小腿的長軸方向與腳跟負重，一邊反覆伸展髖關節。

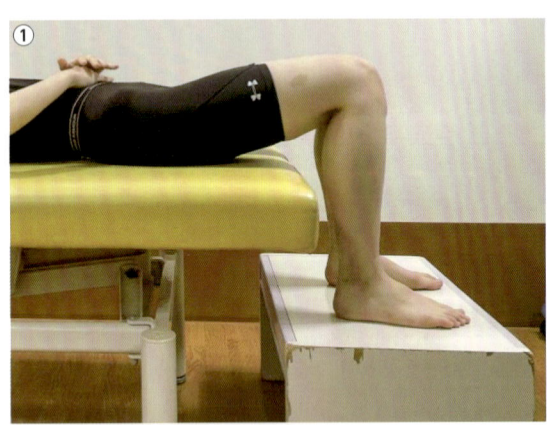

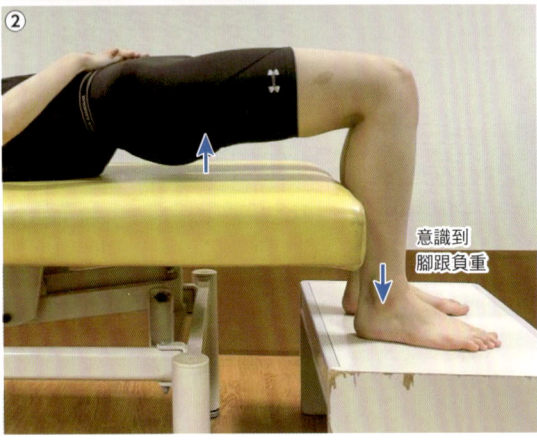

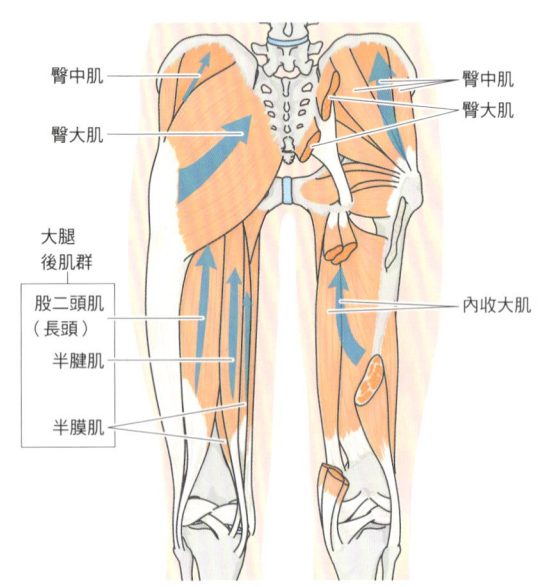

意識到腳跟負重

臀中肌
臀大肌
大腿後肌群
股二頭肌（長頭）
半腱肌
半膜肌
臀中肌
臀大肌
內收大肌

重點 臀大肌的構造
- 臀大肌是髖關節伸展肌中具有最大生理性截面積的肌肉，分為上側纖維與下側纖維，上側作用於外展，下側作用於內收。
- 其他的髖關節伸展肌有內收大肌、大腿後肌群，而這些肌肉在髖關節屈曲75°以上時，會產生約90%的伸展扭矩[3]。
- 此外，臀大肌在髖關節伸展範圍比起其他伸展肌，肌肉活動更加活躍[4]，所以臀大肌的運動最好以髖關節伸展位進行。

運動處方的注意之處

1）注意別讓腰椎變前彎位（圖1）

- 作為臀大肌的代償，豎脊肌等的收縮會增強腰椎前彎，而代償也經常會出現。豎脊肌群事先過度收縮會妨礙臀大肌的活動，所以必須注意。

2）注意是否用前足部承重（圖2）

- 伸展髖關節時，有時會變成對前足部施加負重，意識到小腿的長軸方向且刻意用腳跟承重很重要。如果矯正有困難，用前足部伸出台階的姿勢運動也有效果。

圖1

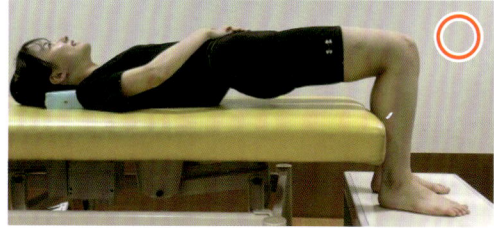

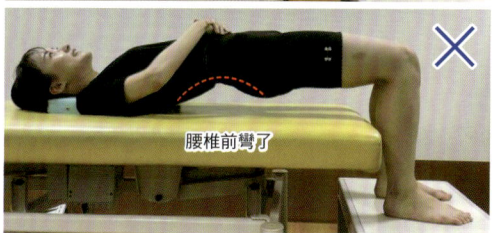

圖2 變成用前足部承重 解決方法

腰椎前彎了

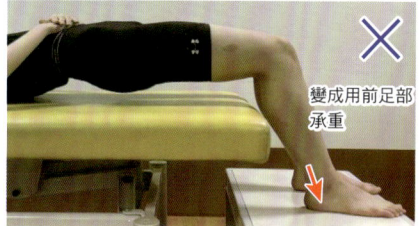

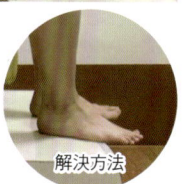

一起學！運動的變化版

◆ OKC下的臀大肌運動（圖3）

- 如果負重下臀大肌的收縮不充分，則用OKC狀態進行運動，目的在於活化臀大肌。此時伸展髖關節加上外展，可以提高肌肉活動。

◆ 髖關節屈曲位下的髖關節伸展運動（圖4）

- 若想要複合式地訓練包含內收大肌與大腿後肌群在內的髖關節伸展肌群，屈曲髖關節75°左右再伸展髖關節很有效。

圖3 伸展　外展、伸展

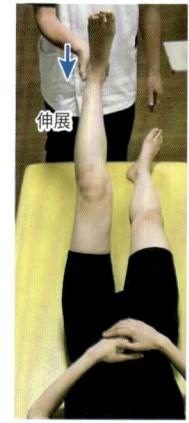

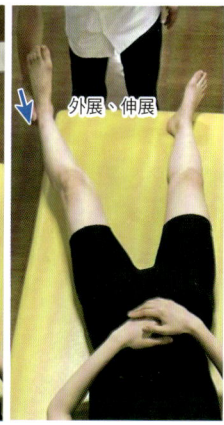

圖4

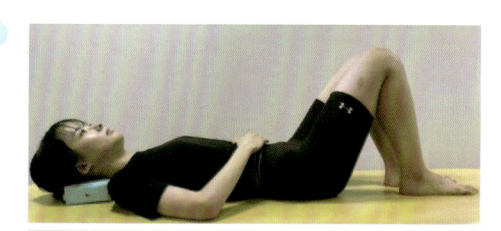

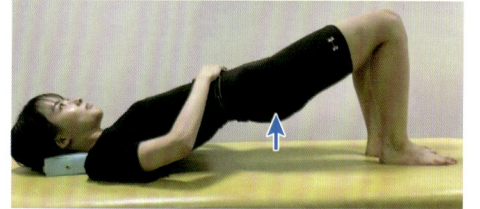

第6章 髖關節

61 OKC運動 臀中肌的運動

河西謙吾、工藤慎太郎

適用的功能障礙
1. 髖關節外展肌力低下。
2. 髖關節不穩定。

適用的動作障礙
1. 站立初期～中期維持骨盆水平有困難。
2. 站立中期骨盆往側邊晃動。

順序

◆ **姿　勢**：側臥。

◆ **順　序**：①讓靠床側的下肢髖關節、膝關節都屈曲90°，維持穩定的側臥姿勢。訓練側的下肢呈髖關節中間位、膝關節伸展位。
　　　　　②外展髖關節，回到起始姿勢。用大拇指觸摸臀中肌的前緣，食指～小指觸摸其肌腹，同時確認外展髖關節時是否有產生提高骨盆的代償。
　　　　　③配合髖關節的外展運動，誘導臀中肌的肌腹往後方移動。

◆ **負荷量**：在小腿遠端部位施加阻抗，如果呈受不了阻抗則改在大腿遠端部位施加阻抗。

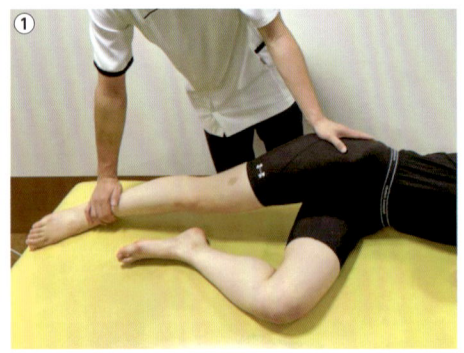

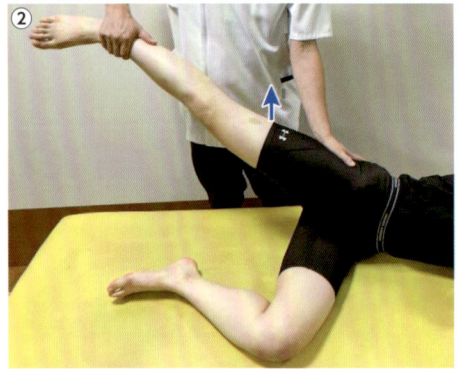

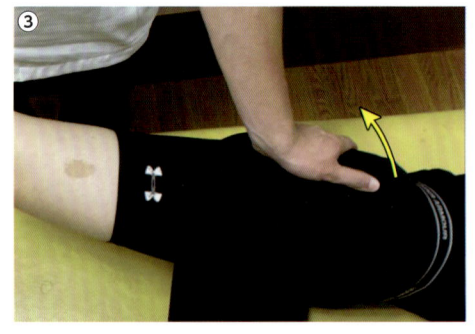

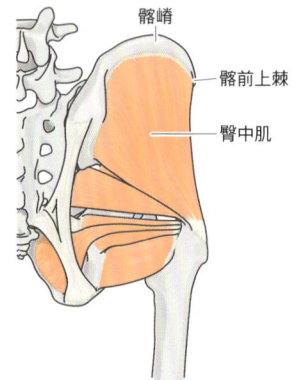

重點　臀中肌的構造
- 臀中肌是最強而有力的髖關節外展肌，肌纖維分為前側纖維與後側纖維，前側纖維具有內轉作用，後側纖維則具有外轉作用。
- 步行時整個站立期都有肌肉活動，尤其在承重反應期時會利用所有肌纖維肌肉活動高[5]。

運動處方的注意之處

1）注意髖關節有無屈曲（圖1）

- 髖關節外展時如果產生闊筋膜張肌的代償，會屈曲髖關節。這種情況下最好稍稍意識到要伸展髖關節，同時誘導外展運動。

2）注意骨盆的往後轉動（圖2）

- 髖關節外展時有時會出現骨盆往後轉動、由股直肌產生代償，這種情況下，有必要從骨盆、臀部的後方徒手制止。

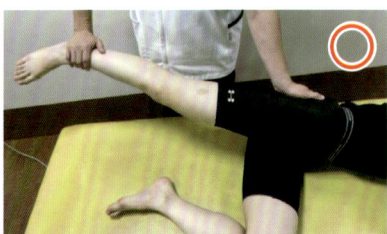

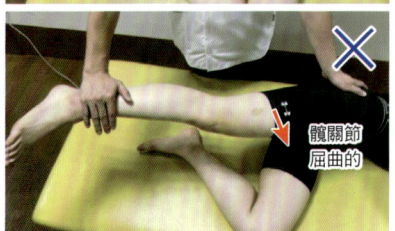

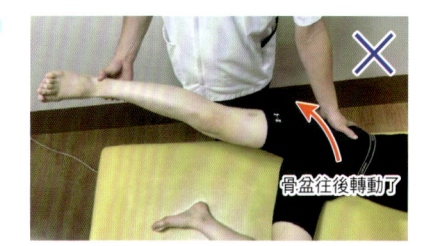

圖1　圖2

骨盆往後轉動了

髖關節屈曲的

一起學！運動的變化版

◆ **臀中肌前側纖維的個別運動（圖3）**：如果承重反應期～站立中期維持骨盆水平有困難

- 臀中肌的前側纖維具有外展、內轉髖關節的作用，由此可知，其個別運動用髖關節內轉位進行外展運動會有效果。

◆ **臀中肌後側纖維的個別運動（圖4）**：如果著地初期～承重反應期維持骨盆水平有困難

- 臀中肌的前側纖維具有外展、外轉髖關節的作用，由此可知，其個別運動用髖關節外轉位進行外展運動會有效果。

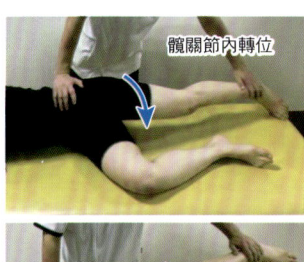

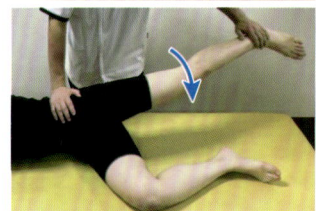

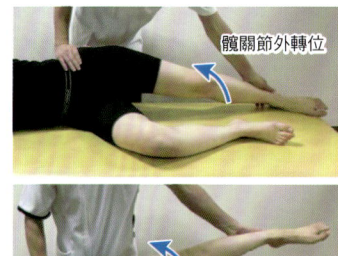

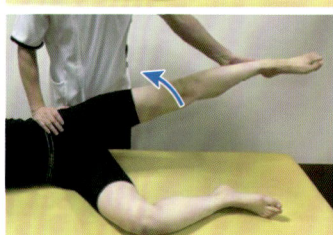

圖3　髖關節內轉位

圖4　髖關節外轉位

第6章 髖關節

62 徒手治療
股直肌的徒手治療

河西謙吾、工藤慎太郎

適用的功能障礙
1. 髖關節屈曲受限。
2. 髖關節屈曲、內轉受限。

適用的動作障礙
1. 蹲踞有困難。
2. 穿脫鞋子有困難。

順序

◆姿　　勢：仰臥。
◆順　　序：①患者髖關節外展，小腿垂下床邊。
　　　　　　②利用膝關節伸展運動觸摸股直肌近端肌腹的內側、外側。
　　　　　　③治療師的手指從位於縫匠肌與闊筋膜張肌之間的股直肌近端肌腹外側緩緩按壓進深層，鬆動到臀小肌表層的肌肉間隙（重點1）。
　　　　　　④治療師指尖像勾住縫匠肌、闊肌膜張肌、臀小肌般維持狀態，再屈曲、伸展患者的膝關節，促使肌肉間隙滑動。
　　　　　　⑤感受伴隨膝關節伸展的股直肌收縮體積（重點2），同時確認髖關節屈曲、內轉時的夾擠有無改善。
◆負荷量：施行2～3分鐘，直到股直肌的壓痛消失。

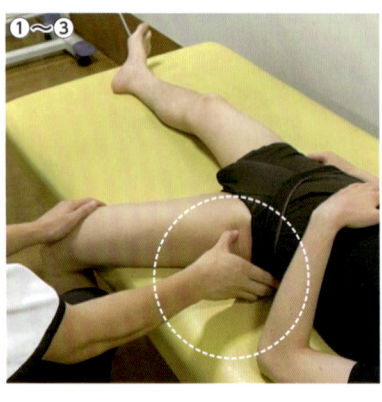

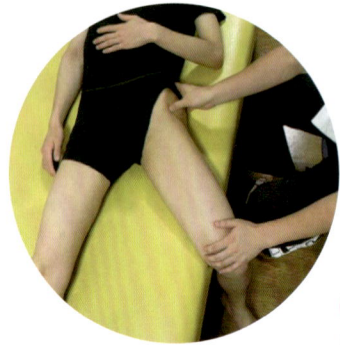

重點1 髖關節外展位下的鬆動術
● 讓髖關節外展、闊筋膜張肌縮短，以此狀態鬆動股直肌、臀小肌。

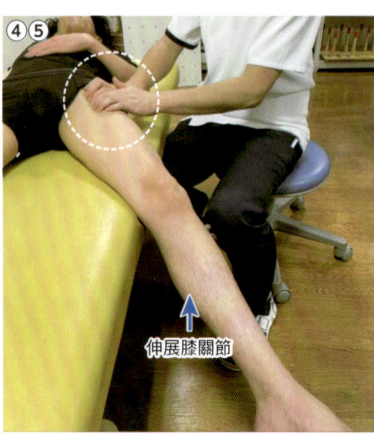

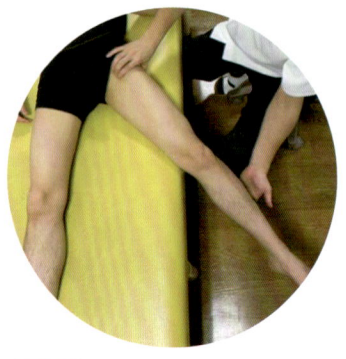

重點2 伸展膝關節，確實觸摸到股直肌與其肌肉間隙
● 利用膝關節伸展運動只讓股直肌收縮，觸摸到股直肌的內緣、外緣，鬆動肌肉間隙。

股直肌周圍的構造

- 股直肌近端部位的表層從內側起依序是髂腰肌（髂肌）、縫匠肌、闊筋膜張肌，深層則有臀小肌、髂腰肌、髂小肌（圖1、2）。這些肌肉的間隙存在著疏鬆結締組織。
- 另外，股直肌（direct head）附著部位的髂前下棘處有脂肪組織[6]。也就是說在股直肌的肌肉收縮等活動時，與周圍肌群之間的滑動很重要。

圖1 MRI橫切面

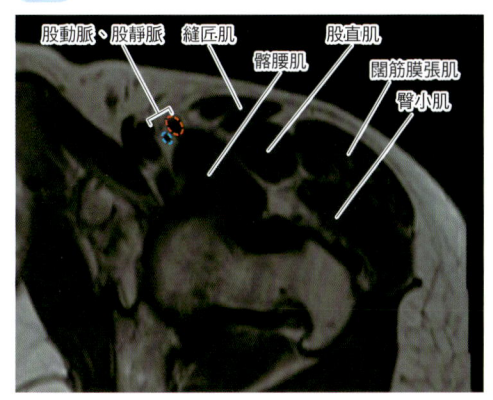

股動脈、股靜脈　縫匠肌　股直肌
　　　　　　　髂腰肌　　闊筋膜張肌
　　　　　　　　　　　　臀小肌

圖2

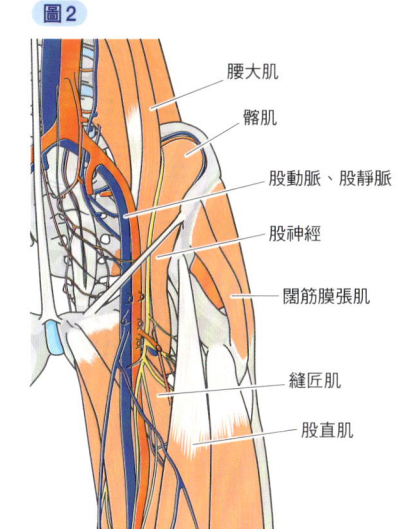

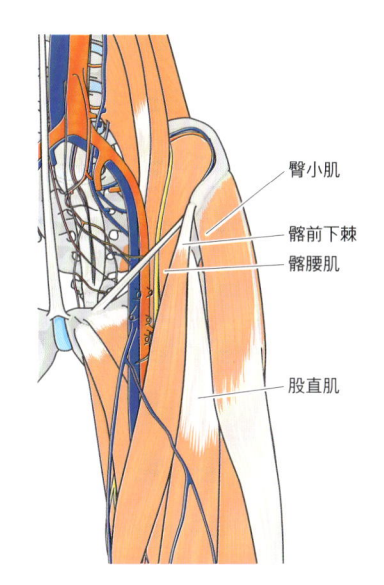

腰大肌
髂肌
股動脈、股靜脈
股神經
闊筋膜張肌
縫匠肌
股直肌

臀小肌
髂前下棘
髂腰肌
股直肌

物理治療的陷阱

1）股神經的壓迫

- 如果過度壓迫股直肌～臀小肌之間，有可能刺激股神經引起疼痛。此時需要避開神經觸摸肌腹的技術。

2）治療股直肌整個周圍的必要性

- 股直肌的周圍包覆著眾多疏鬆結締組織。適度觸摸縫匠肌的外緣及闊筋膜張肌的內緣，手指從表層逐漸鬆動股直肌間隙。等能確保表層肌肉間隙的滑動性之後，手指再按壓進更深層的臀小肌間隙。

第 6 章 髖關節

63 徒手治療
閉孔外肌的舒緩法

河西謙吾、工藤慎太郎

適用的功能障礙
① 閉孔神經的絞扼障礙。
② 髖關節外轉肌力低下。

適用的動作障礙
① 單腳站立時維持骨盆水平有困難。
② 站立初期～中期的下肢負重量低下。

■ 順序

◆ 姿　勢：仰臥。
◆ 順　序：①治療側立起膝蓋，治療師一隻手扶著大腿～膝蓋外側，另一隻手固定對側的骨盆（重點1）。
　　②低負荷地反覆髖關節外展、外轉（開腳）運動。
　　③誘導患者開腳運動不要太出力（重點2）。

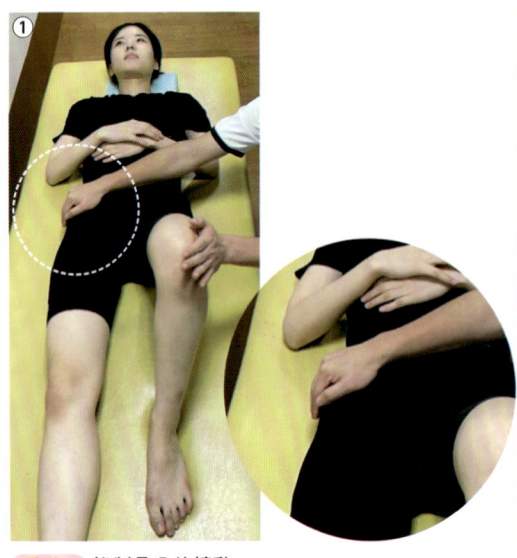

重點1 抑制骨盆的轉動
● 徒手固定對側的骨盆，藉由校正伴隨髖關節開腳而來的骨盆轉動，能讓髖關節本身輕鬆運動。

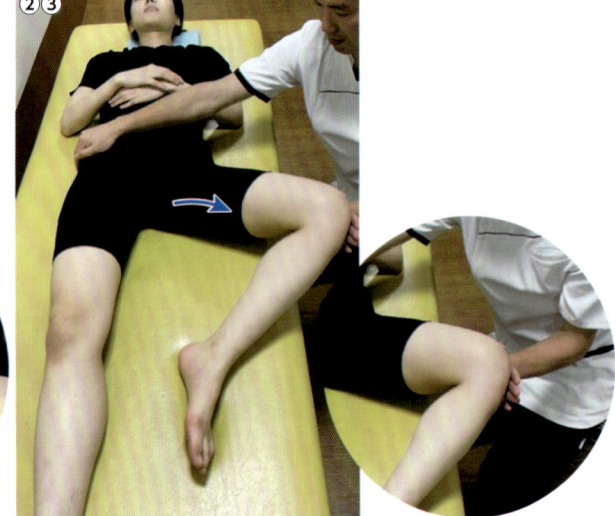

重點2 預防內收肌群的過度緊繃
● 治療師手掌觸碰患者膝蓋外側、維持固定的運動速度，注意別讓開腳運動太出力。

■ 閉孔外肌的解剖學位置與作用

● 閉孔外肌起於閉孔膜外面，附著於轉子窩下方部分（圖1、2），不僅作用於髖關節外轉，也會作用於髖關節屈曲、內收，是深層外轉六肌中體積龐大的肌肉（圖3）。
● 使用MRI進行探討，有報告指出髖關節伸展位下進行外轉運動，會增加閉孔外肌的肌肉活動[1]。

髖關節 第6章

圖1

閉孔神經
閉孔外肌
恥骨肌
閉孔神經前枝
閉孔神經後枝
內收長肌

圖2

孖上肌
孖下肌
閉孔內肌
閉孔外肌

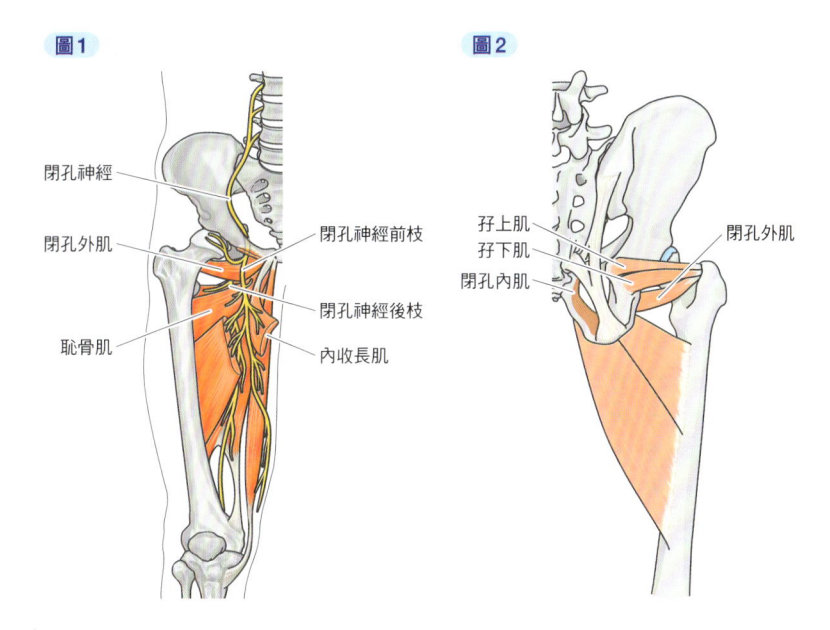

圖3 MRI橫剖面

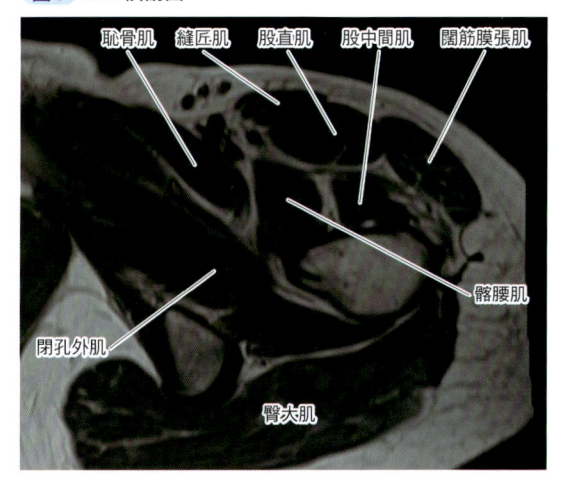

恥骨肌　縫匠肌　股直肌　股中間肌　闊筋膜張肌
髂腰肌
閉孔外肌
臀大肌

物理治療的陷阱

1）伴隨閉孔外肌緊繃的股骨頸往前方偏移

- 閉孔外肌從閉孔前方往後方走，有如纏繞股骨頸一般（圖2）。由此可知，閉孔外肌的緊繃會促使股骨頸往前方（腹側）偏移，所以放鬆此處很重要。

2）伴隨閉孔外肌緊繃的閉孔神經絞扼障礙

- 閉孔外肌的腹側有閉鎖神經行走（圖1），所以閉孔外肌過度緊繃或攣縮引起的閉孔神經絞扼也會在臨床上造成問題。

第 6 章　髖關節

64　徒手治療
股神經的徒手治療

河西謙吾、工藤慎太郎

適用的功能障礙
1. 髖關節屈曲受限。
2. 髖關節伸展受限。

適用的動作障礙
1. 蹲踞動作困難。
2. 站立末期的髖關節伸展不足。

順序

◆ 姿　勢：仰臥。
◆ 順　序：①患者從床邊垂下小腿。
　　　　　②從股直肌、縫匠肌內側找出股動脈（重點1）。
　　　　　③避開股動脈，治療師的指尖從縫匠肌與股直肌內側往深層按壓（重點2）。
　　　　　④施行膝關節屈曲、伸展運動，促使股神經周圍的肌肉滑動。

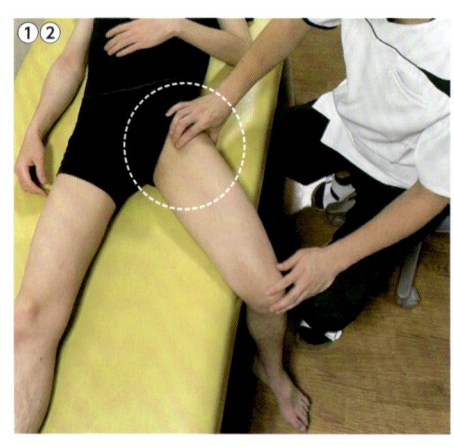

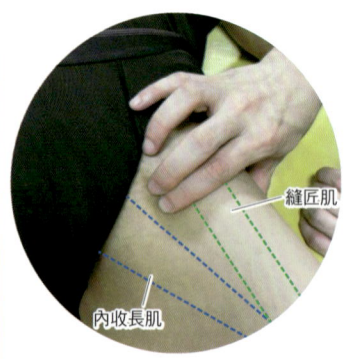

縫匠肌
內收長肌

重點1　確認股動脈、股靜脈的搏動
● 股動脈、股靜脈行走於腹股溝韌帶、內收長肌、縫匠肌構成的三角地帶之內，因此以此處為目標便可輕鬆觸摸到。

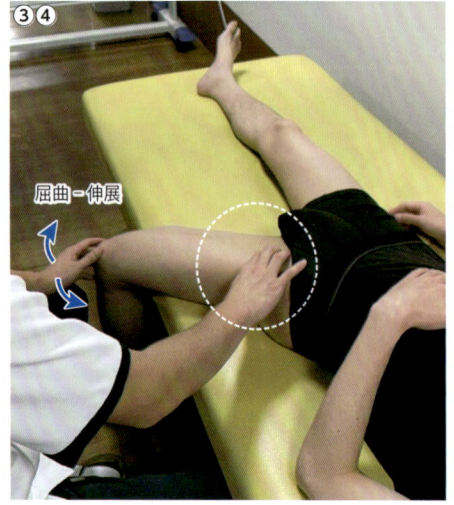

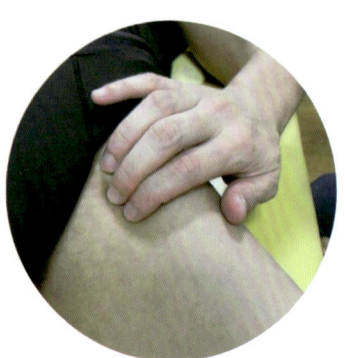

屈曲－伸展

重點2　指尖從股直肌、縫匠肌內側往深層按壓
● 股神經有滾動感，一旦壓迫到大腿前面會不舒服。

154　功能性解剖與運動治療

股神經周圍的構造

- 股神經通過腹股溝韌帶後方的肌腔隙，到達大腿前面（圖1、2）股神經在鼠蹊部與股動脈、股靜脈並行，表層外側有縫匠肌、股直肌，深層有髂肌，行走於這些肌肉之間。
- 這些肌肉之間分布著疏鬆結締組織（圖3），一旦黏著也會降低股神經的滑動。

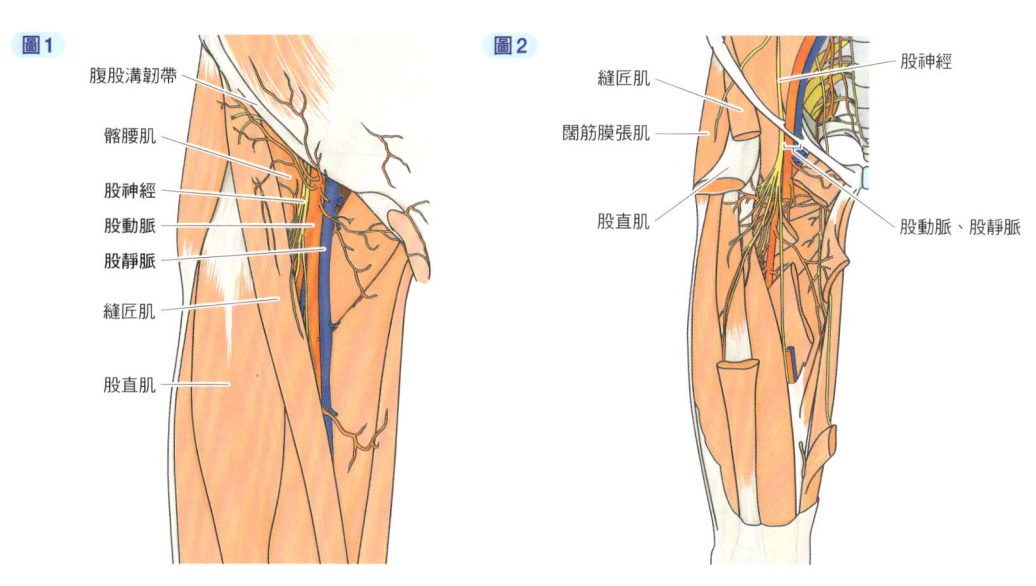

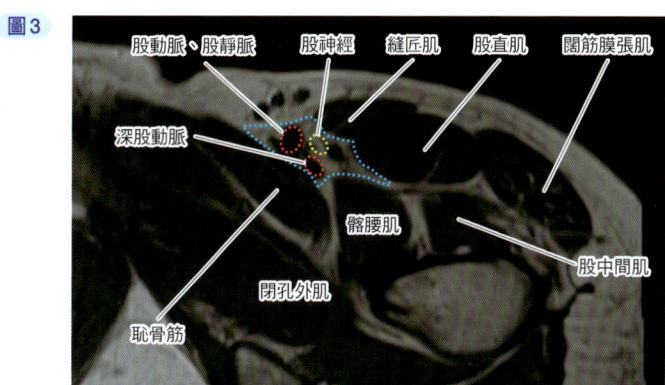

圖1
腹股溝韌帶
髂腰肌
股神經
股動脈
股靜脈
縫匠肌
股直肌

圖2
縫匠肌
闊筋膜張肌
股直肌
股神經
股動脈、股靜脈

圖3
股動脈、股靜脈　股神經　縫匠肌　股直肌　闊筋膜張肌
深股動脈
髂腰肌
股中間肌
閉孔外肌
恥骨筋

物理治療的陷阱

1）股神經的過度壓迫

- 由於髖臼發育不良引起前方不穩定，產生髂肌肥厚或關節囊前方發炎時，容易因為過度壓迫股神經誘發疼痛，必須多注意。

2）結合針對股直肌的徒手治療

- 股神經位於股直肌的內側深層，換句話說，可藉此預測會大大受到股直肌滑動性的影響，所以結合針對股直肌周圍疏鬆結締組織的手法（請參照第6章-62），能有效舒緩股神經。

第6章 髖關節

65 徒手治療
股外側皮神經的徒手治療

河西謙吾、工藤慎太郎

適用的功能障礙
❶ 大腿外側疼痛。

適用的動作障礙
❶ 站立初期的大腿外側疼痛。
❷ 站立初期的下肢負重量低下。

■ 順序

◆ 姿　勢：仰臥（膝關節輕度屈曲）。
◆ 順　序：①讓患者髖關節輕度外轉，觸摸到髂前上棘（ASIS）（重點1）。
　　　　　②在ASIS的2～3橫指遠端處，觸摸到闊筋膜張肌的內緣以及縫匠肌的外緣。
　　　　　③股外側皮神經位於闊筋膜張肌與縫匠肌之間深0.5mm左右的淺層，所以一邊想像著一邊用指尖如撥弦般仔細地觸摸。
　　　　　　訣竅　如果觸摸到神經，患者大多會表示「有點不舒服的疼痛或感覺怪怪的」。
　　　　　④往內側、外側細心地舒緩神經周圍（重點2）。

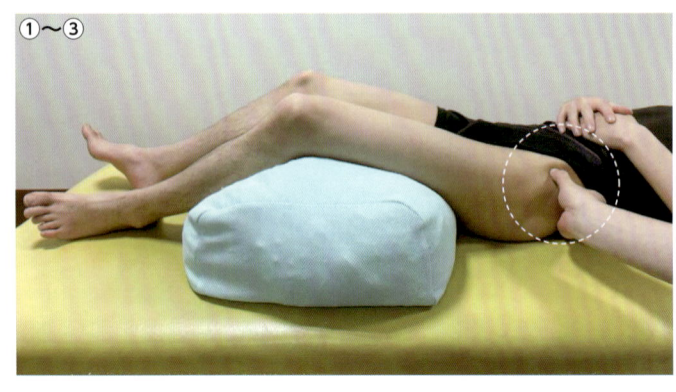

①～③

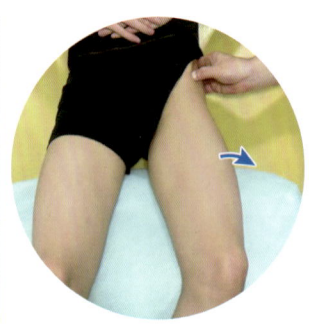

重點1　放鬆的姿勢
● 髖關節輕度外轉，防止髖關節前面的肌肉過度緊繃。

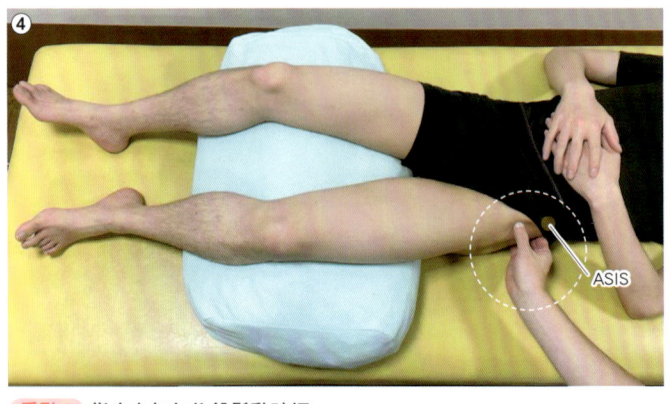

④

ASIS

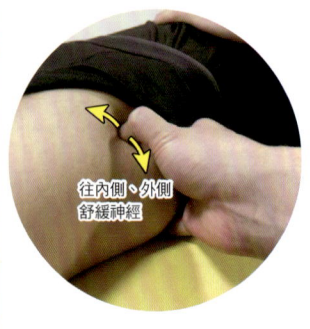

往內側、外側
舒緩神經

重點2　指尖有如勾住般鬆動神經
● 股外側皮神經位於表層，所以在縫匠肌－闊筋膜張肌之間、股直肌的表層處輕輕勾起皮膚，如撥弦般施行手技，便能誘發大腿外側異狀或不舒服的疼痛。

股外側皮神經周圍的構造

- 股外側皮神經是從髂前上棘ASIA內側通過縫匠肌與闊筋膜張肌之間，往大腿外側的皮下組織行走（圖1、2）。部分纖維會往後面分枝，支配大轉子附近的皮膚（圖3）。
- 在從前方動刀的人工髖關節置換術等之後，有時會由於損傷或腫脹等原因受到絞扼。

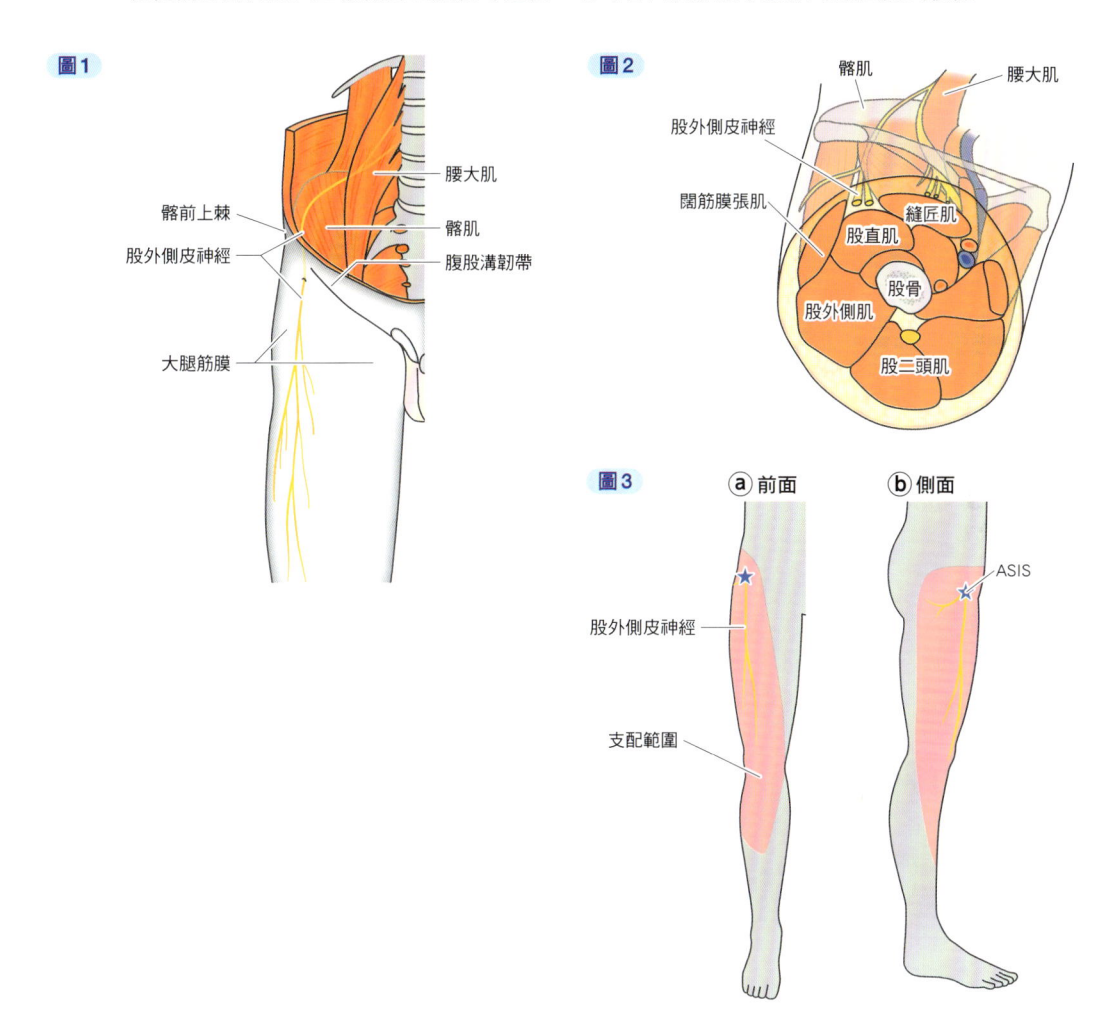

圖1

圖2

圖3 ⓐ 前面　ⓑ 側面

物理治療的陷阱

1）股外側皮神經的鑑別

- 股外側皮神經通過腹股溝韌帶的深層後，會在ASIS遠端部位貫穿筋膜，出現在表層（圖1），之後又再分枝，所以能鬆動的範圍僅限在約為ASIS算起1個手掌的寬度內，必須多注意。

2）股外側皮神經的功能

- 股外側皮神經是主司大腿前外側感覺的感覺枝（圖3），由此可知，即使神經受損也不會產生肌力降低等情況。
- 大腿外側疼痛常見於人工髖關節置換後等髖關節疾病中，如果大腿會疼痛，可將此神經考慮進去。

第 6 章　髖關節

66　徒手治療
臀上皮神經的徒手治療

河西謙吾、工藤慎太郎

適用的功能障礙
❶ 腰臀疼痛。

適用的動作障礙
❶ 伴隨軀幹前彎、後彎、轉動的動作受限。

■ 順序

◆ 姿　勢：側臥或俯臥。
◆ 順　序：①側臥位時髖關節屈曲60°，或者用俯臥，在腹部墊個抱枕，防止腰椎前彎。
　　　　　②觸摸髂後上棘（PSIS），往外側約4.5 cm（3～4橫指）處確認是髂嵴（**重點1**）。
　　　　　③指尖有如與臀上皮神經成90°直角般，從髂嵴往尾端1～2橫指處，便能在臀部皮下脂肪內觸摸到細微的滾動感，這就是臀上皮神經。
　　　　　④如果觸摸到神經就會誘發疼痛。接著與神經成90°直角般施行鬆動術（**重點2**）。

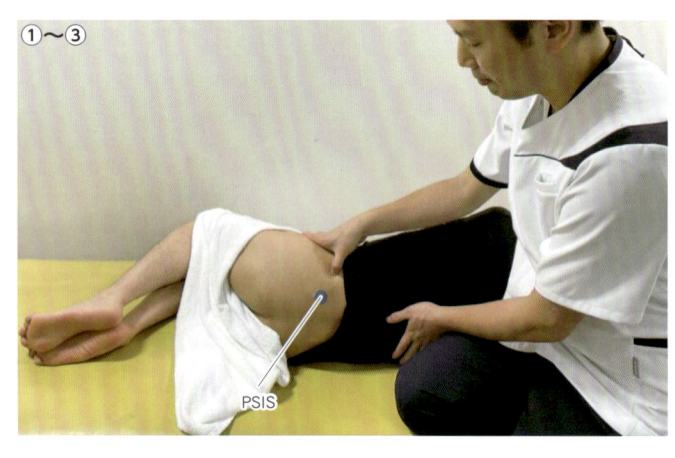

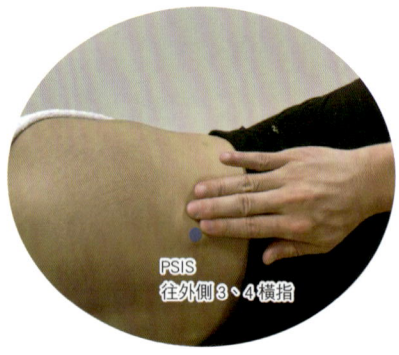

重點1　為了觸摸到臀上皮神經用的地標
● 以PSIS往外側3～4橫指、髂嵴往尾端1～2橫指處為基準。

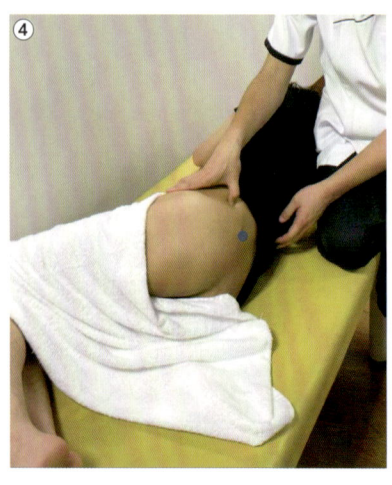

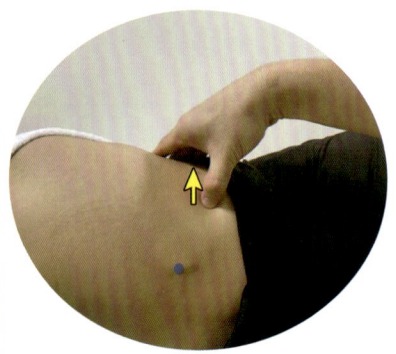

重點2　與臀上皮神經成90°直角般施行鬆動術
● 雖然臀上皮神經的走向各式各樣，但都位在**重點1**的基準點外側。與神經成90°直角，如撥弦般從中央往外側勾動手指便能觸摸到。

臀上皮神經周圍的構造

- 臀上皮神經是從Th 12到L 5的神經後枝外側枝變成的（圖1）。腰椎高度L 1～3的神經後枝外側枝在髂嵴附近貫穿胸最長肌、髂肋肌、胸腰筋膜，分布於臀部（圖2）。
- 臀上皮神經內側枝位於髂後上棘PSIS往外側平均4.5cm處（圖3），不過有報告指出其個體差異大[7]。

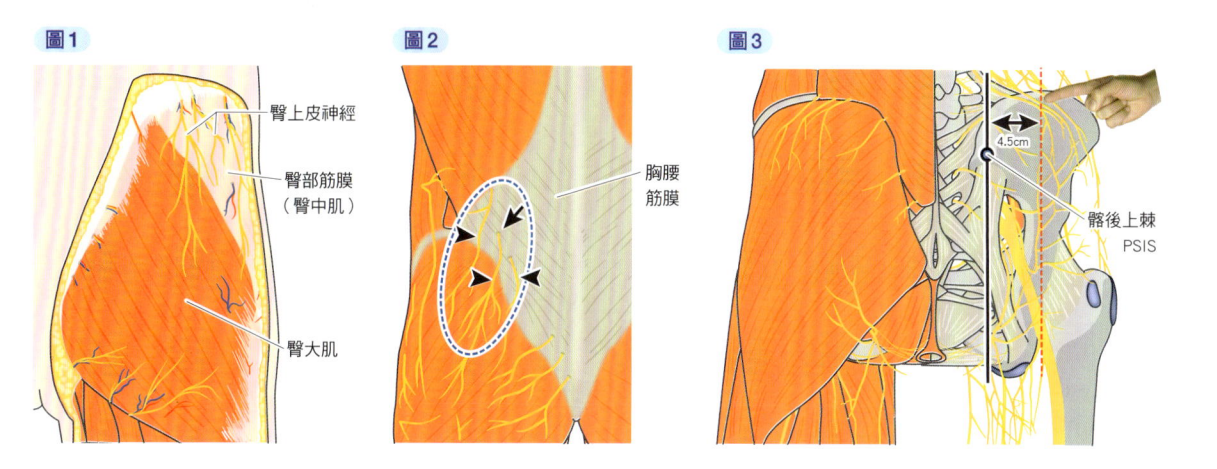

圖1

臀上皮神經
臀部筋膜（臀中肌）
臀大肌

圖2

胸腰筋膜

圖3

4.5cm
髂後上棘 PSIS

物理治療的陷阱

1）骨纖維隧道（osteofibrous tunnel，暫譯）、胸腰筋膜貫穿處的絞扼障礙

- 髂嵴上有個稱為骨纖維隧道、位於筋膜的神經開口部位[8]，與胸腰筋膜貫穿處同樣都是臀上皮神經的絞扼部位。
- 改善附著於胸腰筋膜的闊背肌、腹內斜肌、腹橫肌的功能也很重要。

2）臀上皮神經周圍的皮下組織滑動不全

- 有報告指出，聚攏臀部的皮膚、舒緩皮下組織能減輕疼痛[9]，由此可知，如果介入這種使皮膚彎曲的手法後症狀有改變，要懷疑皮下組織有滑動障礙，處理臀部周圍的皮下組織很重要。

3）豎脊肌過度緊繃產生的絞扼障礙

- 已知脊柱後彎變形使得豎脊肌的肌內壓上升，會引起臀上皮神經的絞扼[10]。透過骨盆反覆前傾後傾的運動，收縮舒緩豎脊肌改善循環，還有考慮活化骨盆前傾時的髂腰肌，用以獲得腰椎前彎列位的手技都很重要。

第 6 章 髖關節

67 徒手治療
臀上神經的徒手治療

河西謙吾、工藤慎太郎

適用的功能障礙
① 臀中肌、臀小肌、闊筋膜張肌（外展肌）的肌力低下。

適用的動作障礙
① 站立期的德氏跛行。
② 站立期的裘馨氏跛行。

■ 順序

◆ 姿　勢：俯臥。
◆ 順　序：①觸摸地標髂後上棘（PSIS）與大轉子上緣（重點1）。
　　　　　②在上述地標的連線遠端側，觸摸到位於臀大肌深層的梨狀肌上緣。
　　　　　③舒緩位於梨狀肌上緣、臀中肌與臀小肌之間的臀上神經、上臀動脈（重點2）。

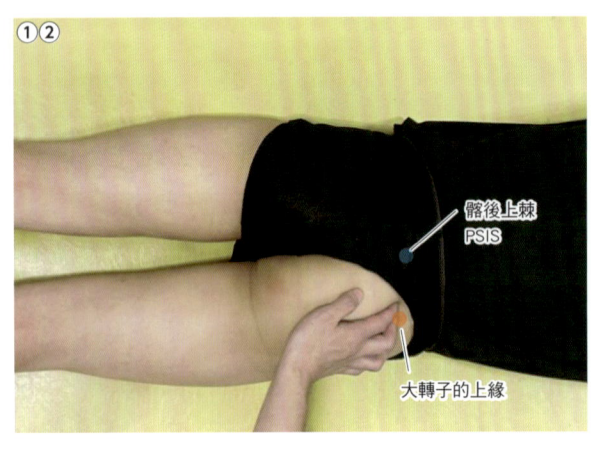

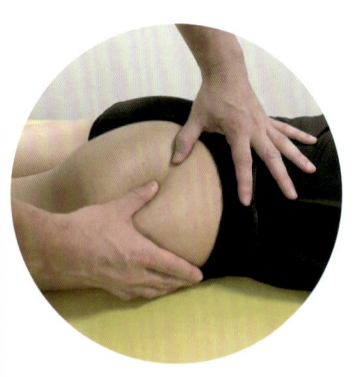

①②

髂後上棘
PSIS

大轉子的上緣

重點1 觸摸臀上神經用的地標
● 在PSIS與大轉子的連線上鑑別梨狀肌。

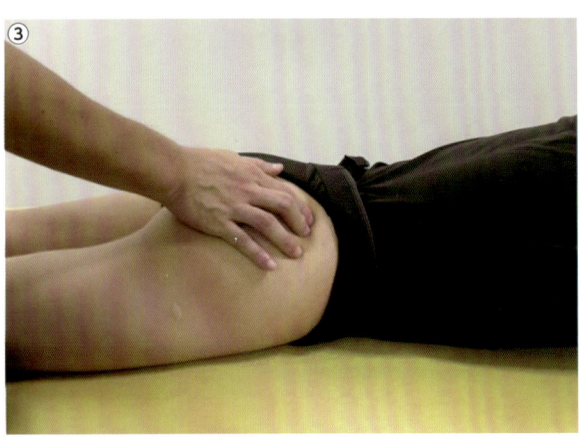

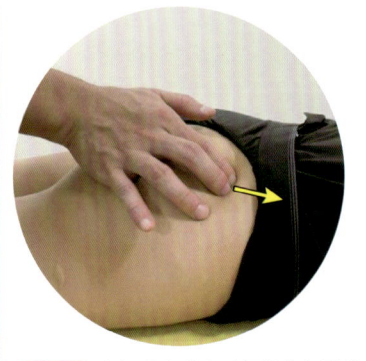

③

重點2 有如垂直臀上神經般施行鬆動術
● 在臀小肌的表層，從梨狀肌上緣有如垂直臀上神經般活動周圍組織。

臀上神經周圍的構造

- 臀上神經與上臀動脈一起通過梨狀肌上側的坐骨大孔（梨狀肌上孔），行走於臀中肌與臀小肌之間（圖1、2）。之後在臀中肌、臀小肌、闊筋膜張肌分枝並支配這些肌肉。有時臀上神經會伴隨梨狀肌攣縮等情況受到絞扼。

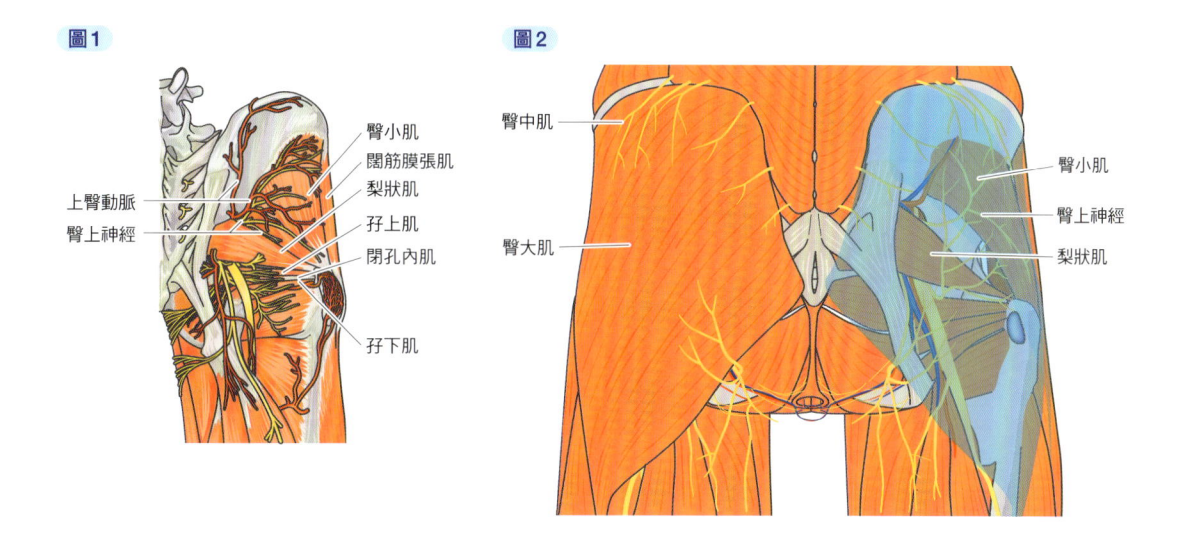

圖1

臀小肌
闊筋膜張肌
梨狀肌
孖上肌
閉孔內肌
孖下肌
上臀動脈
臀上神經

圖2

臀中肌
臀大肌
臀小肌
臀上神經
梨狀肌

物理治療的陷阱

1）臀上神經支配肌肉（髖關節外展肌）的肌力低下

- 隨著梨狀肌過度緊繃，有時臀上肌會在梨狀肌上孔處受到絞扼。不只要注意同部位的壓痛，對臀上神經支配的臀中肌、臀小肌、闊筋膜張肌進行肌力評估也很重要。

2）臀上神經的鑑別

- 臀上神經在坐骨大孔中也是隔著梨狀肌通過梨狀肌上孔，行走於臀小肌與臀中肌之間。
- 由此可知，臀上神經很難像其他神經一樣用指尖觸摸到滾動感，所以在梨狀肌上緣、著重於臀小肌表層對周圍組織施行手技很重要。

第6章　髖關節

68 徒手治療　臀中皮神經的徒手治療

河西謙吾、工藤慎太郎

適用的功能障礙
① 腰臀疼痛。

適用的動作障礙
① 伴隨軀幹前彎、轉動的動作受限。

順序

◆ 姿　勢：側臥。
◆ 順　序：①患者兩側髖關節屈曲60°。
　　　　　②觸摸到髂後上棘（PSIS），治療師手指往尾側移動確認骶髂韌帶（重點1）。
　　　　　③治療師手指平行骶髂韌帶移動，尋找臀中皮神經（重點2）。臀中皮神經走向有如垂直指尖，容易觸摸到。
　　　　　④施行鬆動術時屈曲大拇指指間關節（IP），用遠側指骨的尖端像是摩擦臀中皮神經及周圍組織般較弱的壓力進行。

　　訣竅　S2骶後孔之後臀中皮神經大多會分枝。

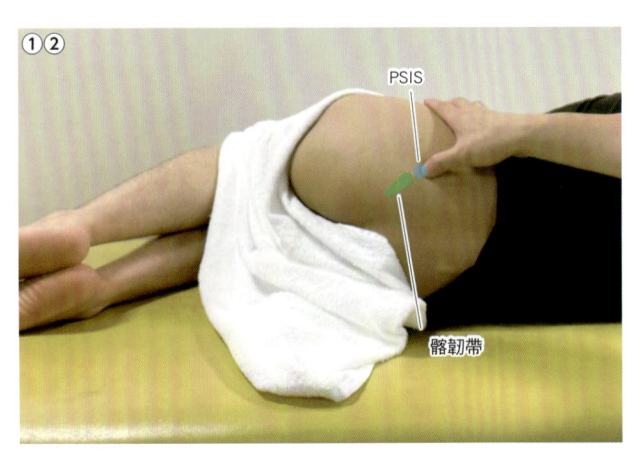

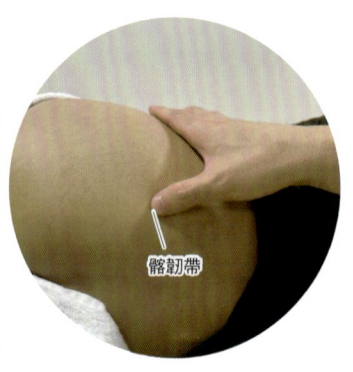

①② PSIS　髂韌帶

重點1 為了觸摸到臀中皮神經用的地標
● 在PSIS尾側觸摸骶髂韌帶。

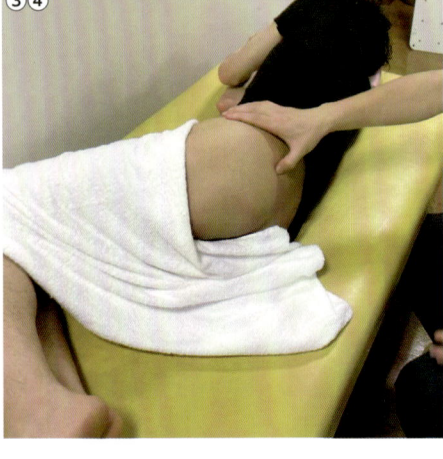

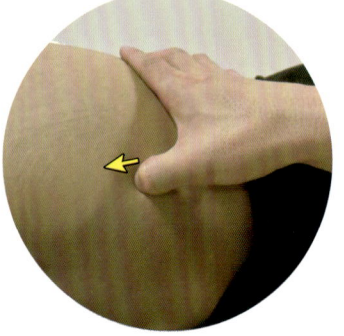

③④

重點2 在骶髂韌帶上施行鬆動術
● 要觸摸到臀中皮神經非常困難，所以應平行骶髂韌帶施行鬆動術，以促使周圍組織滑動。

162　功能性解剖與運動治療

臀中皮神經周圍的構造

- 臀中皮神經源自S1～3後枝，是貫穿臀大肌後分布於臀部皮下組織的感覺神經（圖1～3）。臀中皮神經行走於骶髂韌帶（圖4）的上下方，但此處會產生絞扼障礙（圖1○）。此外，有部分神經又分枝到骶髂關節內[11]。

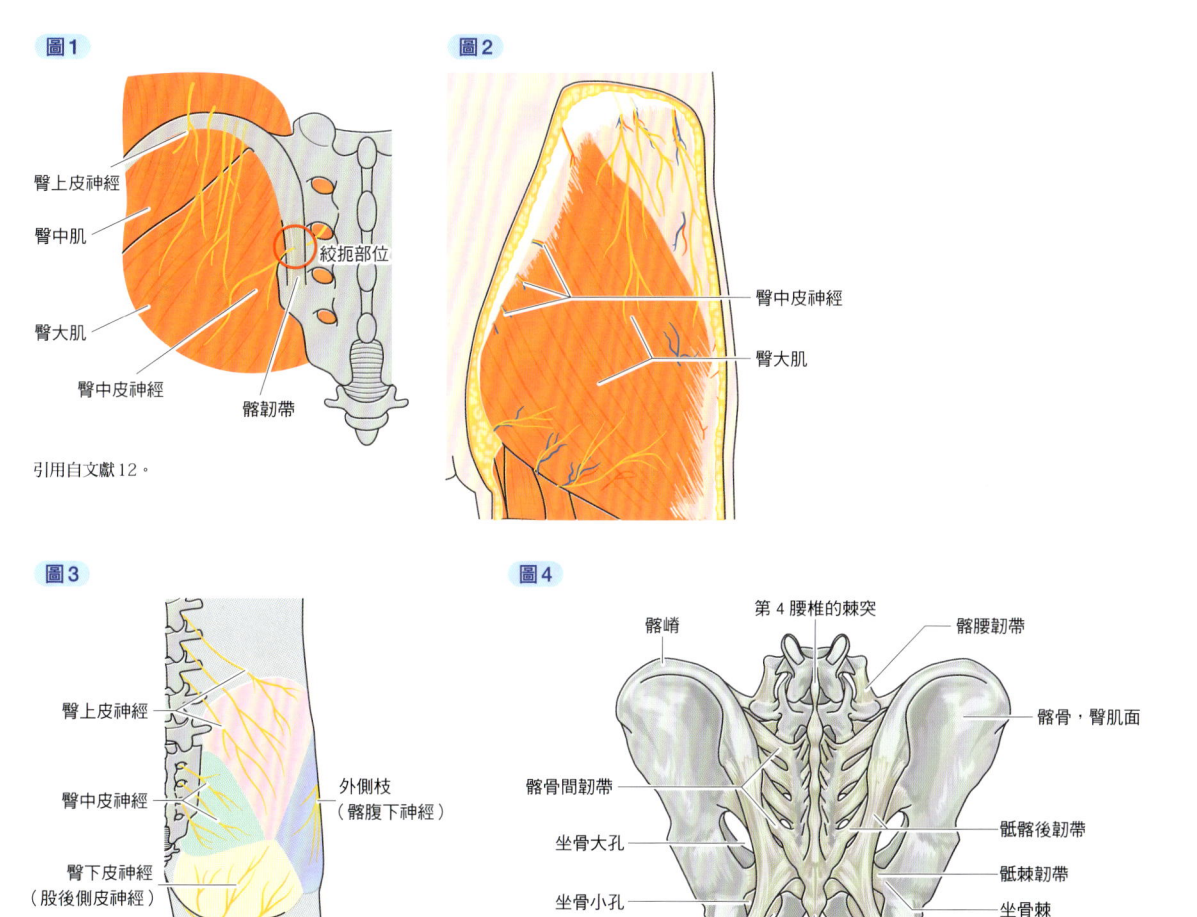

圖1

- 臀上皮神經
- 臀中肌
- 臀大肌
- 臀中皮神經
- 髂韌帶
- 絞扼部位

引用自文獻12。

圖2

- 臀中皮神經
- 臀大肌

圖3

- 臀上皮神經
- 臀中皮神經
- 臀下皮神經（股後側皮神經）
- 外側枝（髂腹下神經）

圖4

- 髂嵴
- 第4腰椎的棘突
- 髂腰韌帶
- 髂骨，臀肌面
- 髂骨間韌帶
- 坐骨大孔
- 坐骨小孔
- 閉孔膜
- 坐骨粗隆
- 骶髂後韌帶
- 骶棘韌帶
- 坐骨棘
- 骶結節韌帶
- 尾骨

物理治療的陷阱

1）臀中皮神經的絞扼

- 有報告指出臀上皮神經絞扼有40%結合了臀中皮神經絞扼[12]。由此可知，如果對臀上皮神經施行手技難以改善腰臀疼痛，要考慮是臀中皮神經絞扼，試著舒緩臀中皮神經。

2）與骶髂關節疼痛的鑑別

- 行走於骶髂韌帶下方的臀中皮神經也很多，此處是容易受到絞扼的部位，壓痛部位也很相似，所以有必要注意指尖的壓力，適度鑑別。
- 如果有結合臀上皮神經絞扼，或是微弱壓力即誘發疼痛，則懷疑是臀中皮神經絞扼。另一方面，以相對較強的壓力誘發疼痛，再加上有骨科測試（牛頓測試、蓋斯林氏測試、派翠克氏測試）所見，則懷疑是骶髂關節疼痛。

第 6 章 髖關節

69 徒手治療
坐骨神經的徒手治療

河西謙吾、工藤慎太郎

適用的功能障礙
1. 大腿後側感覺障礙。
2. 大腿後側疼痛。
3. 髖關節屈曲、膝關節伸展受限。

適用的動作障礙
1. 起立有困難。
2. 擺動末期的膝伸展減速不足。

■順序

◆姿　勢：仰臥。
◆順　序：①膝關節屈曲45°以上，小腿放在治療師肩膀維持姿勢。
　　　　　②在大腿後面中央部分觸摸到股二頭肌與其深層的內收大肌，確認兩肌肉之間的坐骨神經。
　　　　　③治療師的手指有如垂直股二頭肌般，從坐骨神經的內側、外側按壓進深層，往短軸方向施行鬆動術。
　　　　　④接著為了提高坐骨神經與其周圍組織間的滑動，有如壓迫周圍組織般固定住，再屈曲、伸展膝關節，促使坐骨神經的長軸滑動。

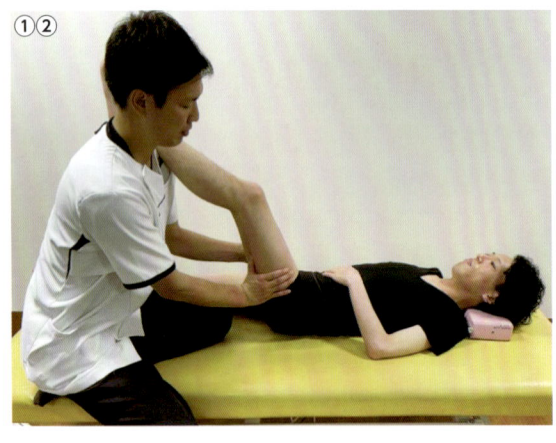

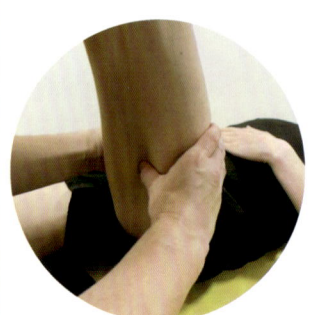

重點1 往坐骨神經短軸方向的鬆動術
- 從內側、外側避開股二頭肌的肌腹，手指一邊按壓進坐骨神經周圍組織，往短軸方向施行鬆動術。

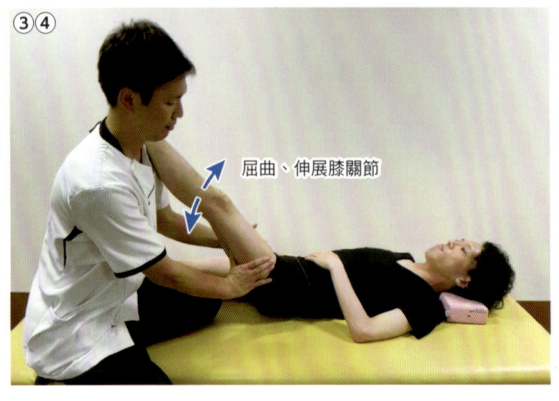

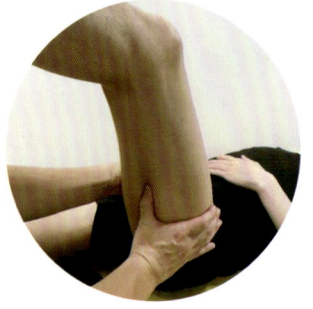

重點2 往坐骨神經長軸方向的鬆動術
- 坐骨神經長軸滑動時，引導出坐骨神經與周圍組織之間的滑動性很重要。治療師用大拇指～大魚際有如壓迫般固定住周圍組織，再屈曲、伸展膝關節讓神經滑動。

大腿後面坐骨神經的構造

- 坐骨神經從梨狀肌下孔穿出骨盆，沿著大腿後面往下走，在大腿遠端處分枝為脛神經與腓總神經（圖1）。
- 大腿後面中央的表層有股二頭肌，深層有內收大肌（圖2），坐骨神經行走於兩肌肉之間。大腿中央附近的坐骨神經被眾多疏鬆結締組織包覆著，這很重要（圖3）。

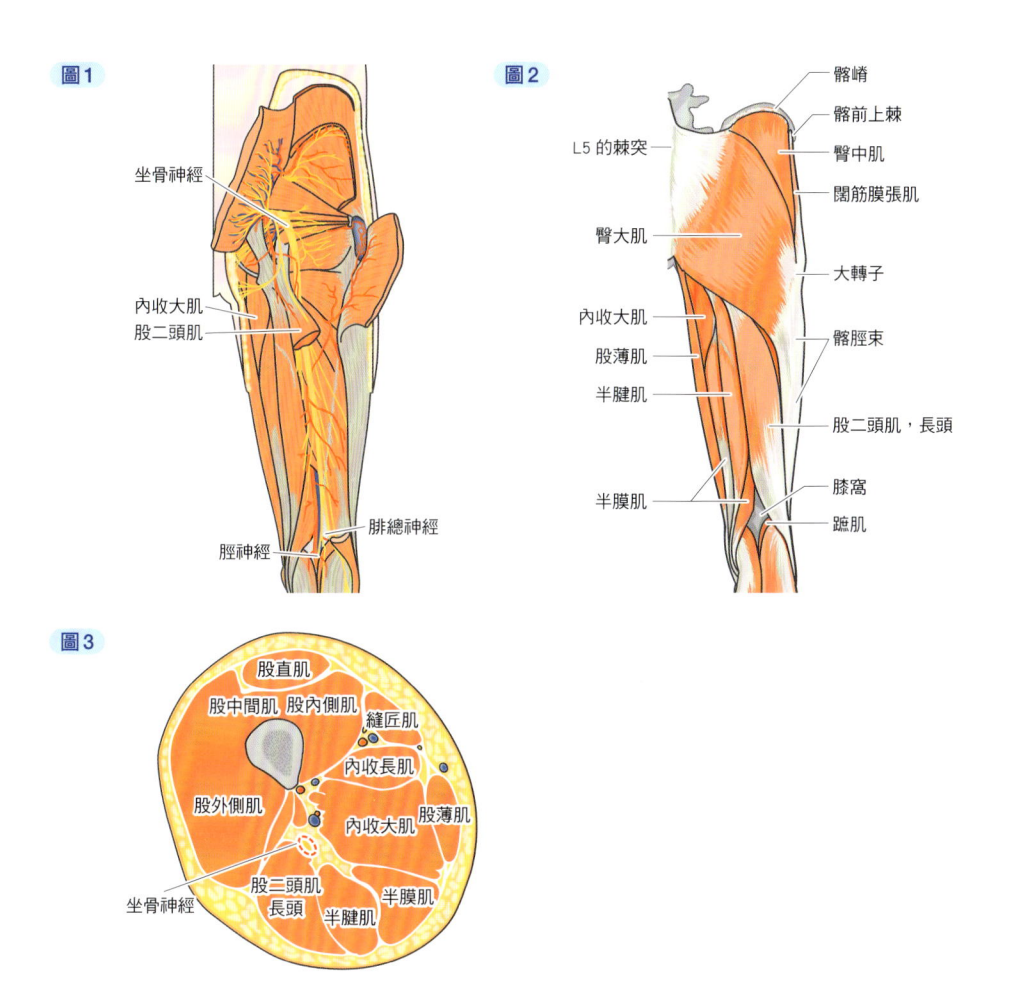

圖1

圖2

圖3

物理治療的陷阱

1）坐骨神經周圍的問題

- 大腿中央附近的坐骨神經被眾多結締組織包覆著（圖3）。
  ▶ 使用大鼠的研究報告中也有指出，坐骨神經的神經束膜會隨著靜止不動變得肥厚，在大腿部位的坐骨神經周圍肌肉間隙，甚至會因為靜止不動產生脂肪組織變性[13、14]。
- 由此可知，對坐骨神經周圍的結締組織施行徒手治療很重要。

2）坐骨神經的長軸滑動

- 坐骨神經會因為髖關節屈曲在長軸上往近端滑動，因為膝關節伸展而往遠端滑動。除了對坐骨神經周圍組織直接施行徒手治療，屈曲、伸展髖關節與膝關節促進長軸滑動也很重要。

第6章 髖關節

70 徒手治療
臀下皮神經的徒手治療

河西謙吾、工藤慎太郎

適用的功能障礙
1. 臀部下方會麻痺或疼痛。

適用的動作障礙
1. 長時間維持坐姿有困難。

■順序

- ◆姿　勢：俯臥。
- ◆順　序：①從臀部下方觸摸到坐骨粗隆（重點1）。
  ②在坐骨粗隆外側、臀大肌深層、股二頭肌表層，有如錯開般往短軸方向對股後側皮神經及往後分枝的會陰枝、臀下皮神經施行鬆動術（重點2）。
  - **訣竅** 在坐骨粗隆外側處很難區別股後側皮神經、會陰枝、臀下皮神經，所以一併施行徒手治療。

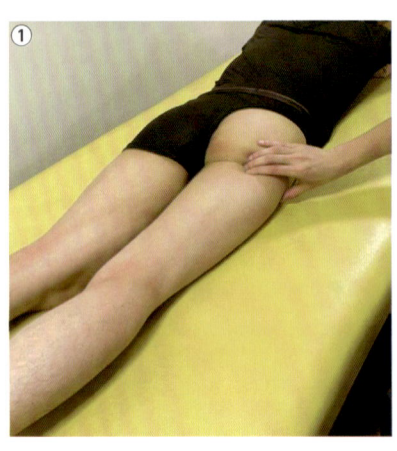

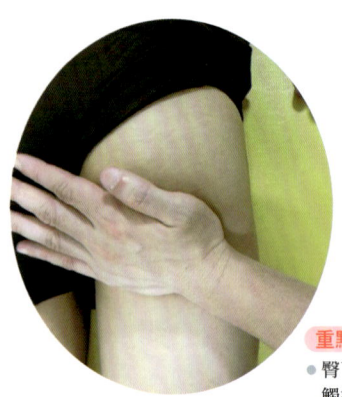

重點1　觸摸臀下皮神經用的地標
- 臀下皮神經行走於坐骨粗隆外側，所以一開始適度觸摸坐骨粗隆很重要。

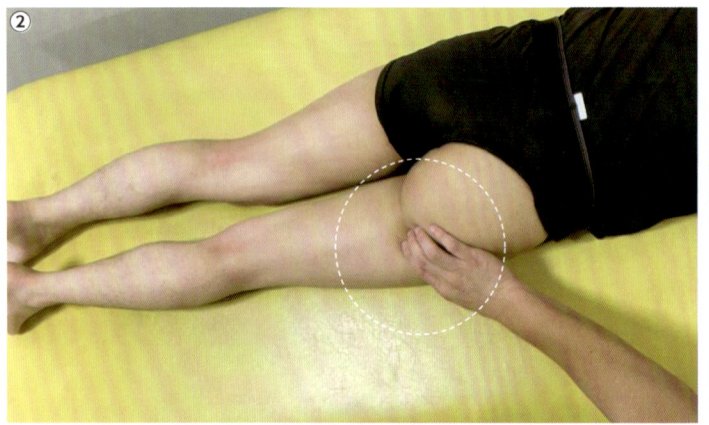

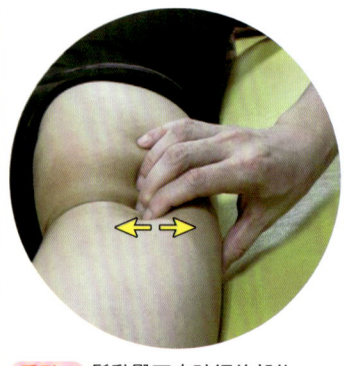

重點2　鬆動臀下皮神經的部位
- 要觸摸、區別臀下皮神經與股後側皮神經、會陰枝很困難，所以在坐骨粗隆外側一起往短軸方向、有如錯開般鬆動。

臀下皮神經周圍的構造

- 股後側皮神經在骶結節韌帶外側、與坐骨神經之間往下方行走（圖1）。
- 股後側皮神經直接往下走過大腿後面，分為經過主幹與骶結節韌帶的淺層走向會陰的**會陰枝**，繞著臀大肌下緣分布於臀部皮下組織的**臀下皮神經**（圖2、3）。

圖1

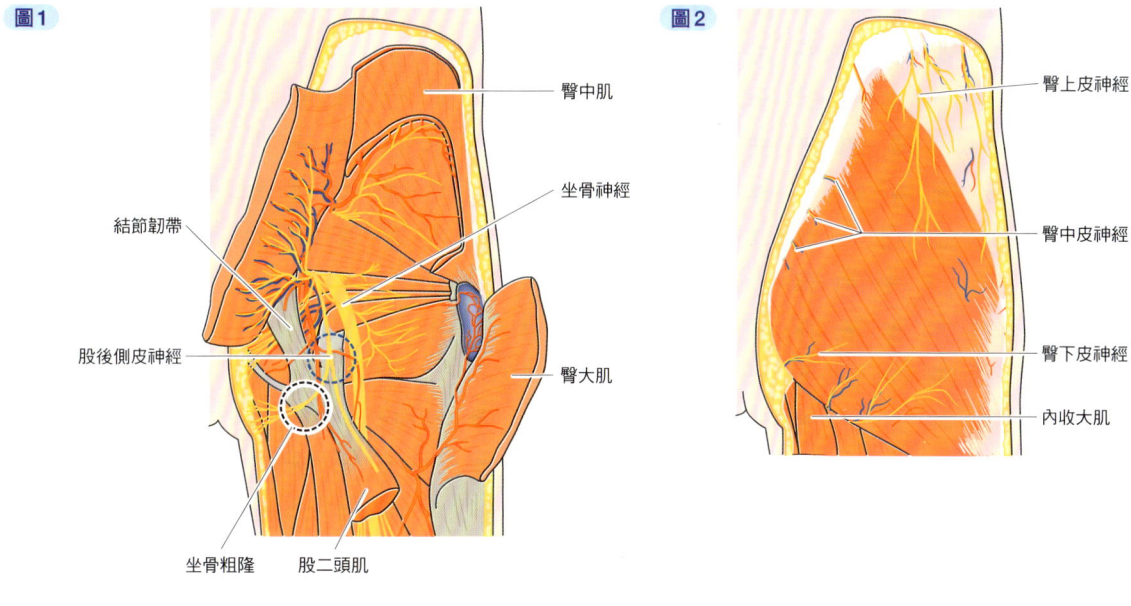

- 臀中肌
- 坐骨神經
- 結節韌帶
- 股後側皮神經
- 臀大肌
- 坐骨粗隆
- 股二頭肌

圖2

- 臀上皮神經
- 臀中皮神經
- 臀下皮神經
- 內收大肌

圖3

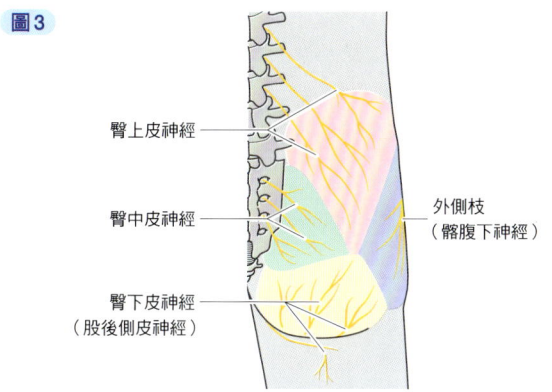

- 臀上皮神經
- 臀中皮神經
- 臀下皮神經（股後側皮神經）
- 外側枝（髂腹下神經）

物理治療的陷阱

1）臀大肌表層的壓迫

- 長時間坐著等姿勢會壓迫到坐骨粗隆外側附近的臀下皮神經，有時會在該神經支配領域產生麻痺或疼痛（圖3）。臀下皮神經行走於臀大肌表層的臀部皮下組織內，位置相對較為淺層，但因為是條較細的神經，需要指尖精細的觸覺。

2）臀大肌深層的壓迫

- 不僅臀部的皮下組織，也可想見在臀大肌～臀中肌之間、從股後側皮神經分歧部位（圖1○）的壓迫。可在坐骨外側的臀大肌與股二頭肌之間，將臀下皮神經與周圍組織視為一整塊，往短軸方向施行鬆動術來促進滑動。

Case

8 坐姿、蹲踞有困難的變形性髖關節炎病例

森田竜治

症例 1 ▶ 來院時

- 40多歲女性，右髖關節以前就會不舒服，最近坐辦公桌或蹲踞時疼痛感變強，所以來看診。
- X光影像上中心至邊緣角度（CE角）20°，髖臼角（Sharp角）45°，可見是髖臼發育不良，有輕度的變形。
- 由於會持續疼痛，所以開始物理治療。

1 來院時的理學所見

1）疼痛

◆ 運動時疼痛
- 髖關節屈曲、內轉時，髖關節前面會疼痛。
- 髖關節伸展時，髖關節前面～大腿前面會疼痛。

◆ 壓痛
- 股直肌起端、髂腰肌、恥骨肌、閉孔外肌有壓痛。

2）髖關節可動範圍（骨盆固定下）

- 屈曲80°；伸展0°；外展30°；內轉10°。
  治療重點：髖關節前方疼痛部分以閉孔外肌為目標徒手治療過仍舊殘留疼痛。
  → 努力改善股直肌與骨神經周圍。

3）肌力

- 徒手肌力測試MMT：髖關節屈曲4；伸展4；外展4。

4）神經伸展測試

- 股神經伸展測試（FNST）：陽性。

2 臨床推理 Clinical Reasoning

- 本患者有**髖臼發育不良**的背景，逐漸因為髖關節周圍的肌肉緊繃或肌力低下，使得股骨頭維持向心位有困難，所以可想見會產生疼痛。
- 蹲踞時疼痛的要因可認為是：攣縮造成髖關節屈曲可動範圍受限與股直肌、髂腰肌的功能低下所引起的前方夾擠。
- 髖關節伸展可動範圍低下與髖關節前面～大腿前面的疼痛，可認為是攣縮所引起的，且有股神經滑動性低下的情況。

3 運動治療

1）本患者的重點

- 重點在於：改善髖關節前方攣縮所引起的**髖關節前方夾擠**，以及獲得股骨頭**維持向心位的**

功能。
- 前方夾擠的原因可想見是股直肌起端的柔軟度與滑動性低下，改善這兩者，有時能減輕前方夾擠的症狀。
- 蹲踞時後方的髖關節維持向心位，需要髖關節後方肌肉的柔軟度，以及蹲踞時針對髖關節屈曲運動的離心性收縮。外轉六肌中，改善閉孔外肌的功能尤其重要。

2）運動治療實作

- 首先以改善髖關節後方柔軟度為目的，**舒緩閉孔外肌**（圖1），獲得內轉方向的柔軟度。
- 雖然可動範圍改善了，但依舊殘留前側疼痛，所以施行**股直肌周圍的徒手治療**（圖2），改善了髖關節屈曲時的疼痛。
- 此時蹲踞的疼痛也減輕了，但為了獲得髖關節屈曲時維持向心位的功能，指導患者**寬距深蹲**（圖3）。
- 蹲踞時的疼痛幾乎都改善了，但髖關節伸展時仍舊殘留髖關節前方部位疼痛以及拉伸感，所以施行**股神經的徒手治療**（圖4），之後症狀有所改善。

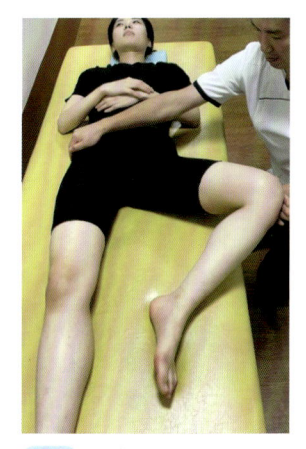

圖1 舒緩閉孔外肌
- 從髖關節內轉位進行外轉運動，利用反覆收縮努力舒緩閉孔外肌。詳情請參閱第6章-63。

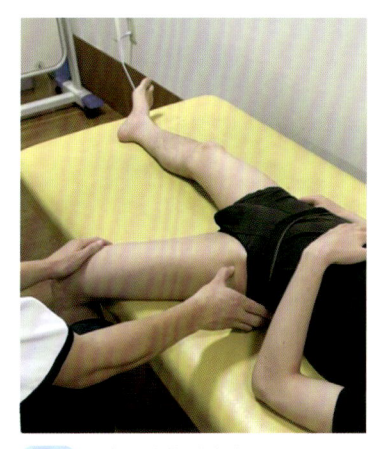

圖2 股直肌的徒手治療
- 由於闊筋膜張肌緊繃，所以先舒緩闊筋膜張肌，之後再專注意識到股直肌與臀小肌之間的滑動性，將手指按壓進深層，施行鬆動術。詳情請參閱第6章-62。

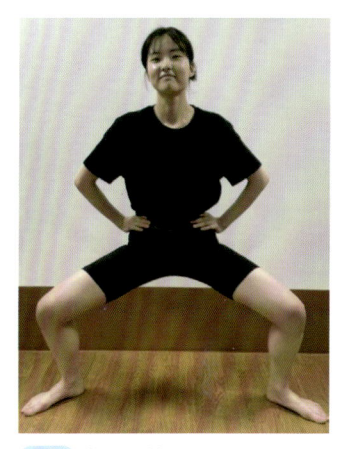

圖3 寬距深蹲
- 詳情請參閱第6章-57。

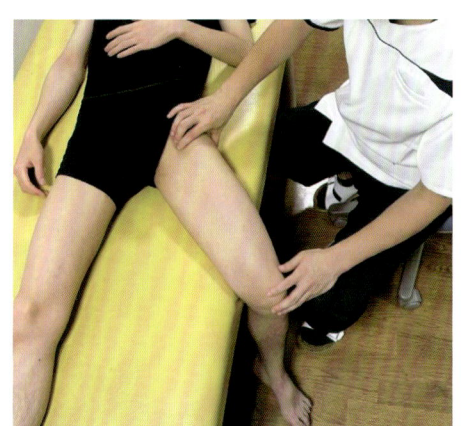

圖4 股神經的徒手治療
- 徒手促進縫匠肌與股神經之間肌肉間隙的滑動性，股直肌與股神經之間的滑動則利用伸展運動施行。詳情請參閱第6章-64。

第 7 章　膝部

71　CKC運動
深蹲

河西謙吾、工藤慎太郎

適用的功能障礙
① 股四頭肌的肌力低下。

適用的動作障礙
① 起身時抬臀離座～伸展軀幹有困難。
② 緩慢就座有困難。

■ 順序

◆ 姿　勢：站姿。
◆ 順　序：①雙腳打開與肩同寬站立作為起始姿勢。
　　　　　②隨著髖關節、膝關節屈曲，軀幹與小腿前傾。
　　訣竅　指導患者讓軀幹與小腿的前傾角度平行，此外，施加於左右的負荷量要一致。

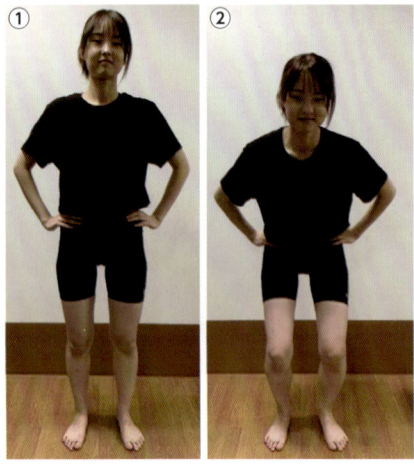

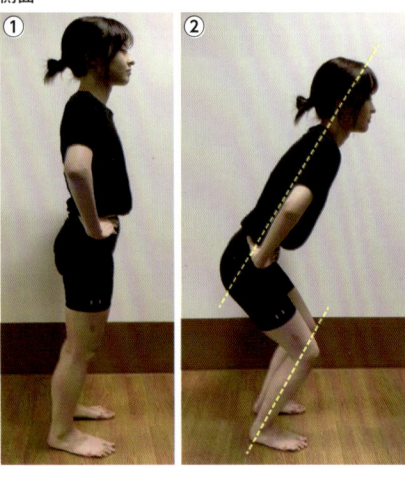

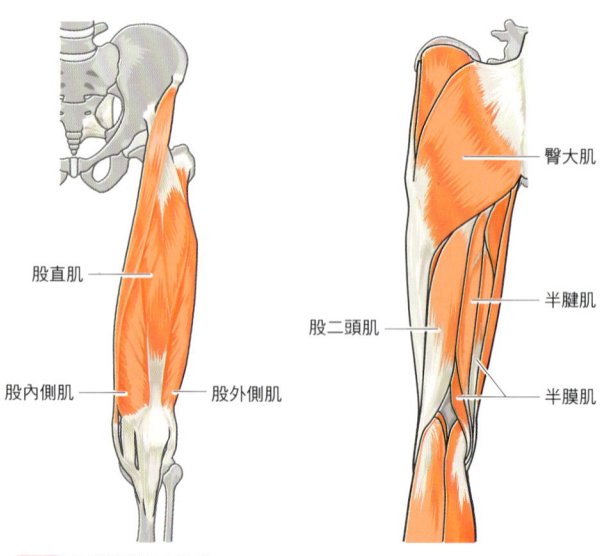

正面
① ②

側面
① ②

股直肌
股內側肌　股外側肌

臀大肌
半腱肌
股二頭肌
半膜肌

重點　深蹲動作的特徵
- 深蹲動作是下肢負重位的閉鎖動力鏈運動（closed kinetic chain exercise）之一，臨床上經常用來訓練肌力。
- 是能促使股四頭肌與大腿後肌群同時收縮的動作。
- 深蹲不用特別的器材，藉由調整髖關節、膝關節的屈曲角度及足壓中心，便能改變肌肉活動。想提高股四頭肌的活動時，將足壓中心往後方移動即可[1]。

運動處方的注意之處

1）注意有無骨盆後傾與膝蓋過度往前偏移（圖1）

- 許多患者都會產生骨盆後傾或膝蓋往前偏移的代償，指導患者讓軀幹與小腿的前傾角度平行很重要。

2）注意有無膝內移（Knee-in，暫譯）（圖2）

- 許多患者會增加內收大肌的活動作為股四頭肌的代償。一旦內收大肌收縮，就會產生伴隨髖關節內收、內轉的膝內移。這種列位會降低膝關節的穩定性，所以也要從正面確認姿勢。

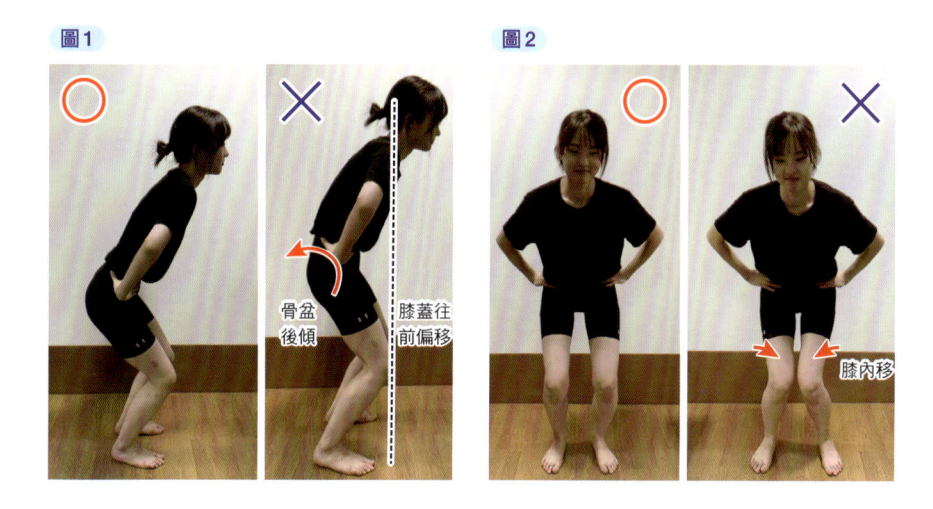

圖1　骨盆後傾　膝蓋往前偏移

圖2　膝內移

一起學！運動的變化版

◆ 利用彈力帶提高負荷的各種深蹲

- 髖關節外展、外轉促使臀中肌等活動的同時一邊深蹲（圖3）、從後方牽引骨盆（圖4）、或是抬高雙手進行舉物深蹲（圖5），都能提高下肢的負荷。
- 從年輕人到高齡者，深蹲都有各種變化版能配合對象調整負荷，臨床上可廣泛使用。

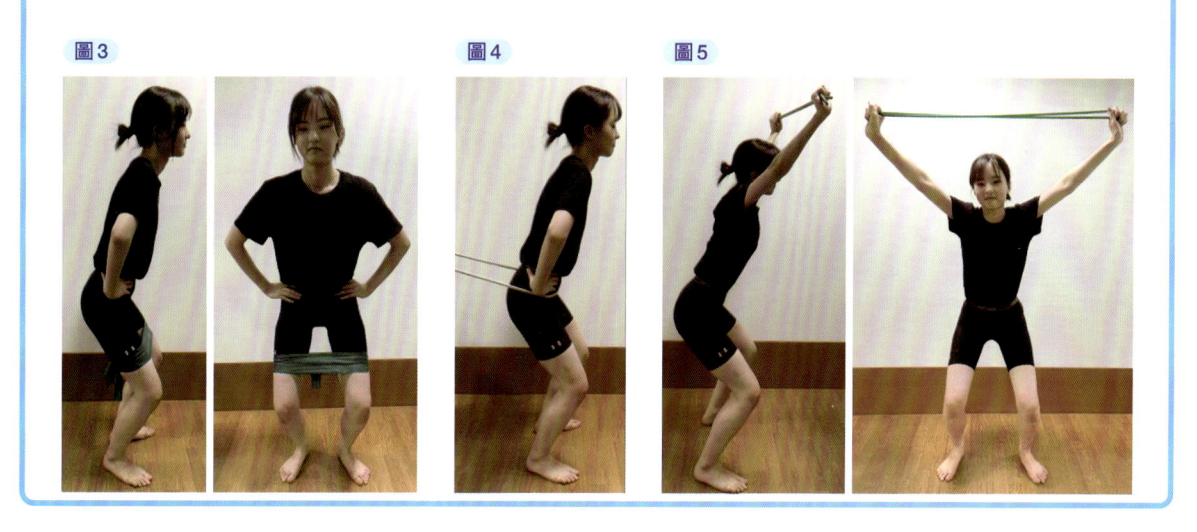

圖3

圖4

圖5

第 7 章 膝部

72 CKC運動 前跨弓箭步

河西謙吾、工藤慎太郎

適用的功能障礙
❶ 股四頭肌的肌力低下。

適用的動作障礙
❶ 站立初期的膝部過度屈曲。
❷ 站立初期的膝部過度伸展。

順序

◆ 姿　勢：站姿。
◆ 順　序：①打開雙腳與肩同寬，單腳往前跨一步。
　　　　　②像要對前方的下肢施加負重般屈曲髖關節、膝關節，足部背屈。

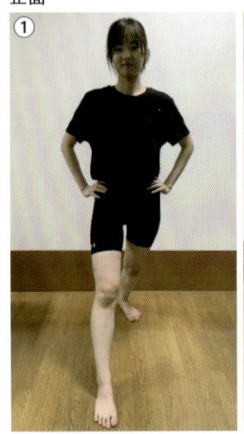

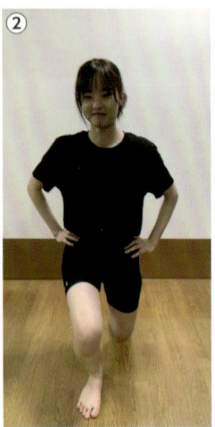

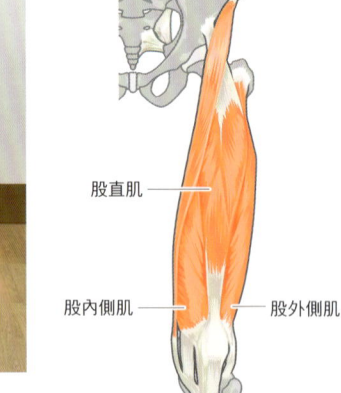

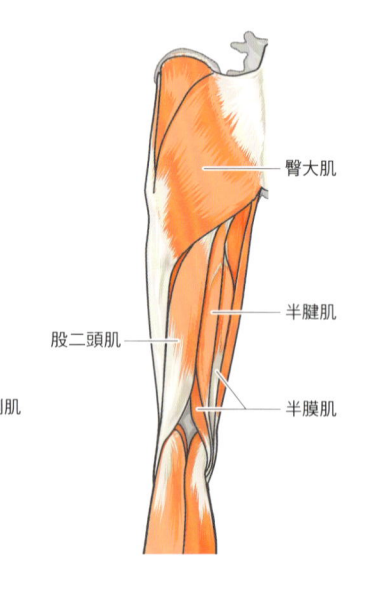

正面
① ②

側面
① ②

股直肌
股內側肌　股外側肌

臀大肌
半腱肌
股二頭肌
半膜肌

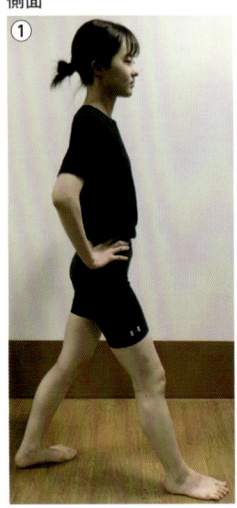

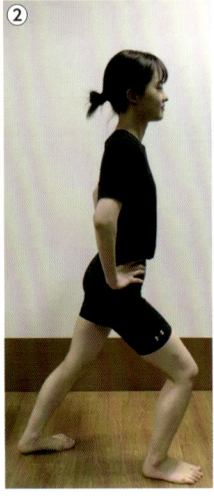

重點 與深蹲動作的差異
- 前跨弓箭步與深蹲同樣都是股四頭肌為主動作肌的運動，最大的差異在於腳往前踏出的課題，與步行動作等有關。
- 此外，有報告指出運動負荷方面前跨弓箭步的肌肉活動比深蹲來得大[2]，可想見即使設定了負荷量，但前跨弓箭步仍舊較適用在深蹲之後的運動階段。

■ 運動處方的注意之處

1）注意有無骨盆後傾或軀幹伸展（圖1）

- 降低重心之際，有時會骨盆後傾或軀幹伸展，此姿勢會讓股直肌過度收縮、妨礙股四頭肌協調的活動，必須多注意。

2）注意有無髖關節內轉或足部外翻（圖2）

- 降低重心之際，有時會引起足部外翻或髖關節內轉，難以維持髖關節外展、外轉0°的姿勢。指導患者髕骨與腳尖的方向要一致，便能流暢地運動。據說膝內移會降低股肌群（股內側肌、股中間肌、股外側肌）的活動[3]。

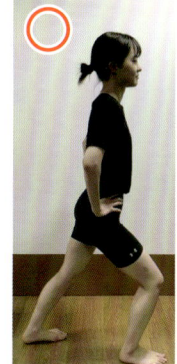

圖1

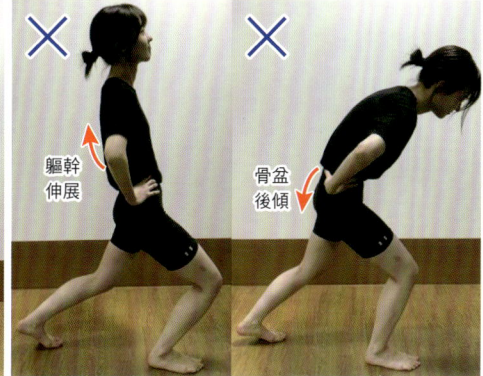

圖2

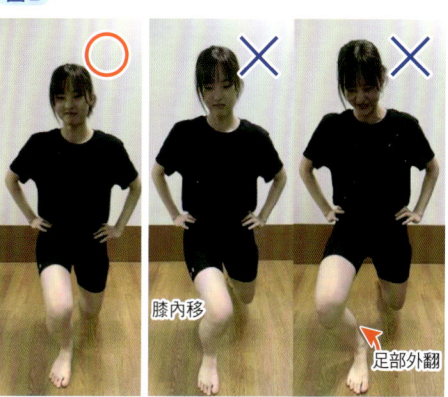

■ 一起學！運動的變化版

◆ 跨步幅度不同的前跨弓箭步

- 光是改變跨步幅度就能應用在各種動作中，前跨弓箭步的這點很優秀。
- 加大步伐會增大對膝關節施加的外部屈曲力矩，提高對股四頭肌的負荷（圖3）。同樣的原理，縮小步伐會減少對股四頭肌的負荷，不過較接近步行時承重反應期的關節角度，容易應用於步行中（圖4）。

圖3 步伐大的前跨弓箭步

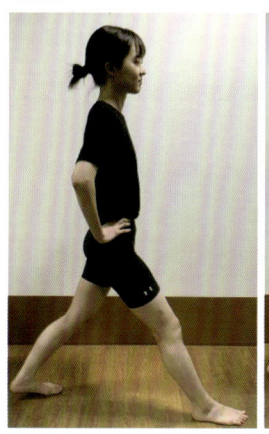

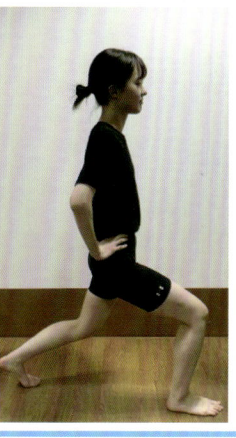

圖4 步伐小的前跨弓箭步

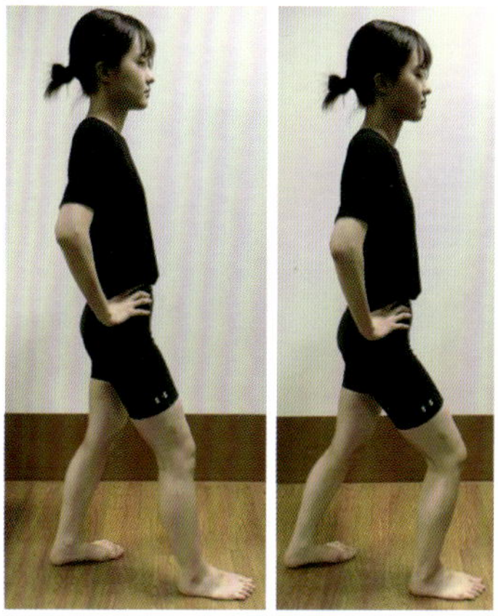

73　CKC運動　側向弓箭步

河西謙吾、工藤慎太郎

適用的功能障礙

1. 髖關節外展肌力低下。
2. 髖關節內收肌力低下。

適用的動作障礙

1. 站立中期維持骨盆水平有困難。

順序

◆ 姿　勢：站姿。
◆ 順　序：①雙腳打開比肩膀還寬，作為起始姿勢。
　　　　　②骨盆不要轉動，將重心往側邊移動，緩緩屈曲膝關節。

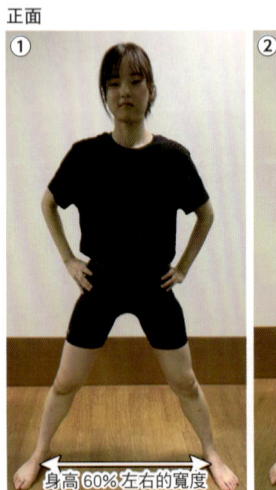

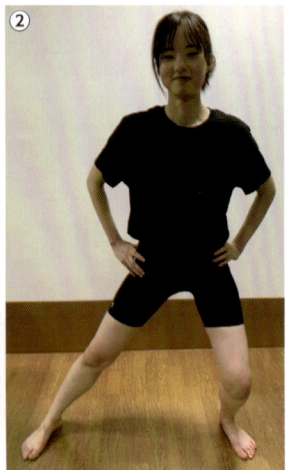

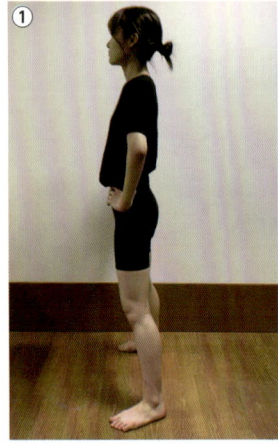

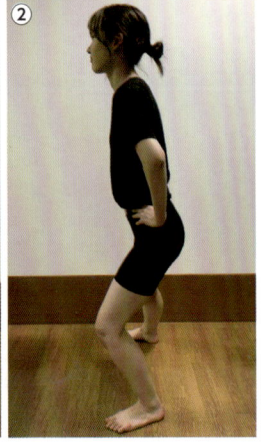

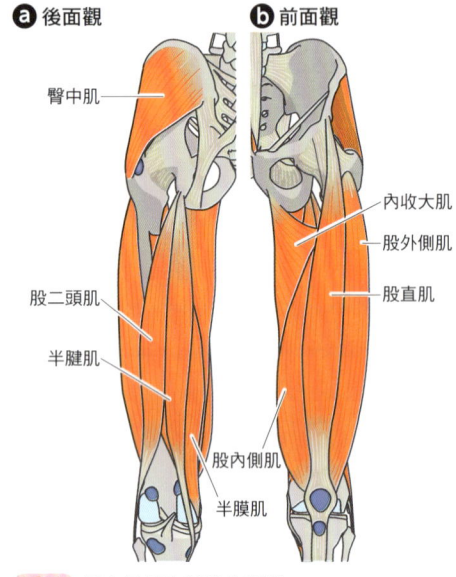

正面
① 身高60%左右的寬度
②

側面
①
②

ⓐ 後面觀
- 臀中肌
- 股二頭肌
- 半腱肌
- 股內側肌
- 半膜肌

ⓑ 前面觀
- 內收大肌
- 股外側肌
- 股直肌

重點　側向弓箭步活動的肌群
- 側向弓箭步主要是活到動股內側肌、股外側肌、股二頭肌、內收大肌、臀中肌的運動。
- 這些肌肉活動會隨著側向跨步的步伐寬度而改變。
- 跨出身高60%左右步寬時，股內側肌、股外側肌、股二頭肌、內收大肌的活動最活躍[4]。
- 另一方面，臀中肌的活動則以身高30%左右步寬時的最容易提升活動度[4]。由此可知，側向弓箭步有必要根據目的設定運動條件。

運動處方的注意之處

1）注意軀幹有無往負重側側彎（圖1）

- 重心往負重側移動時上半身會先移動，有時軀幹會側彎，如此一來下肢的肌肉活動會降低，有必要修正。

2）注意有無骨盆轉動與膝關節過度屈曲（圖2）

- 隨著重心往側邊移動，有時會產生骨盆轉動與膝關節過度屈曲。要注意重心移動的方向，以及骨盆有無轉動。

圖1　軀幹側彎

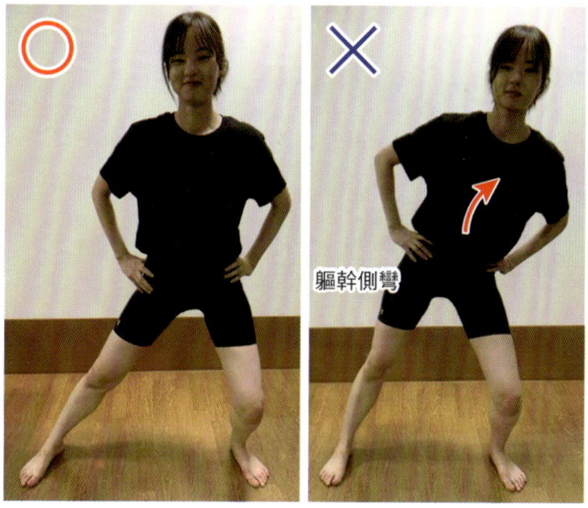

圖2　骨盆往前轉動／膝關節過度屈曲

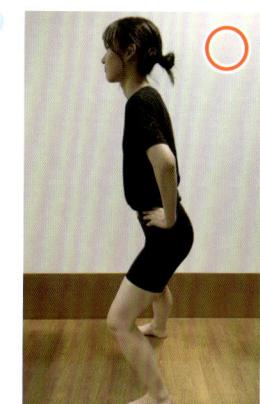

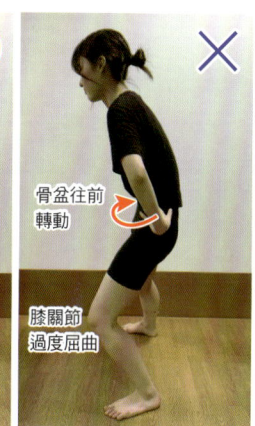

一起學！運動的變化版

◆ 以支撐物為標的側向弓箭步與適合高齡者的低負荷版本

- 側向弓箭步跟深蹲、前跨弓箭步一樣，都是能變更運動負荷設定的簡便運動，而側向弓箭步是在冠狀面上的運動課題，最大的特徵可說是需要適度的重心往側邊移動。利用瑜珈柱等物設定標的，便能順利地運動（圖3）。
- 此外以高齡者為對象時，利用跨出較小的的步寬（身高的30％），延長重心往側邊移動的練習，可提高臀中肌的活動[4]，同時也能訓練到股內側肌、股外側肌（圖4）。

圖3　重心往側邊移動

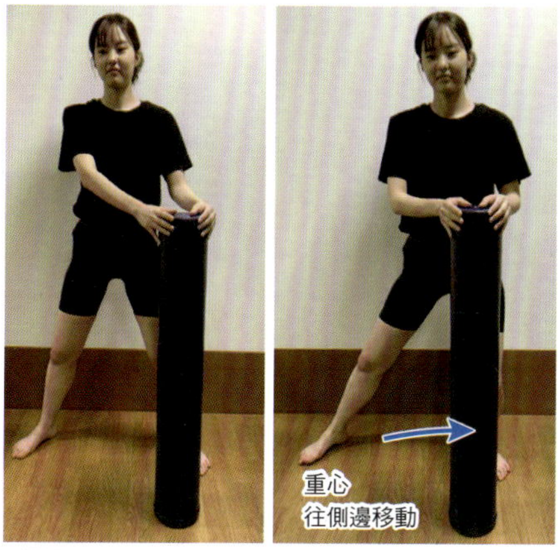

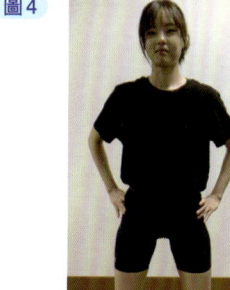

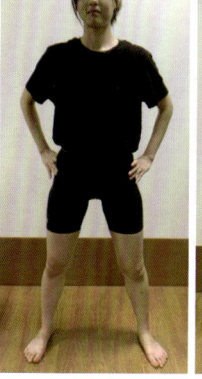

圖4　重心往側邊移動

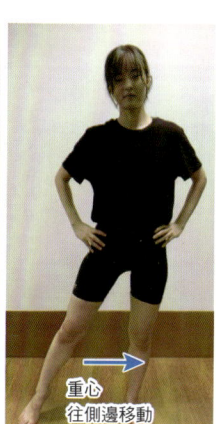

第7章 膝部

74 OKC運動
股四頭肌原位運動

河西謙吾、工藤慎太郎

適用的功能障礙
① 股四頭肌肌力低下。

適用的動作障礙
① 起身時抬臀離座～伸展軀幹有困難。
② 站立初期的膝部過度屈曲。
③ 站立初期的膝部過度伸展。

順序

◆ 姿　勢：仰臥。
◆ 順　序：①在膝窩墊捲浴巾，讓膝關節呈輕度屈曲位。
　　　　　②維持髖關節的內轉、外轉中間位。
　　　　　③像要擠壓膝窩處浴巾般伸展膝關節。

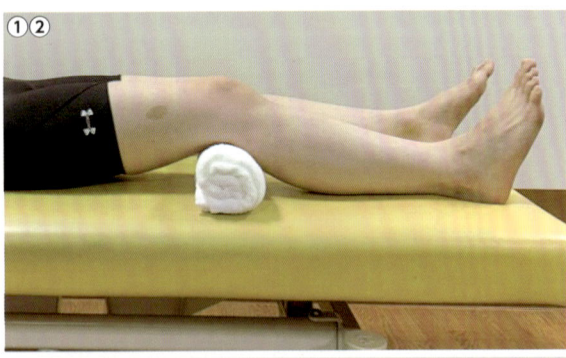

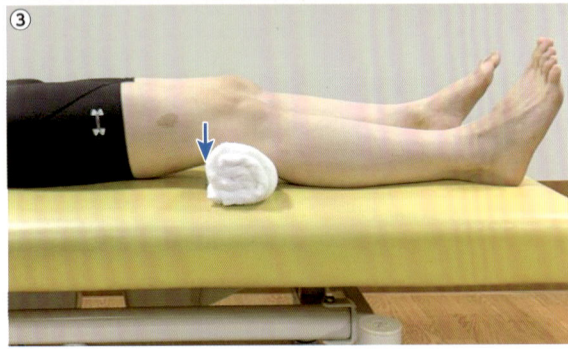

重點1　股四頭肌的矩臂
- 假設肌肉都發揮同樣的張力，肌肉扭矩會與矩臂成正比，也就是說，施行膝關節處股四頭肌的運動時，有必要考慮到不同關節角度對矩臂造成的影響。
- 股四頭肌原來的角度接近原位運動使用的角度，膝關節屈曲約20°的情況下，所有肌肉的矩臂最大[5]。由此可知，針對股四頭肌肌力發揮不良的患者，股四頭肌原位運動適合作為初期導入練習的運動課題之一。

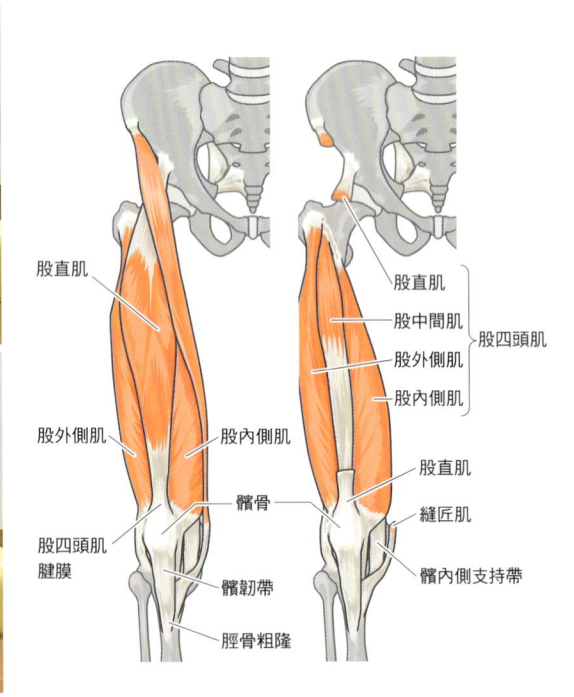

重點2　股四頭肌的構造
- 股四頭肌是膝關節唯一的伸展肌，由雙關節肌的股直肌與單關節肌的股內側肌、股中間肌、股外側肌所構成。這4塊肌肉藉由股四頭肌的共同肌腱形成髕韌帶，附著於脛骨粗隆。
- 肌肉體積最大的是股外側肌，肌肉長度最長的是股直肌。

運動處方的注意之處

1）注意有無臀部抬高、足部底曲（圖1）

- 過度用力或沒有充分理解運動方向時，會產生臀部抬高、足部底曲等的代價。

2）注意有無髖關節外轉（圖2）

- 姿勢放鬆的話髖關節會外轉，用這個姿勢進行股四頭肌原位運動，無法活動到目標肌肉。

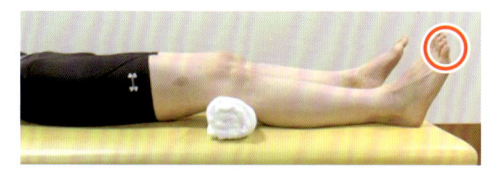

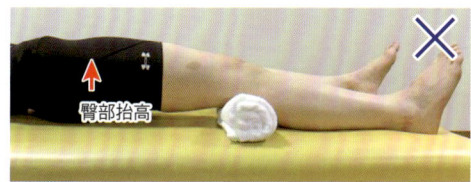

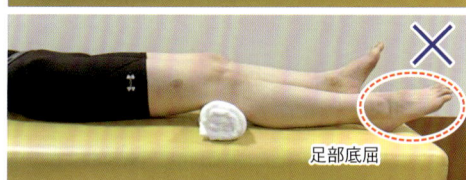

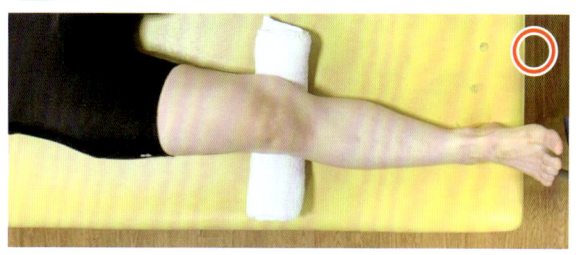

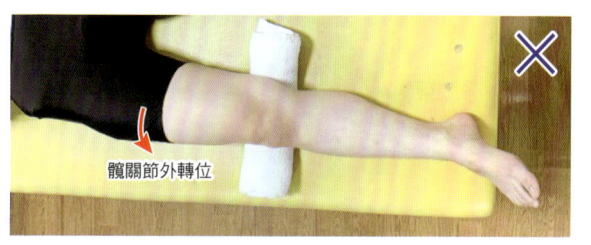

圖1

臀部抬高

足部底屈

圖2

髖關節外轉位

一起學！運動的變化版

◆ 股四頭肌原位運動的阻抗運動（圖3）

- 在起立或步行的站立期等各種情境中，需要股四頭肌的肌肉活動。股四頭肌原位運動是簡單又安全的訓練之一，隨著肌肉收縮，髕骨會往頭側移動。像要妨礙這種往頭側的移動般在髕骨上方施加阻力，能提高股四頭肌的收縮力量。

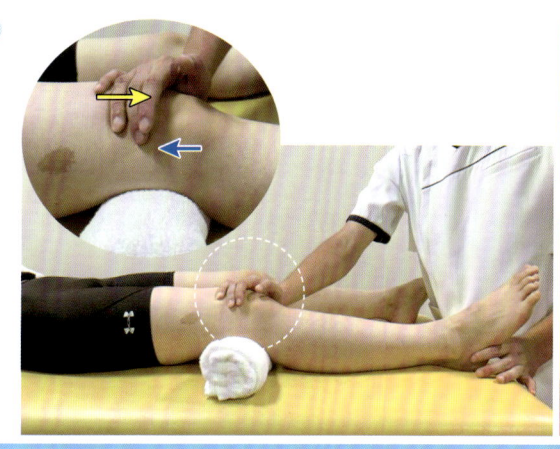

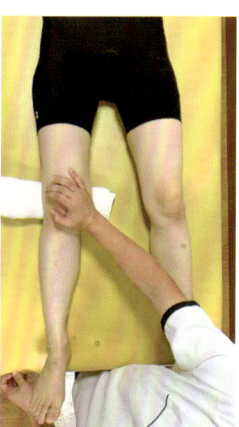

圖3

第 7 章 膝部

75 OKC運動
腿部伸展

河西謙吾、工藤慎太郎

適用的功能障礙
1. 股四頭肌肌力低下。

適用的動作障礙
1. 起身時伸展軀幹有困難。
2. 站立初期的膝部過度伸展。

順序

◆ 姿　勢：端坐姿。
◆ 順　序：①患者手放在床緣，髖關節、膝關節都屈曲90°，以端坐姿作為起始姿勢。
　　　　　②伸展膝關節到底。

正面
①　②

側面
①　②

股直肌
股中間肌
股外側肌　　股四頭肌
股內側肌

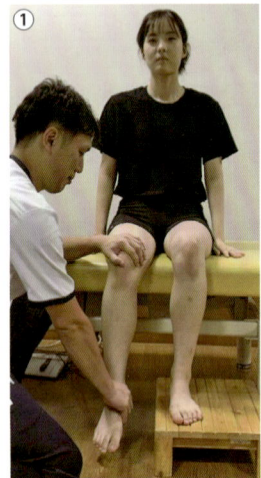

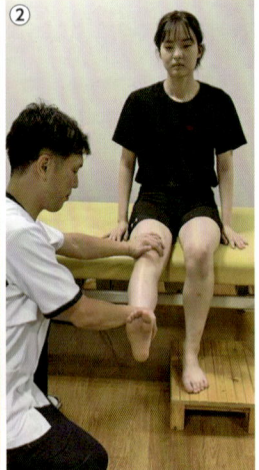

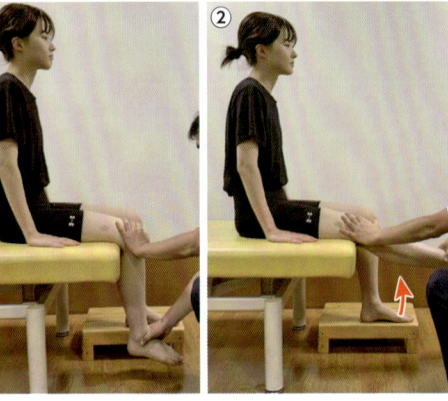

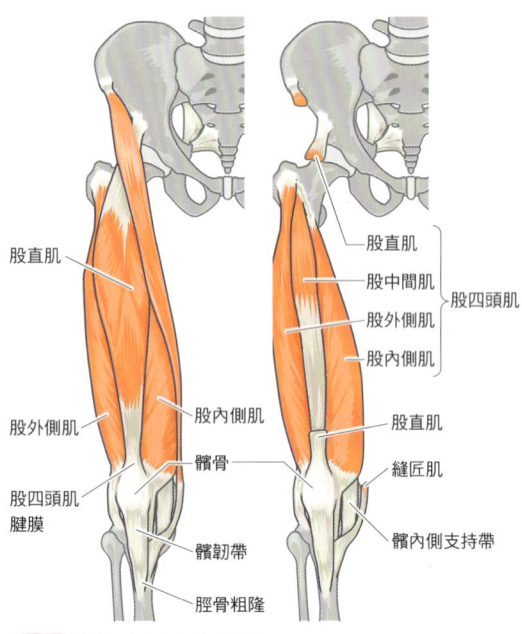

股外側肌
股內側肌
髕骨
股四頭肌腱膜
髕韌帶
脛骨粗隆

股直肌
縫匠肌
髕內側支持帶

重點　膝關節的扭矩貢獻率

- 股四頭肌的生理學截面積大小依序是：股外側肌、股內側肌、股中間肌、股直肌。關節扭矩的貢獻率也跟生理學截面積相同，股外側肌最大，約負擔了40%[5]。由此可知，也有人否認「在最終伸展範圍內，股內側肌的活動也很重要」想法。
- 所以在伸展不全extension lag這類最終範圍處膝關節伸展不足的情況下，不僅要評估、介入股內側肌，也要評估、介入股直肌、股外側肌、股中間肌，這很重要。
- 此外，也必須要考量到被認為是股四頭肌的代償——拮抗肌的大腿後肌群縮短或同時收縮所施展的膝關節伸展肌肉力道。

運動處方的注意之處

1）注意骨盆有無後傾（圖1）

- 膝關節伸展時大多會伴隨骨盆後傾，而骨盆後傾下伸展膝關節，除了股直肌有明顯活動，其他股肌群則是活動低下。

2）注意有無髖關節外轉（圖2）

- 骨盆後傾的同時也很多人會產生髖關節外轉，髖關節外轉位下的伸展膝關節運動會由內收肌群活動來代償，所以要多注意。

圖1

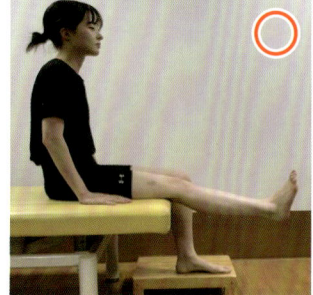

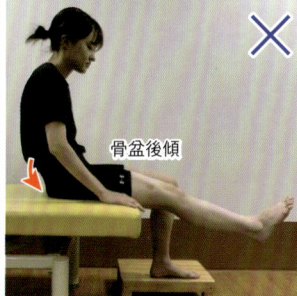

圖2

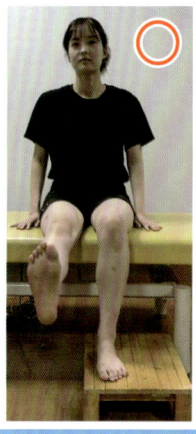

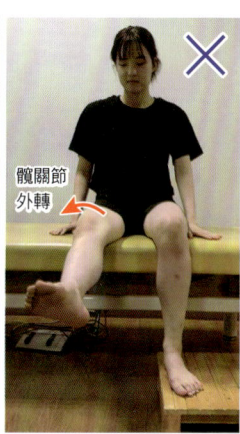

骨盆後傾

髖關節外轉

一起學！運動的變化版

◆ 股內側肌的個別運動（圖3）

- 外轉髖關節，讓股內側肌的肌纖維角度與髕韌帶走向一致，可想見用此狀態伸展膝關節，更容易活動到股內側肌。

◆ 股外側肌的個別運動（圖4）

- 內轉髖關節，讓股外側肌的肌纖維角度與髕韌帶走向一致，可想見用此狀態伸展膝關節，更容易活動到股外側肌。

參考書籍：《節機能解剖学に基づく整形外科運動療法ナビゲーション下肢・体幹》（整形外科リハビリテーション学会／編）。メジカルビュー社、2009。

圖3

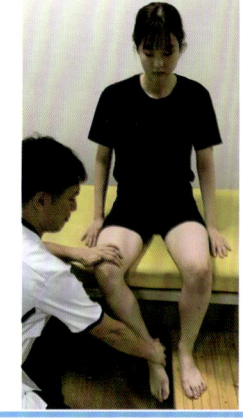

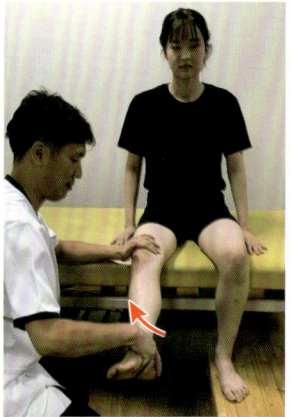

圖4

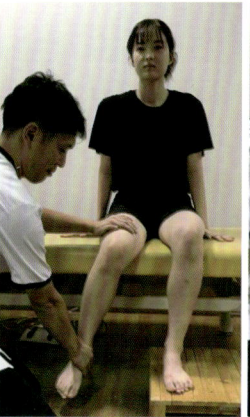

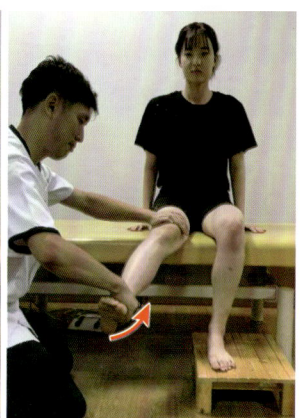

第7章 膝部

76 OKC 運動
腿部屈曲

河西謙吾、工藤慎太郎

適用的功能障礙
1. 膝部屈曲肌力低下。

適用的動作障礙
1. 蹲踞動作有困難。
2. 擺動中期～後期的膝屈曲不足。

順序

◆ 姿　勢：俯臥。
◆ 順　序：①以髖關節、膝關節中間位作為起始姿勢。
　　　　　②抓住腳跟～足部後面，彎曲膝關節。

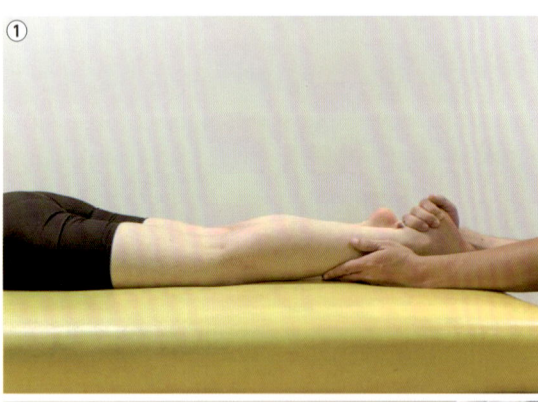

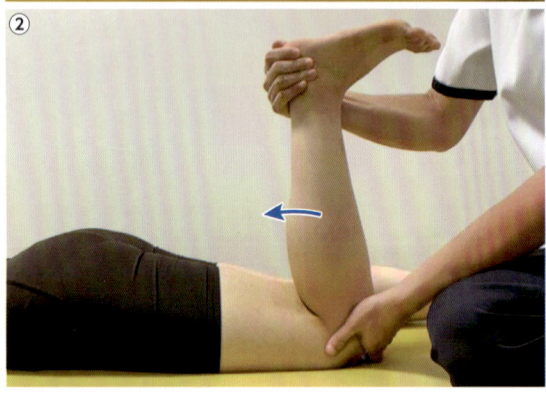

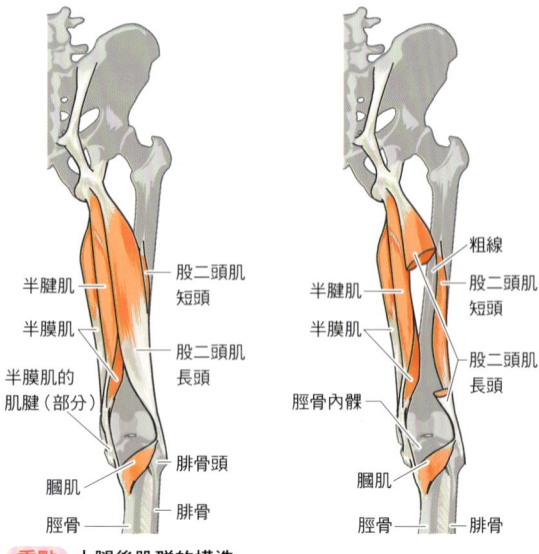

重點　大腿後肌群的構造
- 大腿後肌群是由股二頭肌、半腱肌、半膜肌所構成。股二頭肌有伸展、外轉髖關節、屈曲膝關節、外轉小腿的作用。另一方面，半腱肌、半膜肌也有類似的作用，但是是內轉髖關節與小腿，這點不同。
- 共通的屈曲膝關節下，屈曲矩臂是半腱肌最大，膝關節屈曲70～90°時呈現最大值。另一方面，半膜肌在膝關節輕度屈曲位、股二頭肌則在中間位（屈曲40～80°）時的矩臂最大[5]。由此可知運動時有必要考慮膝關節屈曲角度的不同。

運動處方的注意之處

1）注意軀幹有無轉動（圖1）

- 隨著膝關節屈曲，有時會用力代償而讓軀幹轉動。要確認患者全身的狀態，別錯放代償。

2）注意有無髖關節屈曲、臀部抬高（圖2）

- 隨著膝關節屈曲，有時會產生髖關節屈曲、臀部抬高的代償。除了肌力低下的代償之外，也有必要事先確認股直肌是否有縮短等情況。

圖1

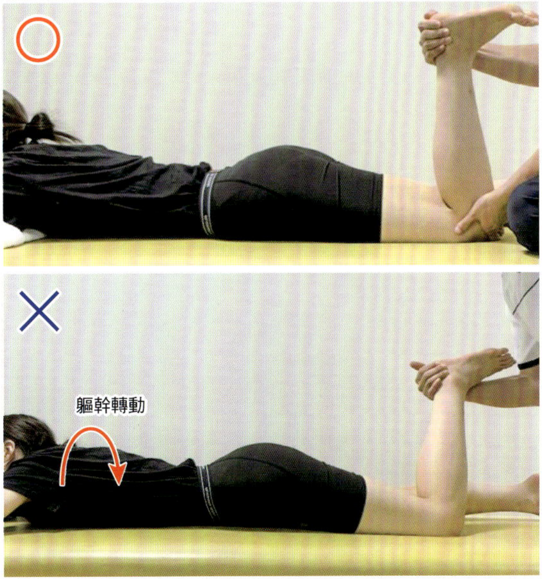

圖2

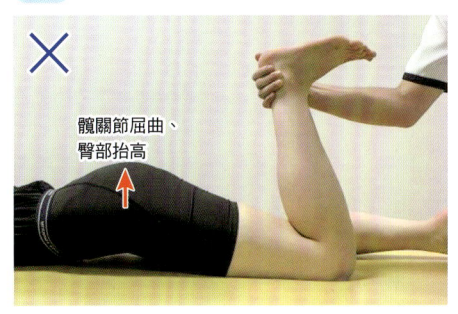

髖關節屈曲、臀部抬高

軀幹轉動

一起學！運動的變化版

◆ **股二頭肌個別的運動**（圖3）

- 股二頭肌除了屈曲膝關節還有外轉小腿的作用，所以要個別運動股二頭肌用小腿外轉位屈曲膝關節會有效果。

◆ **半腱肌、半膜肌個別的運動**（圖4）

- 半腱肌、半膜肌除了屈曲膝關節還有內轉小腿的作用，所以要個別運動半腱肌、半膜肌用小腿內轉位屈曲膝關節會有效果。

圖3

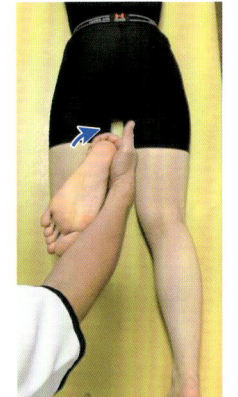

圖4

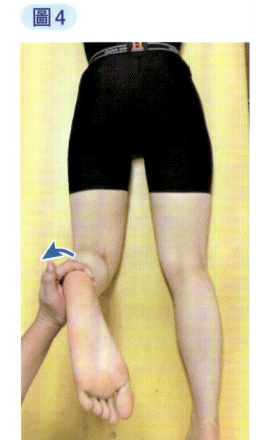

77 OKC運動 膕肌的運動

河西謙吾、工藤慎太郎

適用的功能障礙
1. 膝部伸展受限。
2. 小腿過度外轉。

適用的動作障礙
1. 站立中期的往側邊晃動伴隨小腿外轉、內翻。

順序

◆ 姿　勢：坐姿。
◆ 順　序：①端坐在床緣，髖關節內收外展、內轉外轉中間位，髖關節、膝關節都屈曲90°。
　　　　　②訓練側的下肢踩在平衡墊上。
　　　　　③進行小腿內轉、外轉運動。

正面
① 固定大腿的部分
②

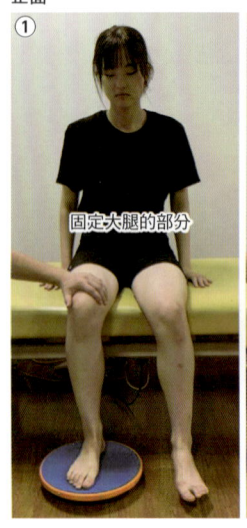

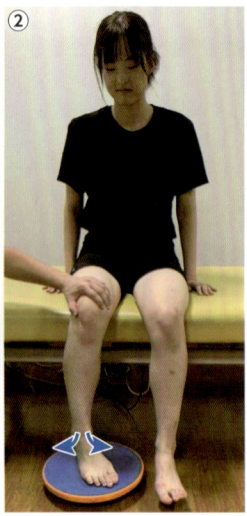

側面
①
②

半膜肌
半腱肌
腓腸肌內側頭
膕斜韌帶
膕肌

股二頭肌
腓腸肌外側頭
比目魚肌

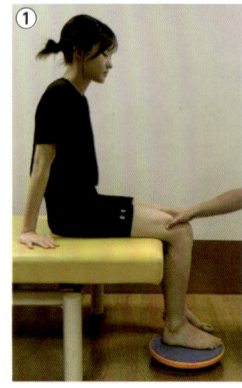

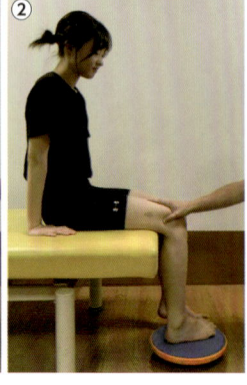

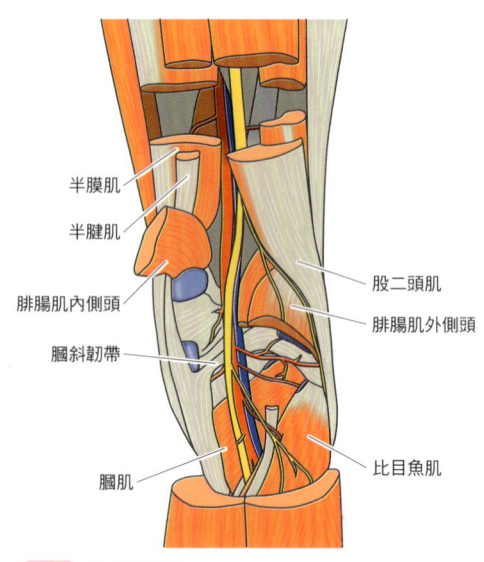

重點 膕肌的構造
- 膕肌起於股骨外髁的外側面及關節囊、外側副韌帶，附著於脛骨後面比比目魚肌線更近端的位置。許多文獻記載膕肌具有膝關節屈曲、小腿內轉的作用，也有部分文獻記載膕肌具有膝關節伸展、小腿內轉的作用[6]。
- 不管怎麼說，重要的是膕肌膝關節屈曲、伸展的作用都非常小，為不受髖關節姿勢影響的單關節肌，且具有內轉膝關節的作用。

運動處方的注意之處

1）注意髖關節有無內收、內轉（圖1）

- 隨著小腿內轉，髖關節大多會內收、內轉，這種情況下，治療師要徒手固定住大腿部分，縮減小腿的內轉可動範圍。

2）注意足部有無旋後（圖2）

- 有時運動結果並非小腿內轉，而是足部離開平衡墊產生足部旋後的代償，這種情況下要指導患者腳底貼著平衡墊踩好。

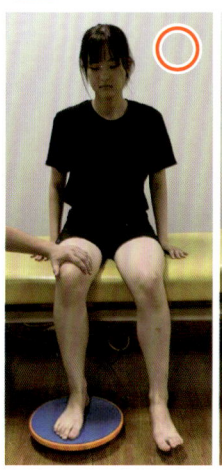

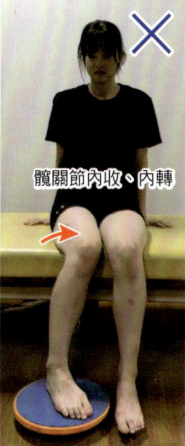

圖1

圖2

髖關節內收、內轉

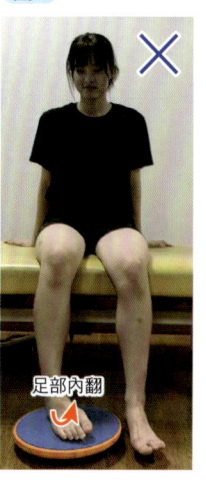

足部內翻

一起學！運動的變化版

◆ 仰臥位下的膕肌運動（圖3）

- 治療師抓住脛骨內髁，針對小腿的內轉施加外轉方向的阻抗。日常生活中站立等姿勢經常產生小腿過度外轉，所以從膝節屈曲位一邊拉伸膝關節一邊進行內轉運動很有效。

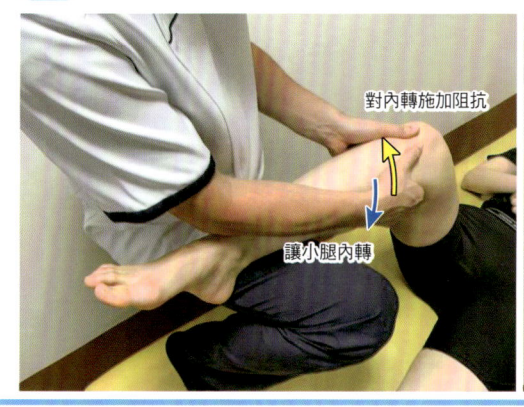

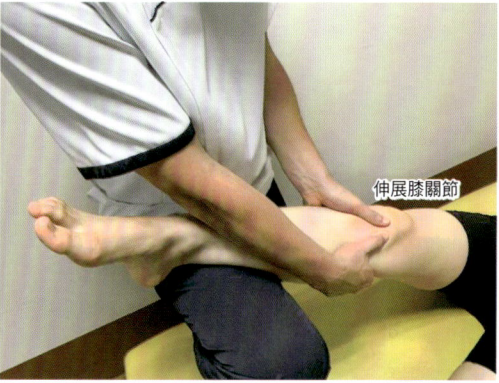

圖3

對內轉施加阻抗

讓小腿內轉

伸展膝關節

第 7 章　膝部

78　徒手治療
腓腸肌內側頭周圍的徒手治療

工藤慎太郎

適用的功能障礙
① 膝部伸展受限。
② 踝部背屈受限。

適用的動作障礙
① 站立末期的膝部伸展不足。
② 站立中期的腳踝背屈不足。

■順序

◆姿　勢：俯臥。
◆順　序：①膝關節輕度屈曲，患者小腿放在治療師的右大腿上。
　　　　　②治療師的前臂與側腹夾住患者的小腿（重點1）。
　　　　　③治療師雙手抓住患者膝窩處的腓腸肌內側頭起端。
　　　　　④患者進行腳踝底屈運動，底屈時治療師將抓住的腓腸肌內側頭往近端內側像要錯開般移動約1cm（重點2）。
◆負荷量：施行直到腓腸肌內側頭的壓痛消失。

　　　　　訣竅　如果施行3分鐘左右仍舊有壓痛殘留，則將目標改為半膜肌等相鄰組織（請參照第7章-79）。

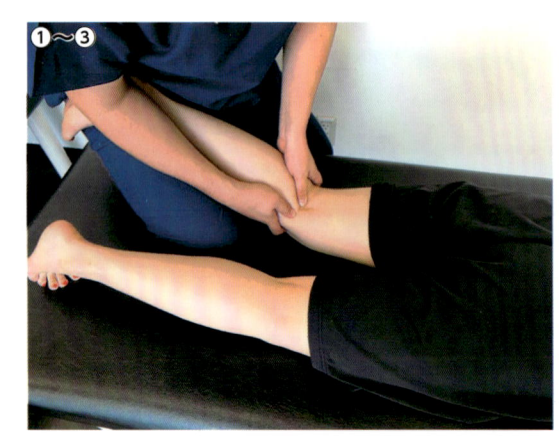

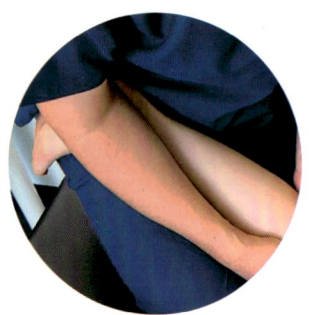

重點1　大面積地整體固定住小腿
● 確認大腿、小腿後面肌肉放鬆後再施行運動。

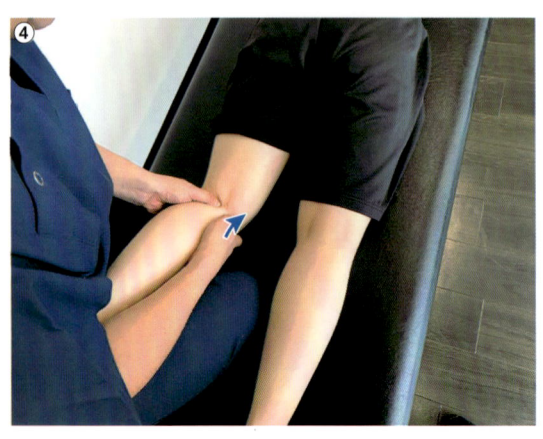

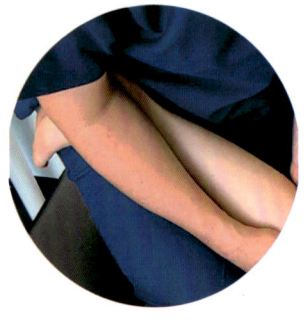

重點2　從左右壓迫腓腸肌內側頭的邊緣，施力點不要只有一處
● 一邊感受隨著肌肉收縮腓腸肌內側頭往近端內側移動，一邊增強誘導的程度。

腓腸肌內側頭起端周圍的構造

- 腓腸肌內側頭起端的表層有半膜肌、半腱肌（圖1），外側有脛神經（圖2），其深層有分布於關節（滑膜）的中央膝動脈分枝與內下膝動脈（圖3）。
- 此外，腓腸肌內側頭起端處有稱為內側腱下囊的滑液囊（圖4），可推測此滑液囊會維持腓腸肌內側頭的滑動性。

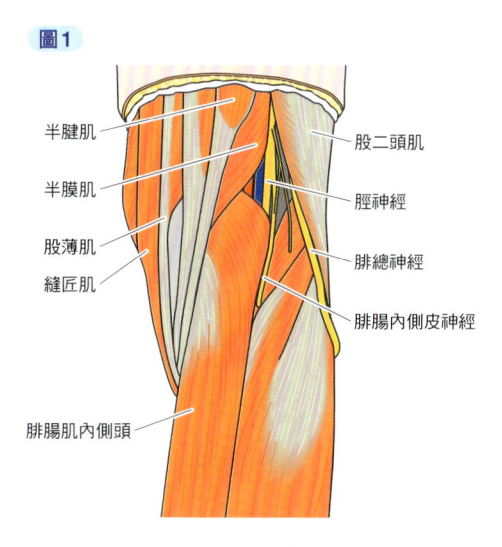

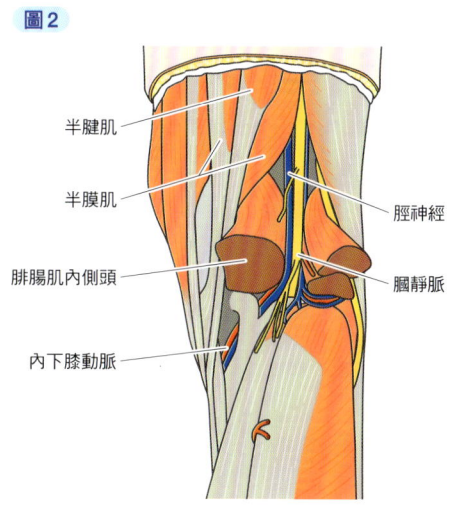

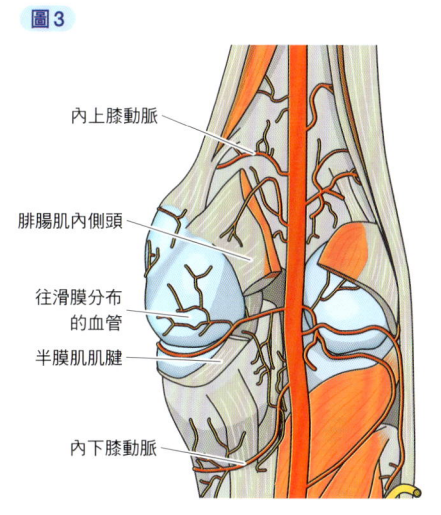

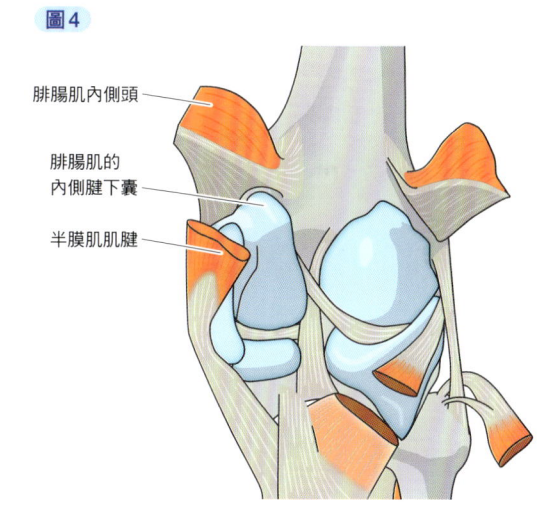

圖1
- 半腱肌
- 半膜肌
- 股薄肌
- 縫匠肌
- 股二頭肌
- 脛神經
- 腓總神經
- 腓腸內側皮神經
- 腓腸肌內側頭

圖2
- 半腱肌
- 半膜肌
- 腓腸肌內側頭
- 內下膝動脈
- 脛神經
- 膕靜脈

圖3
- 內上膝動脈
- 腓腸肌內側頭
- 往滑膜分布的血管
- 半膜肌肌腱
- 內下膝動脈

圖4
- 腓腸肌內側頭
- 腓腸肌的內側腱下囊
- 半膜肌肌腱

物理治療的陷阱

1）脛神經的壓迫

- 過度壓迫腓腸肌內側頭有可能壓迫到脛神經引起疼痛，為了不誘發過度疼痛，需要避開神經觸摸肌腹的技術。

2）腱下囊的功能

- 腓腸肌內側頭的滑動性方面，對位於表層、與半膜肌之間的疏鬆結締組織施行手技很輕鬆，但想對位於腓腸肌內側頭深層的腱下囊施行手技卻很困難。
- 位置越深層，越需要手指漸進式的按壓，要依序從表層製造滑動性。

第 7 章 膝部

79 徒手治療
半膜肌的舒緩法

河西謙吾、工藤慎太郎

適用的功能障礙
① 膝部伸展受限。

適用的動作障礙
① 站立中期～末期的膝部伸展不足。

■ 順序

◆ 姿　勢：俯臥。
◆ 順　序：①將患者的小腿～踝關節固定在治療師的大腿上。
　　　　　②治療師雙手有如鉤子般抓住患者大腿中央～遠端部位的半膜肌內緣。
　　　　　③配合膝關節屈曲誘導膜肌往內側移動，伸展時則誘導半膜肌往外側移動（重點1、2）。

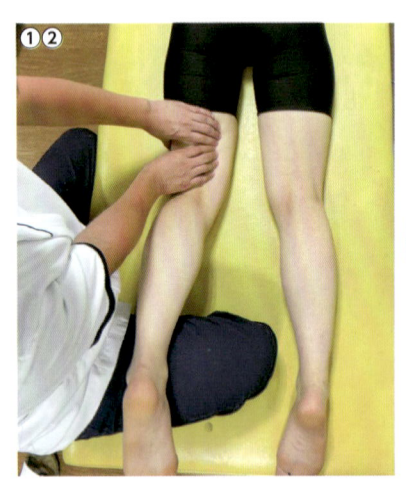

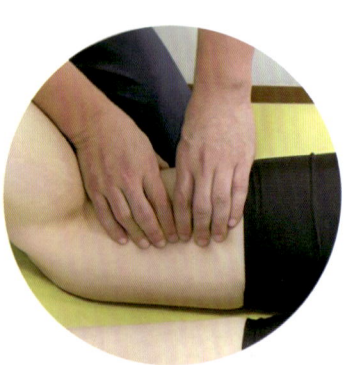

重點1 考量到膝關節屈曲、以伸展時的肌肉動態進行誘導
● 雙手指尖鉤住患者的半膜肌內緣，膝關節伸展時誘導往外側、屈曲時誘導往內側移動。

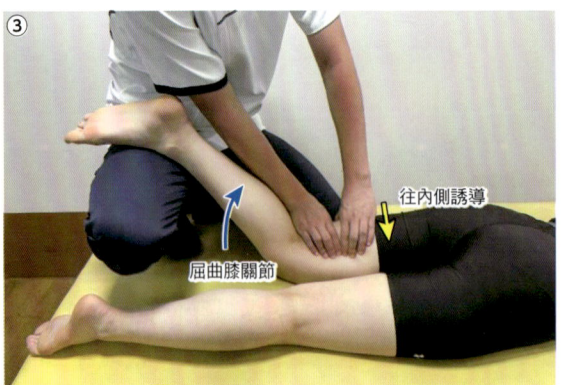

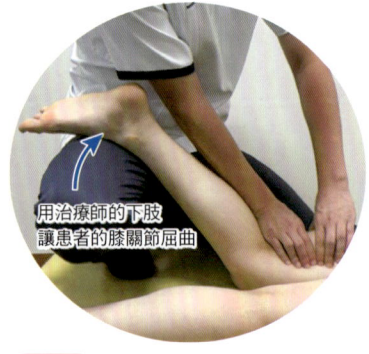

重點2 使用雙手的舒緩法
● 因為治療師是用雙手操作，所以膝關節的屈曲、伸展會用治療師的下肢進行。

半膜肌的解剖學位置與作用

- 半膜肌起於坐骨粗隆，止於脛骨的內髁、膕斜韌帶以及膕肌筋膜（圖1）。半膜肌位於半腱肌的深層，肌腹從大腿中央往遠端逐漸膨大，其作用除了伸展髖關節、屈曲膝關節之外，還有內轉小腿。

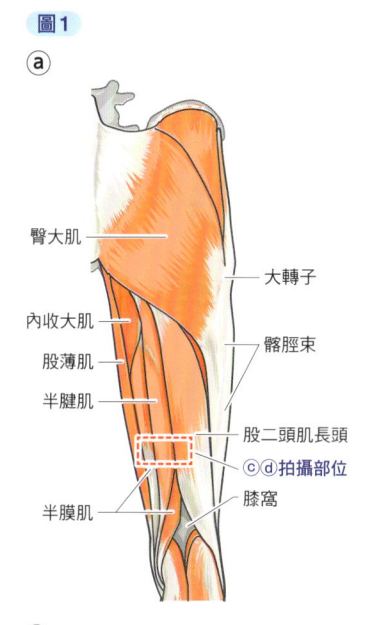

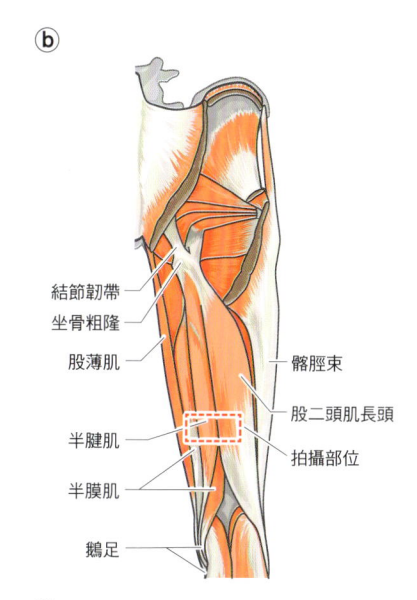

圖1

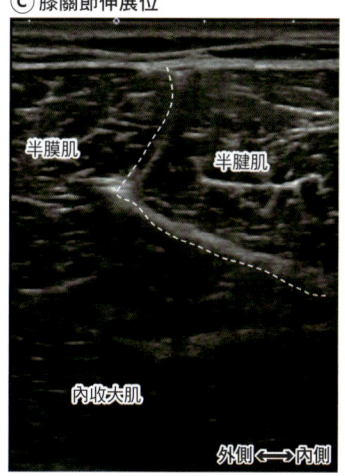

ⓐ
臀大肌
內收大肌
股薄肌
半腱肌
半膜肌
大轉子
髂脛束
股二頭肌長頭
ⓒⓓ拍攝部位
膝窩

ⓑ
結節韌帶
坐骨粗隆
股薄肌
半腱肌
半膜肌
鵝足
髂脛束
股二頭肌長頭
拍攝部位

ⓒ 膝關節伸展位
半膜肌　半腱肌
內收大肌
外側←→內側

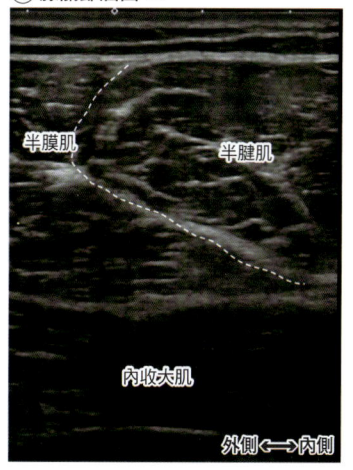

ⓓ 膝關節屈曲 90°
半膜肌　半腱肌
內收大肌
外側←→內側

物理治療的陷阱

1）伴隨半膜肌緊繃的膝關節伸展受限

- 膝關節伸展時會因為旋扭動作（screw-home movement）產生小腿外轉，所以拮抗小腿外轉、具有小腿內轉作用的半膜肌延展性很重要。

2）伴隨膝關節屈曲、伸展運動的半膜肌動態

- 隨著膝關節屈曲，半腱肌與半膜肌會往內側短軸移動（圖1ⓒ、ⓓ）。半膜肌柔軟度低下會妨礙此往內側的短軸移動，容易限制膝關節屈曲可動範圍。

第7章 膝部

80 徒手治療
髕骨的鬆動術

河西謙吾、工藤慎太郎

適用的功能障礙
1. 膝部屈曲受限。
2. 膝部伸展受限。

適用的動作障礙
1. 蹲踞動作有困難。

順序

◆ 姿　勢：仰臥。
◆ 順　序：①捲起浴巾等物墊在膝窩下，讓膝蓋呈輕度屈曲位。
　　　　　②觸摸整個髕骨的周圍，上下、左右地移動髕骨（重點-ⓐ、ⓑ）
　　　　　③髕骨在水平面上的內轉外轉（coronary rotation）時，將髕骨的內緣或外緣往背側推擠約 ⅓（重點-ⓒ）。
　　　　　④等到獲得膝關節伸展位下的可動性，視需要在膝關節屈曲位也施行同樣的鬆動術。

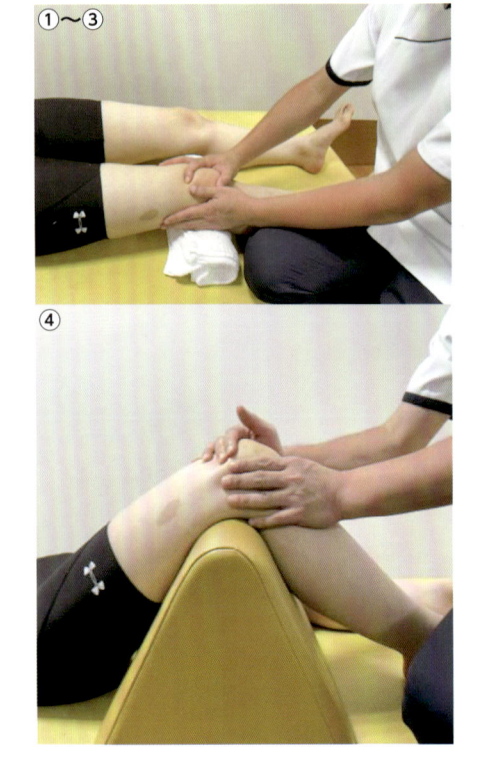

①〜③

④

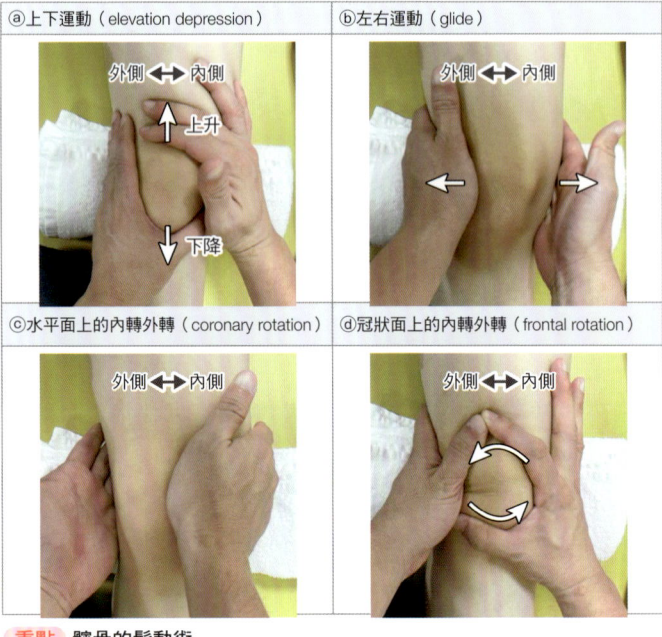

ⓐ 上下運動（elevation depression）
外側 ⇔ 內側
上升
下降

ⓑ 左右運動（glide）
外側 ⇔ 內側

ⓒ 水平面上的內轉外轉（coronary rotation）
外側 ⇔ 內側

ⓓ 冠狀面上的內轉外轉（frontal rotation）
外側 ⇔ 內側

重點　髕骨的鬆動術

髕骨的作用與周圍的構造

- 髕骨在股脛關節伸展運動時，能幫助股四頭肌有效率地收縮。此外，髕骨在膝關節屈曲時，也與股四頭肌有效率地伸展有關。所以為了應對膝關節的屈曲、伸展，髕骨需要很高的可動性。影響髕骨活動的組織方面，上方有髕上囊、股骨前脂肪墊（大腿骨前脂肪体，暫譯）、股中間肌，下方有髕韌帶、髕支持帶（圖1、2）。

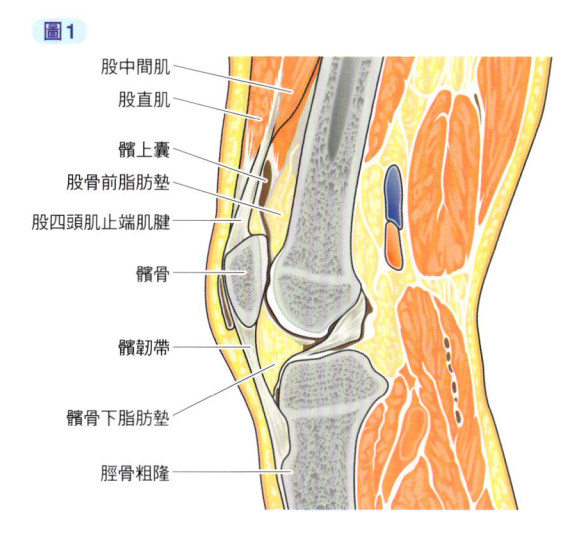

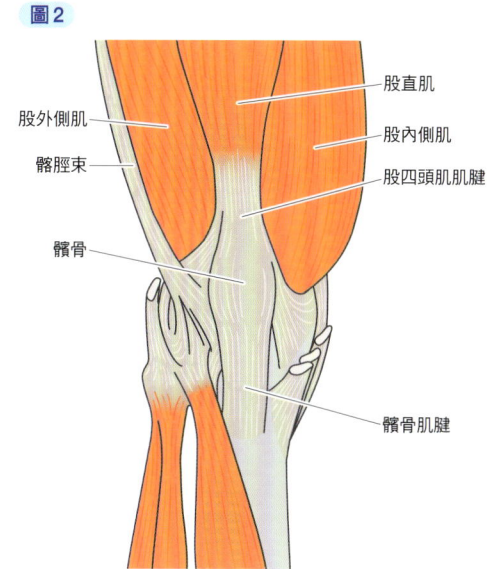

圖1

股中間肌
股直肌
髕上囊
股骨前脂肪墊
股四頭肌止端肌腱
髕骨
髕韌帶
髕骨下脂肪墊
脛骨粗隆

圖2

股外側肌
髂脛束
髕骨
股直肌
股內側肌
股四頭肌肌腱
髕骨肌腱

物理治療的陷阱

1）髕骨鬆動術獲得的效果

- 膝關節屈曲的可動範圍限制、以及幾乎所有與膝關節伸展相關的組織，都會受到髕骨可動性的影響。也就是說，髕骨鬆動術能幫助擴大髕骨的可動性，或者鎖定運動低下方向有問題的組織。

2）膝關節屈曲角度與髕骨可動性的關係

- 髕骨的關節面在膝關節屈曲20°時接觸面為髕骨下方，屈曲45°時為髕骨中央，屈曲90°時則是髕骨上方，接觸面會隨著屈曲角度變化。
- 更進一步的深屈曲位——膝關節屈曲135°時，髕骨的兩側側面會有如嵌入般碰觸到股骨，所以髕骨的可動性明顯低下。由此可知，髕骨鬆動術原則上有必要在膝關節伸展～輕度屈曲位的情況下施行。

第7章 膝部

81 徒手治療
股中間肌與股骨前脂肪墊的徒手治療

河西謙吾、工藤慎太郎

適用的功能障礙
1. 膝部屈曲受限。
2. 膝部伸展肌力低下。

適用的動作障礙
1. 蹲踞動作有困難。
2. 起身時抬臀離座～伸展有困難。

■ 順序

◆ 姿　勢：仰臥。
◆ 順　序：①在大腿遠端約 ⅓ 處，觸摸到股骨與股骨上的股中間肌。
　　　　　②想像著將股中間肌從股骨上拉起剝離，從內側、外側抓住股中間肌與股骨前脂肪墊，往上拉（重點1、2）。

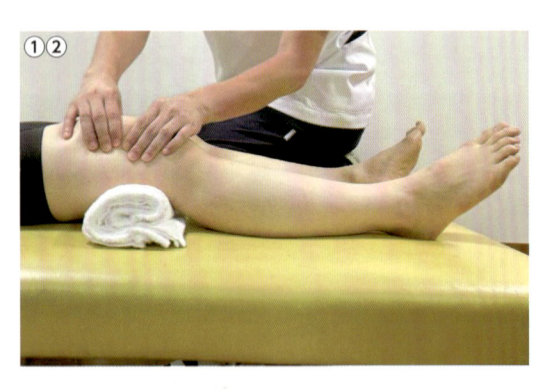

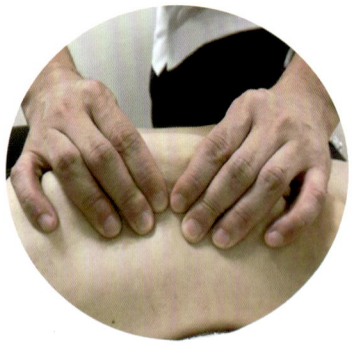

重點1 將股中間肌從股骨上拉起
- 觸摸到股骨後，將股中間肌從股骨正上方有如剝離般往上拉。

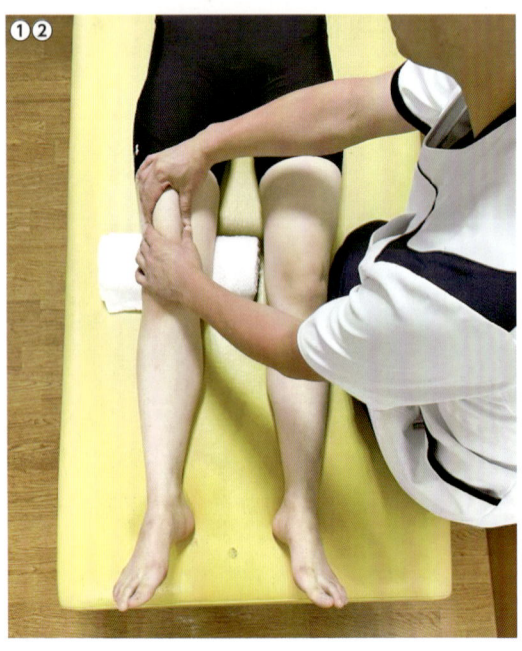

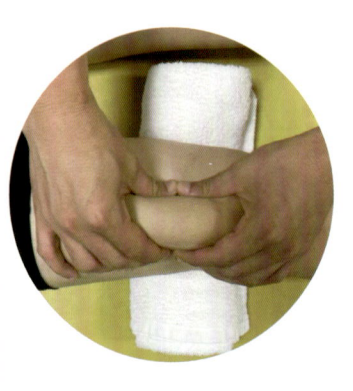

重點2 從兩側夾住往上拉
- 從內側、外側抓住股中間肌與股骨前脂肪墊，會容易往上拉起。

股中間肌與股骨前脂肪墊的構造

- 股中間肌起於股骨前面，與股直肌的止端肌腱會合形成共同肌腱（圖1）。股中間肌的止端肌腱連接髕骨、髕內側支持帶、內側髕股韌帶相連，具有連續性。
- 此外，從股中間肌分出的關節肌纖維連接著髕上囊，髕上囊深處與股骨中間有股骨前脂肪墊，在膝關節屈曲、伸展運動中幫助髕上囊滑動，以及讓膝關節伸展更有效率。

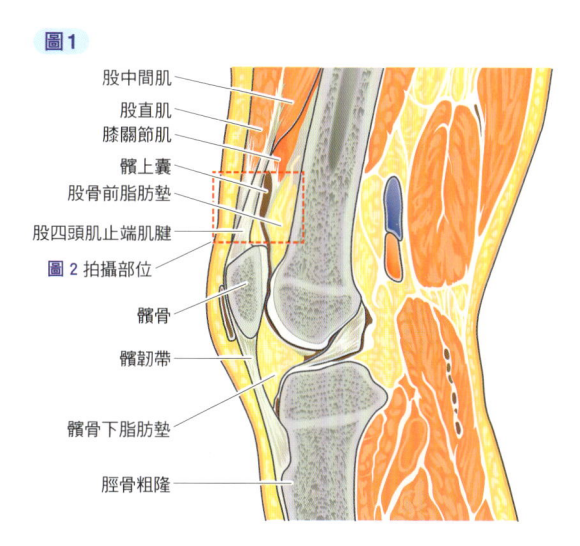

圖1

股中間肌
股直肌
膝關節肌
髕上囊
股骨前脂肪墊
股四頭肌止端肌腱
圖2 拍攝部位
髕骨
髕韌帶
髕骨下脂肪墊
脛骨粗隆

圖2

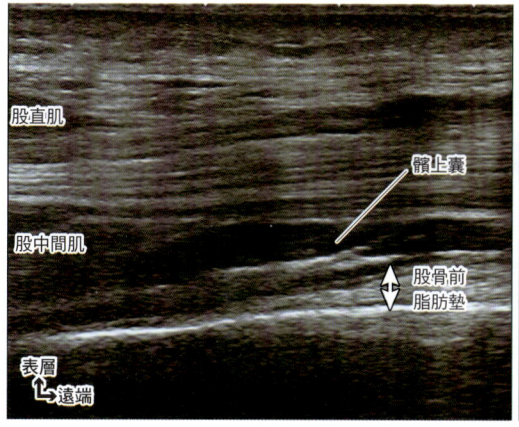

ⓐ 膝關節伸展位
ⓑ 提起股骨前脂肪墊操作時

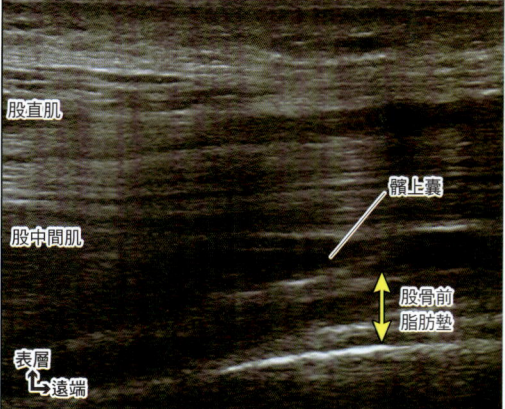

股直肌　股中間肌　髕上囊　股骨前脂肪墊　表層　遠端

物理治療的陷阱

1) 股骨前脂肪墊的動態

- 股骨前脂肪墊會伴隨膝關節屈曲或股四頭肌收縮有如被往上拉一般增加厚度（圖2），所以一旦此部位的柔軟度低下，脂肪墊無法活動，屈曲可動範圍就會受到限制。

2) 股骨前脂肪墊與髕上囊的位置關係

- 股骨前脂肪墊位於髕上囊深層與股骨之間，有如補強髕上囊的存在，可想見股骨前脂肪墊也會影響膝關節屈曲運動時髕上囊的滑動。

第7章 膝部

82 徒手治療
股外側肌的徒手治療

河西謙吾、工藤慎太郎

適用的功能障礙
1. 膝部屈曲受限。

適用的動作障礙
1. 蹲踞動作有困難。
2. 跪坐有困難。

■ 順序

◆ 姿　勢：仰臥。
◆ 順　序：①將患者的小腿固定在治療師的大腿上，雙手隨意擺放。
　　　　　②治療師的指尖在股外側肌的後緣像插入股二頭肌長頭之間般抓住。
　　　　　③稍稍壓迫大腿般抓住肌肉，注意焦點在股外側肌而不是皮下組織。
　　　　　④股外側肌會隨著膝關節屈曲往後外側短軸移動，所以要配合膝關節屈曲施行徒手誘導（**重點1、2**）。

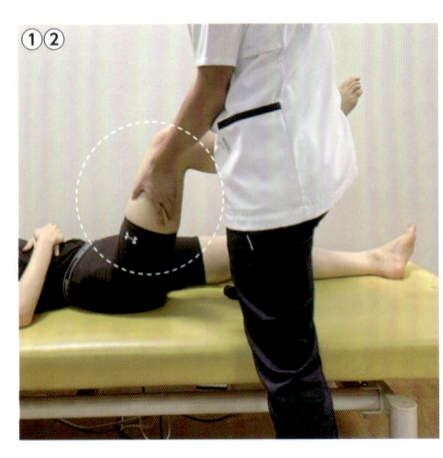

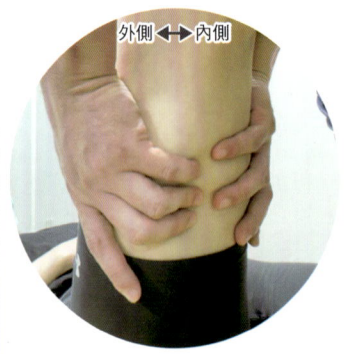

重點1 配合股外側肌的動態進行誘導
● 在股外側肌與股二頭肌長頭之間抓住股外側肌，配合膝關節屈曲誘導往後外側移動。

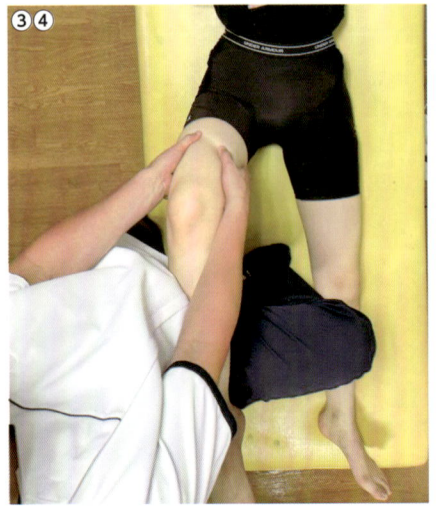

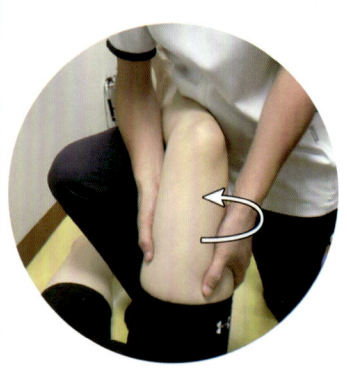

重點2 維持姿勢讓小腿不要亂跑
● 治療師用髖關節的近端部位、腹部、前臂3處穩定並維持患者小腿姿勢。

股外側肌的構造

- 股外側肌起於股骨粗線外側唇，止於髕骨及脛骨粗隆（圖1）。位於股外側肌與股二頭肌之間的大腿外側肌間中隔產生大腿筋膜，覆蓋在股外側肌的表層（圖2）。股外側肌是股四頭肌之中生理學截面積最大的一塊肌肉，對膝關節伸展扭矩的貢獻率約有40%[5、7]。

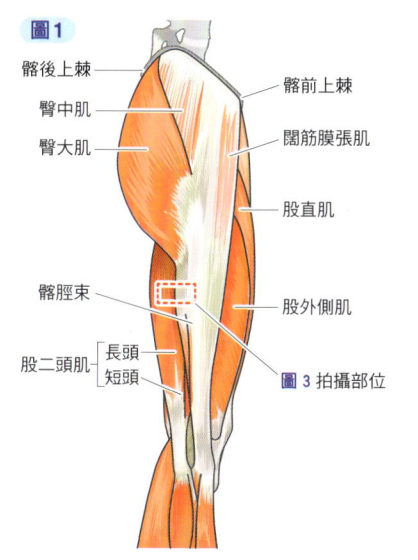

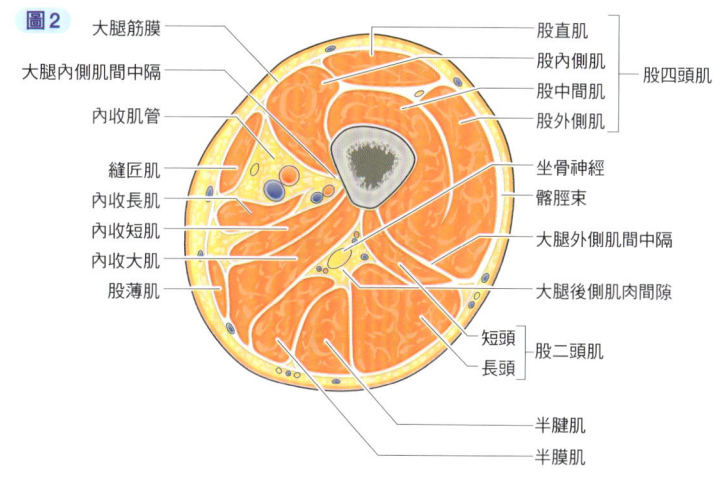

圖1
髂後上棘／臀中肌／臀大肌／髂前上棘／闊筋膜張肌／股直肌／髂脛束／股外側肌／股二頭肌 長頭／短頭／圖3 拍攝部位

圖2
大腿筋膜／大腿內側肌間中隔／內收肌管／縫匠肌／內收長肌／內收短肌／內收大肌／股薄肌／股直肌／股內側肌／股中間肌／股外側肌／股四頭肌／坐骨神經／髂脛束／大腿外側肌間中隔／大腿後側肌肉間隙／短頭／長頭／股二頭肌／半腱肌／半膜肌

圖3　ⓐ 膝關節伸展位　ⓑ 膝關節屈曲90°

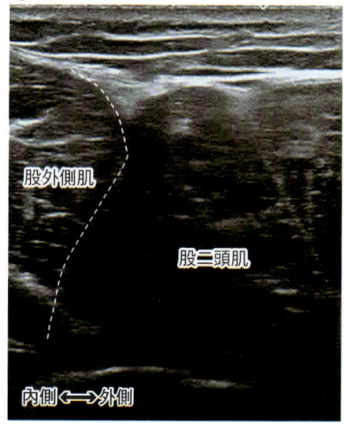

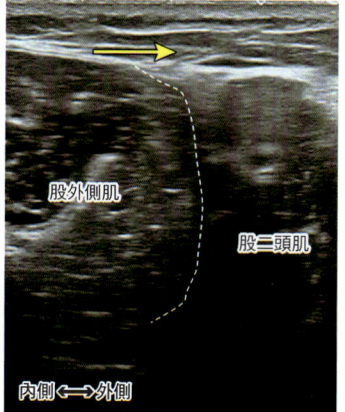

股外側肌／股二頭肌／內側←→外側

物理治療的陷阱

1）股外側肌在膝關節屈曲、伸展運動中的動態（圖3）

- 股外側肌隨著膝關節屈曲運動，會往後外側短軸滑動。不僅膝關節屈曲引起長軸方向的拉伸、滑動，理解連同短軸方向在內的三維動態也很重要。

2）股外側肌的肌肉量

- 股外側肌是股四頭肌之中最大的一塊肌肉，所以膝關節屈曲誘導往後外側移動時，要適度地壓迫抓住肌肉，便能誘導整塊股外側肌而非只誘導到表層。

第 7 章　膝部

83　徒手治療
隱神經的徒手治療

河西謙吾、工藤慎太郎

適用的功能障礙
① 膝內側處疼痛。

適用的動作障礙
① 站立中期的下肢負重量低下。
② 站立期整體的支撐時間減少。

■ 順序

◆ 姿　勢：仰臥。
◆ 順　序：①患者膝關節呈輕度屈曲位，治療師在離大腿中央稍遠端處觸摸到股內側肌、縫匠肌。
　　　　　②治療師手指像要錯開肌肉般往內側方向按壓進股內側肌、縫匠肌與內收大肌之間（重點1）。
　　　　　③雖然體格多少有影響，不過能在相對較表層處確認隱神經，神經被觸摸到的患者大多會表示「有點痛、感覺不舒服」。
　　　　　④配合膝關節伸展運動，誘導隱神經周圍組織往表層、前方移動（重點2）。

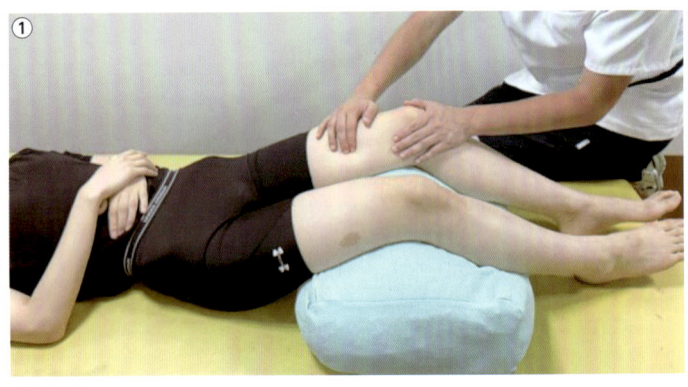

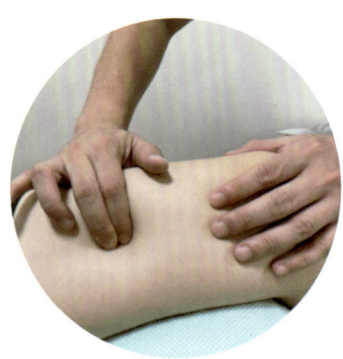

重點1　要一邊避開縫匠肌一邊舒緩隱神經
● 就像要將位在股內側肌內側上方的縫匠肌往內側錯開般，治療師的指尖按壓進股內側肌的表層，能舒緩隱神經在內的肌肉間隙。

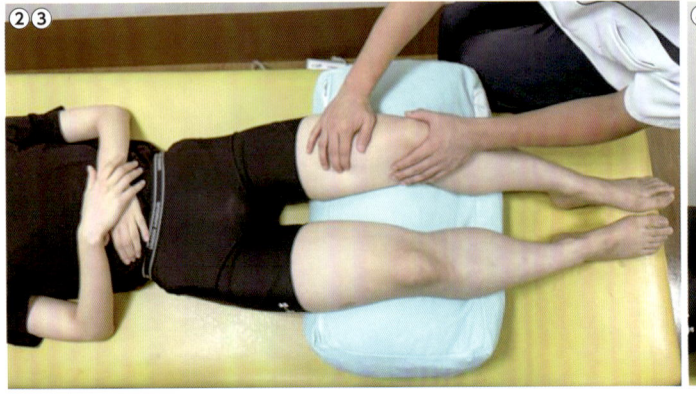

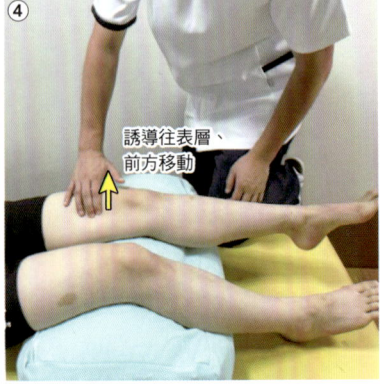

重點2　配合膝關節伸展運動誘導隱神經
● 隱神經會隨著膝關節伸展往表層及前方移動，所以要配合股四頭肌的收縮誘導隱神經周圍組織。

194　功能性解剖與運動治療

隱神經的構造

- 隱神經在髖關節的高度從股神經分枝出來，通過由內收長肌、股內側肌、內收大肌、縫匠肌所形成，被稱為杭特氏隧道（Hunter's canal，也就是內收肌管）的管道（圖1），接著繼續往遠端行走，通過膝關節內側抵達小腿。

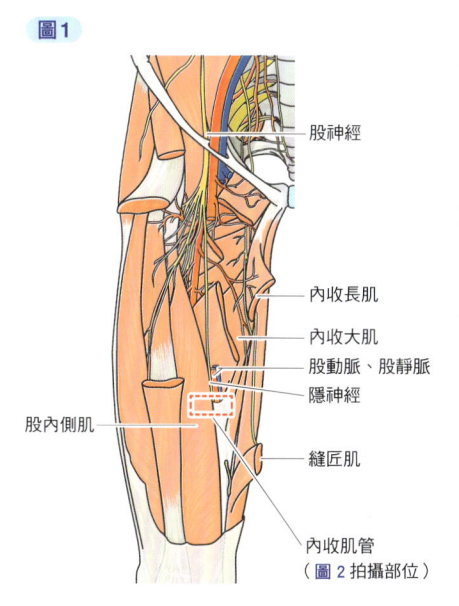

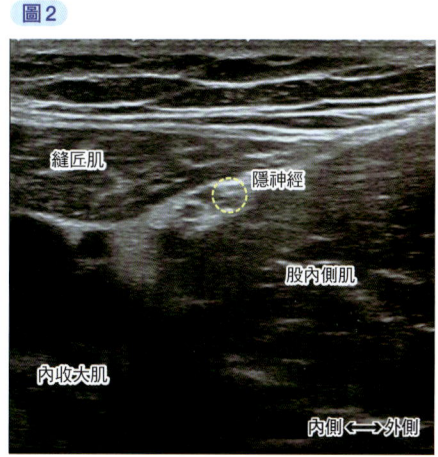

物理治療的陷阱

1）大腿中央到遠端的絞扼、滑動不全

- 隱神經被股內側肌、內收大肌、以及有如從上方覆蓋的縫匠肌包圍住（圖2）。髖關節術後患者等大堆會伴隨內收長肌或內收大肌過度緊繃，這些因素有時會產生隱神經的滑動不全。

2）隱神經的動態

- 隨著股四頭肌（股內側肌）收縮，隱神經會往表層、前方滑動。對縫匠肌、股內側肌之間施行鬆動術，再加上股四頭肌的原位運動（請參照第7章-74）等，能有效維持此滑動。

第7章 膝部

84 徒手治療
鵝足的徒手治療

河西謙吾、工藤慎太郎

適用的功能障礙
① 膝內側處疼痛。

適用的動作障礙
① 站立中期的膝部往側邊晃動。
② 站立初期～中期，髖關節內轉以及小腿外轉（膝內移）。

■順序

◆ 姿　勢：仰臥（髖關節大開）。
◆ 順　序：①患者髖關節大開，固定在治療師的大腿上（**重點1**）。
　　　　　②確認腓腸肌內側頭與半腱肌的肌肉間隙。
　　　　　③接著觸摸到縫匠肌，確認並抓住鵝足的遠端部位。
　　　　　④徒手誘導鵝足往腹側、背側移動（**重點2**）。

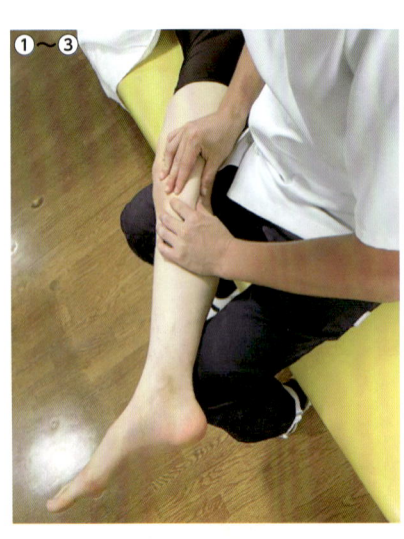

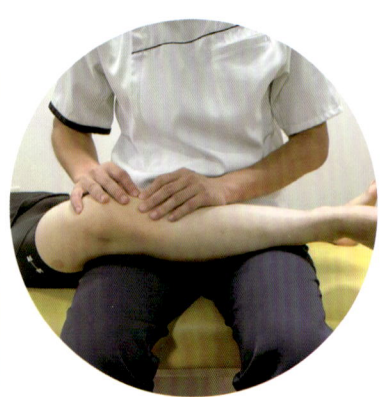

重點1 讓髖關節、膝關節呈鬆弛位置（loose-packed position）
- 患者以髖關節外轉且膝關節屈曲位固定在治療師的大腿上穩定姿勢，便能觀察、觸摸到鵝足。

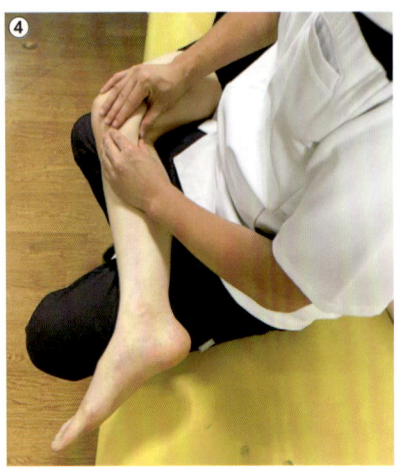

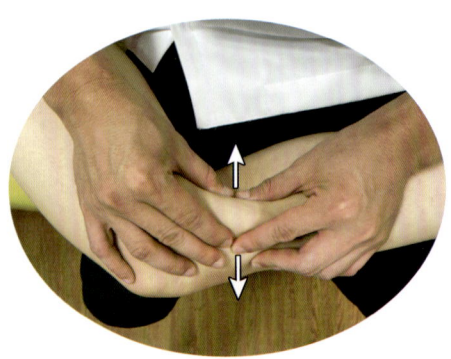

重點2 觸診並抓住鵝足的最下端部位往腹背側滑動
- 一邊感受一邊誘導鵝足肌肉在脛骨上往腹背側滑動。

196　功能性解剖與運動治療

鵝足周圍的構造

- 鵝足是由縫匠肌、股薄肌、半腱肌所構成，止於脛骨粗隆的內側與小腿筋膜（圖1）。此肌群具有小腿內轉的作用，如果呈小腿外轉的異常列位，會引起過度收縮，與膝蓋內側的疼痛有關。
- 此外，鵝足著骨點附近的小腿筋膜深層有脂肪性結締組織（圖2），同部位的滑動性低下也經常造成問題。

圖1

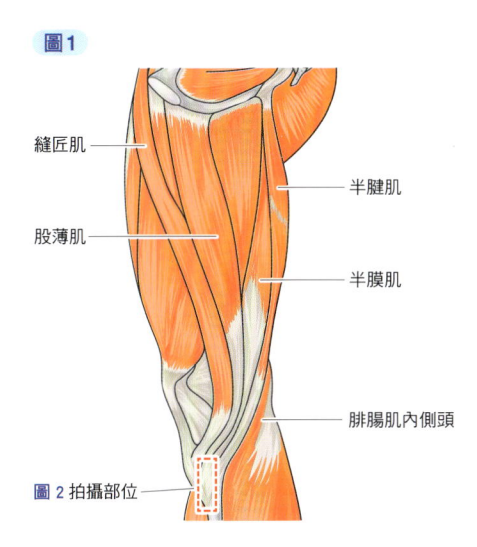

縫匠肌
股薄肌
半腱肌
半膜肌
腓腸肌內側頭
圖2 拍攝部位

圖2

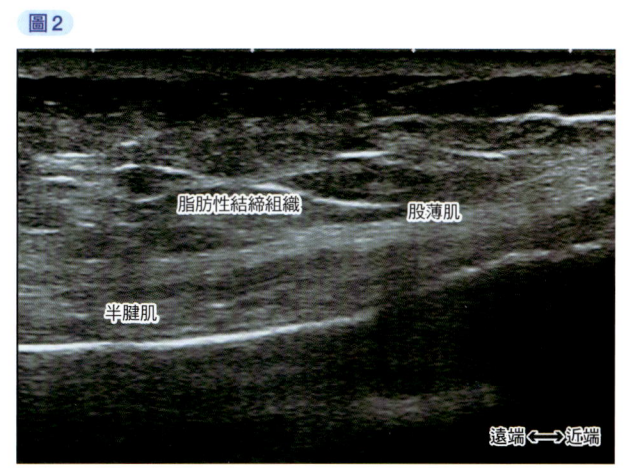

脂肪性結締組織
股薄肌
半腱肌
遠端←→近端

物理治療的陷阱

1）鎖定引發鵝足部位疼痛的導火線

- 不應把鵝足視為一體，而是有必要鎖定真正的對象組織。所以要利用這些肌群部分作用相異之處來個別拉伸進行確認：縫匠肌是髖關節內收、內轉；股薄肌是髖關節外展；半腱肌是髖關節屈曲、外展且膝關節伸展。

2）脂肪性結締組織的重要性

- 鵝足部位的肌肉間隙及肌肉表層有脂肪性結締組織存在，也就是說，可想見這是個需要肌肉間隙滑動的部位，不僅要注意肌肉個體的延展性，意識到肌肉間隙滑動的處置手技也很重要。

第 7 章　膝部

85　徒手治療
股二頭肌短頭的徒手治療

河西謙吾、工藤慎太郎

適用的功能障礙
1. 膝部伸展受限。
2. 膝部屈曲受限。

適用的動作障礙
1. 站立中期的膝部伸展不足。
2. 起身時抬臀離座有困難。

■ 順序

◆ 姿　勢：俯臥。
◆ 順　序：①患者膝關節呈輕度屈曲位，治療師用大腿與掌心大範圍地固定住患者的小腿。
　　　　　②在大腿遠端⅓附近確認股外側肌的外緣後，再觸摸到股二頭肌的短頭。
　　　　　③治療師一邊誘導股二頭肌短頭往內側移動，指尖一邊如勾住般往深層按壓（**重點1、2**）。
　　　　　④等確保了某程度的滑動性，再配合膝關節屈曲誘導股二頭肌短頭繼續往內側移動。

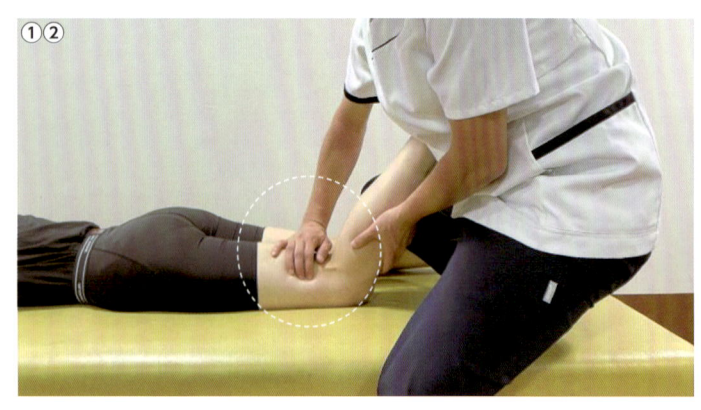

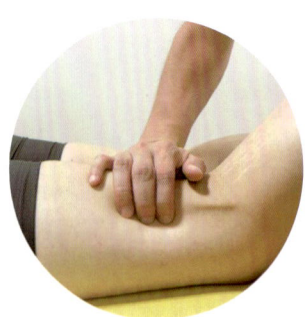

重點1　誘導股二頭肌短頭往內側移動
● 股外側肌會隨著膝關節屈曲往後內側短軸移動，為了確保其移動空間，手指要按壓進股二頭肌短頭的外緣，誘導股二頭肌短頭往內側移動。

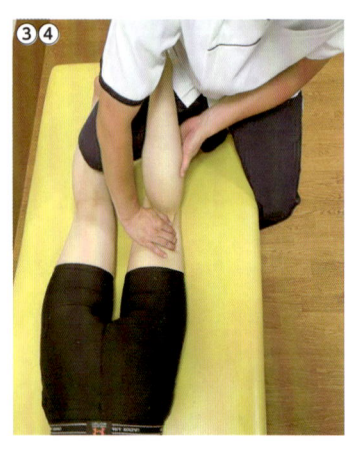

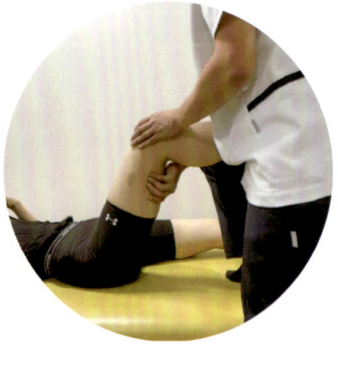

重點2　俯臥有困難的患者則採用仰臥位的鬆動術
● 治療師用大腿與前臂固定住患者的小腿，同時前臂旋後，食指～小指按壓進股二頭肌與股外側肌之間，如此一來膝關節屈曲時，便能輕鬆誘導股二頭肌往內側移動。

股二頭肌短頭的構造

- 股二頭肌短頭起於股骨粗線外側唇與大腿外側肌間中隔，止於腓骨頭與小腿筋膜（圖1、2），作用為屈曲膝關節及外轉小腿。
- 股二頭肌長頭在膝窩附近會變成肌腱組織，所以此處附近能觸摸到的肌腹為股二頭肌的短頭。

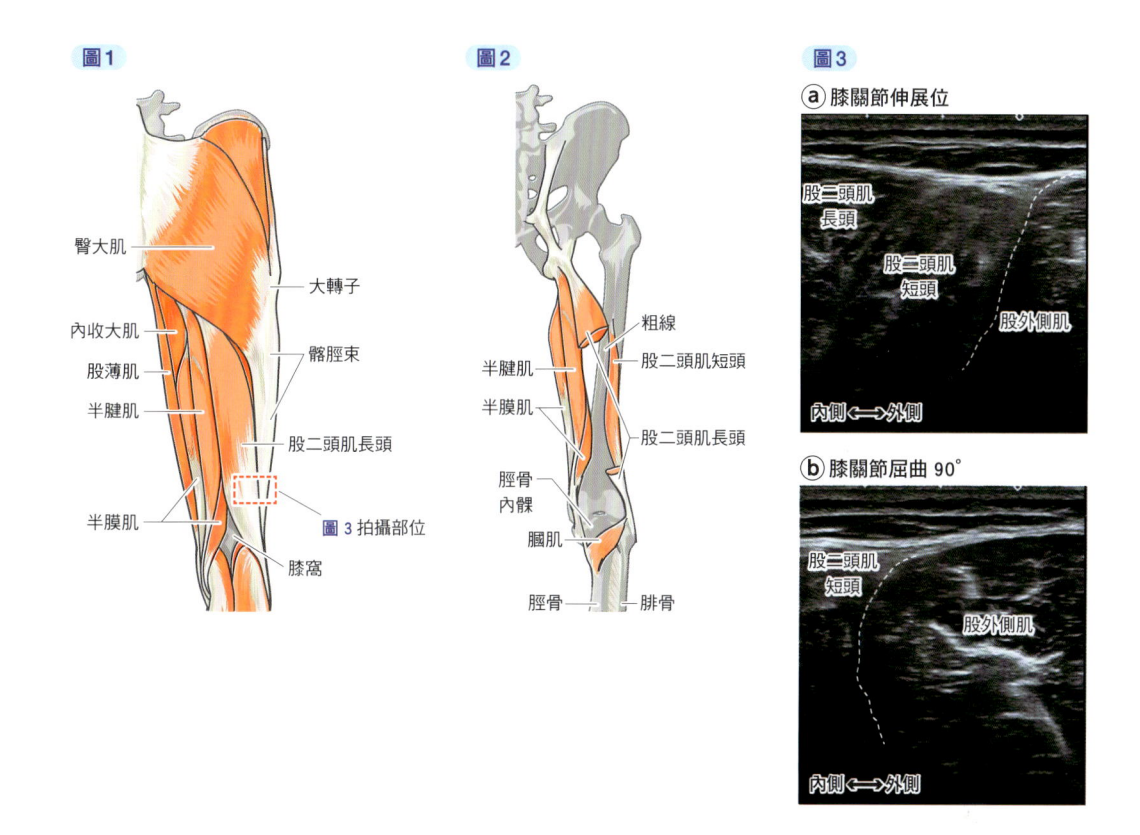

圖1

臀大肌
內收大肌
股薄肌
半腱肌
半膜肌
大轉子
髂脛束
股二頭肌長頭
圖3 拍攝部位
膝窩

圖2

半腱肌
半膜肌
脛骨內髁
粗線
股二頭肌短頭
股二頭肌長頭
膕肌
脛骨　腓骨

圖3
ⓐ 膝關節伸展位
股二頭肌長頭
股二頭肌短頭
股外側肌
內側←→外側

ⓑ 膝關節屈曲90°
股二頭肌短頭
股外側肌
內側←→外側

物理治療的陷阱

1）股二頭肌短頭引起的膝關節屈曲限制

- 股二頭肌短頭的作用為屈曲膝關節及外轉小腿，所以此肌肉造成的關節可動範圍受限主要在於膝關節伸展。然而已知膝關節屈曲時股外側肌會往後內側滑動[8]（圖3），股二頭肌柔軟度低下會妨礙股外側肌往後內側移動，所以可想見也與膝關節屈曲可動範圍受限有關。

2）股二頭肌與股外側肌共通的起端

- 股二頭肌短頭是屈曲膝關節，股外側肌是伸展膝關節，雖然兩者作用相反，但都起於大腿外側肌間中隔。
- 由此可知，股二頭肌短頭過度緊繃會妨礙股外側肌的收縮。再者，全膝關節置換術後如果兩者同時收縮等情況，可想見會引起稱為stiff knee gait的僵直步，所以這是介入時應該考量到的重要解剖學特徵。

第7章 膝部

86 徒手治療
脛神經的徒手治療

河西謙吾、工藤慎太郎

適用的功能障礙
① 脛神經支配領域的疼痛。
② 踝部背屈受限。

適用的動作障礙
① 站立中期～末期的腳踝背屈不足。

■ 順序

◆ 姿　勢：俯臥。
◆ 順　序：①患者膝關節屈曲，治療師在膝窩處觸摸到膕動脈（重點1）。
　　　　　②沿著膕動脈往遠端摸索，在比目魚肌的外緣處（比目魚肌腱弓）觸摸到脛神經。
　　　　　③從膕肌的表層、脛神經的內側、外側誘導脛神經往短軸方向左右移動（重點2）。

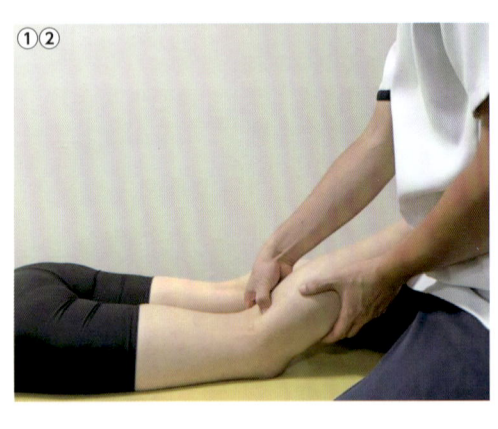

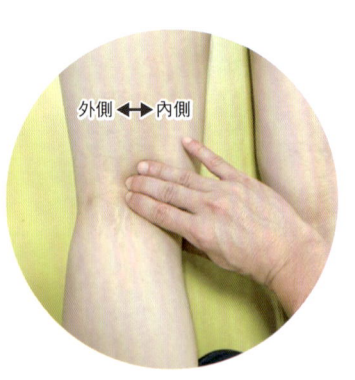

重點1　觸摸到膕動脈
● 膕動脈行走於脛神經的深層，所以利用膕動脈作為觸摸脛神經的地標。

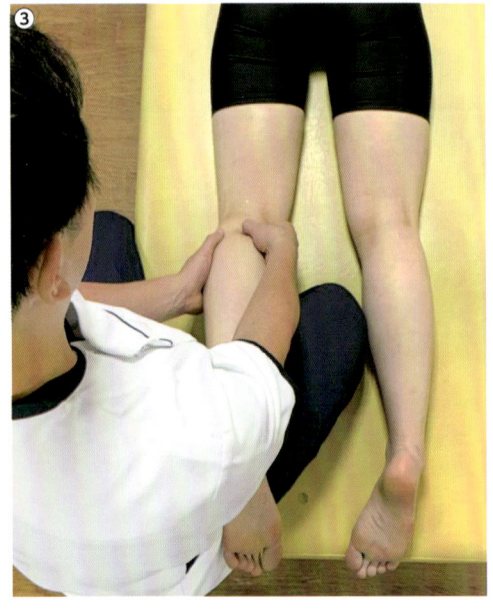

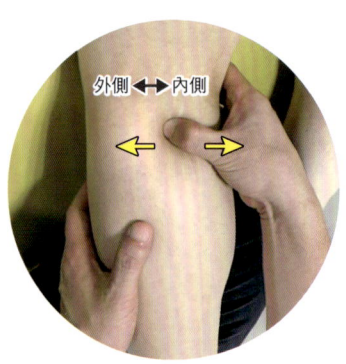

重點2　在比目魚肌腱弓附近避開膕動脈施行鬆動術
● 從表層的排列依序是腓腸肌、比目魚肌、脛神經、膕動脈、膕肌，所以在比目魚肌腱弓附近施行鬆動術時，要用避免過度壓迫膕動脈的力道。

脛神經周圍的構造

- 脛神經是在大腿遠端後面從坐骨神經分枝出來的,通過比目魚肌腱弓,下行走過小腿後面(圖1～3)。膝窩處會絞扼脛神經的原因有:受到比目魚肌腱弓的壓迫或該處滑動不全。

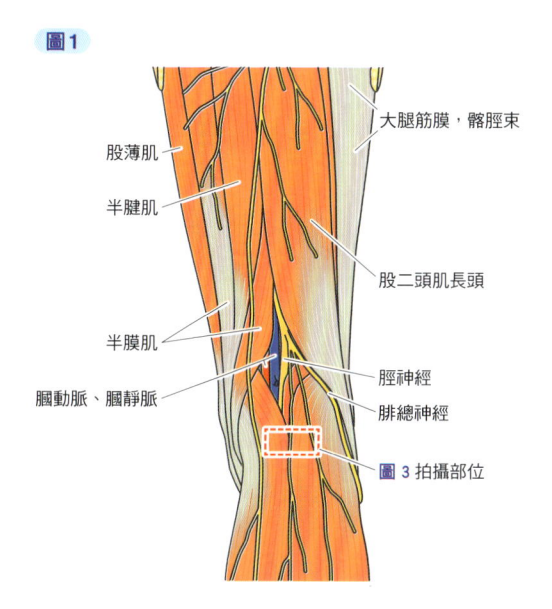

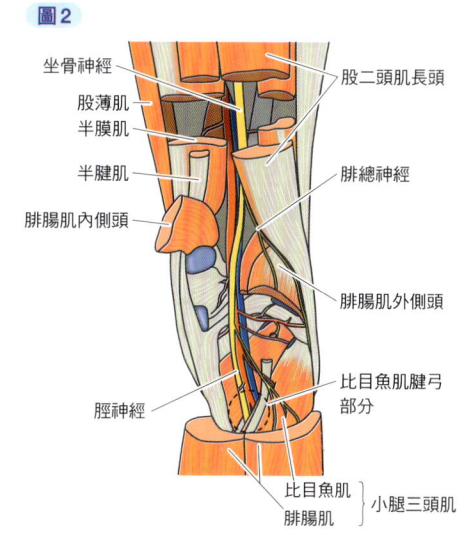

圖1

圖2

圖3

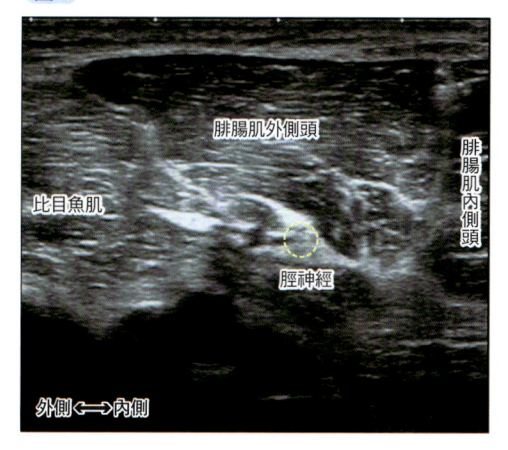

外側←→內側

物理治療的陷阱

1) 脛神經的壓迫

- 過度壓迫腓腸肌或比目魚肌會壓迫到脛神經,有可能引起疼痛,所以需要避開脛神經觸摸周圍肌腹的技術。

2) 脛神經周圍的脂肪性結締組織

- 膝窩處脛神經周圍存在著脂肪性結締組織,因此可想見此部位的神經較容易滑動。然而如果施行的是全膝關節置換術後等切開後方關節囊的術式,心裡要先記得可能會使得脛神經周圍的脂肪性結締組織柔軟度低下。

第7章 膝部

87 徒手治療
髂脛束深層脂肪墊的徒手治療

河西謙吾、工藤慎太郎

適用的功能障礙
① 膝外側處疼痛。

適用的動作障礙
① 擺動初期～中期的膝外側處疼痛。
② 站立中期的膝部往側邊晃動（小腿內翻）。

■ 順序

◆ 姿 勢：側臥。
◆ 順 序：①患者髖關節中間位，膝關節屈曲60°，治療師在大腿遠端觸摸到髂脛束（重點1）。
　　　　②抓住位於髂脛束與股骨外上髁之間的脂肪墊。
　　　　③徒手誘導抓住的喀脛束及脂肪墊往前方移動。

訣竅 以膝關節屈曲45°為界，配合屈曲、伸展膝關節讓脂肪墊滑動也很有效果（重點2）。

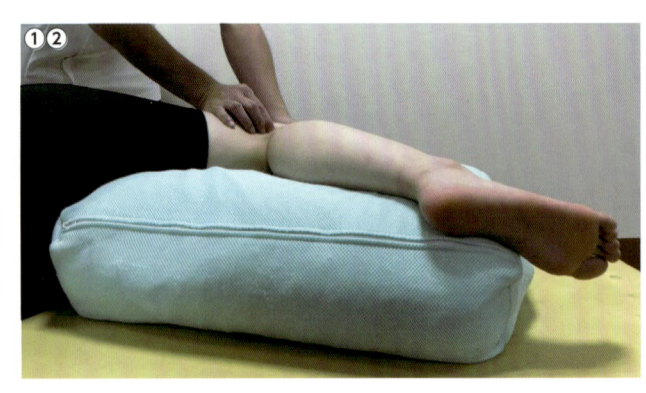

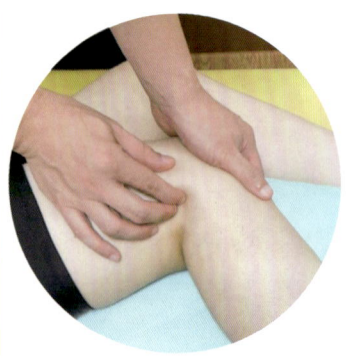

重點1 患者髖關節中間位，膝關節屈曲60°
- 用抱枕讓髖關節呈內收、外展中間位，膝關節屈曲60°，抑制髂脛束的張力，治療師的手指便能輕鬆從髂脛束後方按壓。

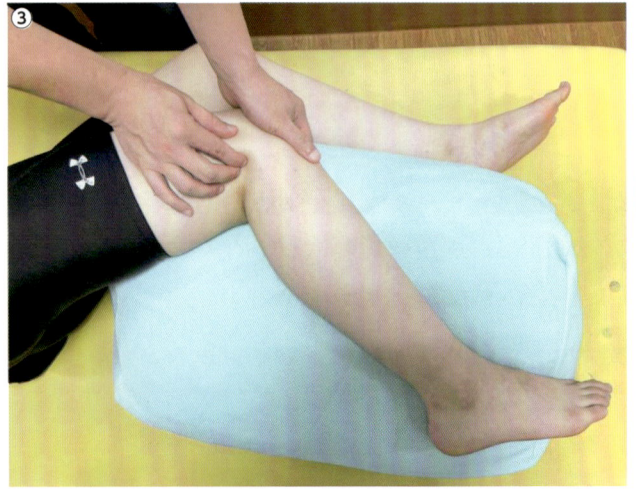

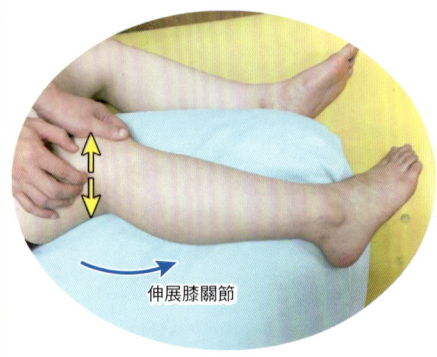

伸展膝關節

重點2 配合屈曲、伸展膝關節促使脂肪墊滑動
- 膝關節屈曲60°～伸展時髂脛束會有如跨越股骨外上髁般移動，配合此移動施行鬆動術能提高組織間的滑動性。

髂脛束周圍的構造

- 髂脛束行走於大腿外側面，附著於傑迪氏結節（Gerdy's tubercle，圖1），其中有一段會跨越股骨外上髁，所以膝關節屈曲、伸展運動時會產生摩擦應力，尤其膝關節屈曲時會伴隨小腿內轉，所以髂脛束在股骨外上髁以後會被強迫往前內下方行走。而在容易產生摩擦應力的髂脛束與股骨外上髁之間存在著脂肪組織（圖2）[9]。

- 膝關節伸展位時髂脛束緊繃，因此壓迫到脂肪墊。另一方面，膝關節屈曲60°時除了髂脛束鬆弛之外，還能確認脂肪墊有宛如被股外側肌拉扯般的形態變化（圖3）。

圖1

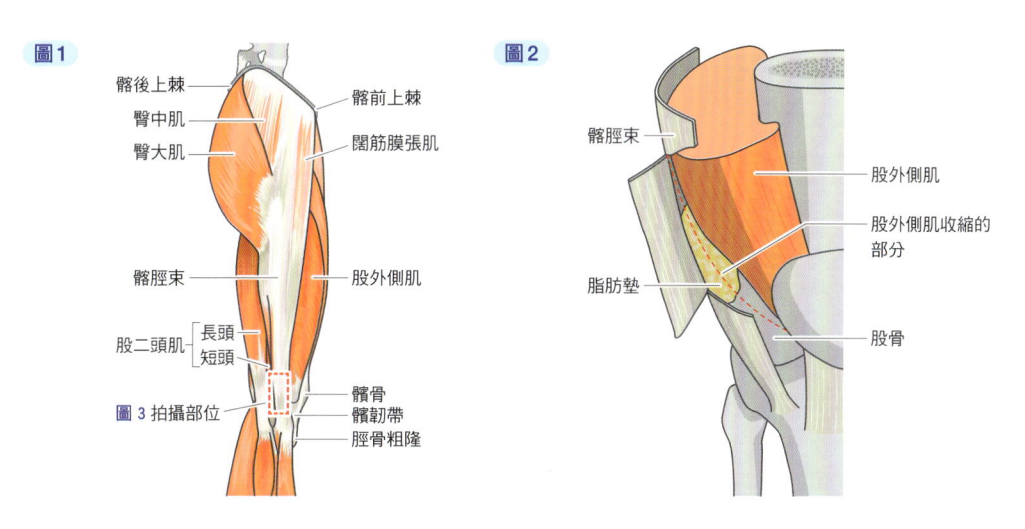

髂後上棘
臀中肌
臀大肌
髂前上棘
闊筋膜張肌
髂脛束
股外側肌
股二頭肌 長頭／短頭
髕骨
髕韌帶
脛骨粗隆
圖3 拍攝部位

圖2

髂脛束
股外側肌
股外側肌收縮的部分
脂肪墊
股骨

圖3　ⓐ 膝關節伸展位　　ⓑ 膝關節屈曲60°

脂肪墊　髂脛束　股外側肌　股骨外上髁　近端⟷遠端

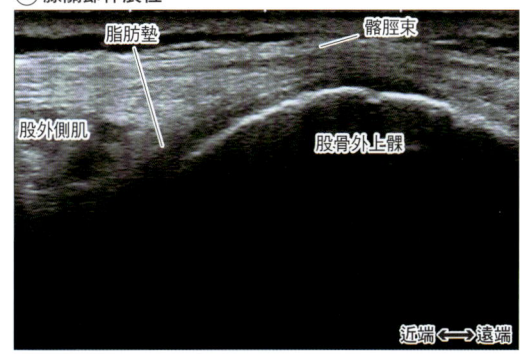

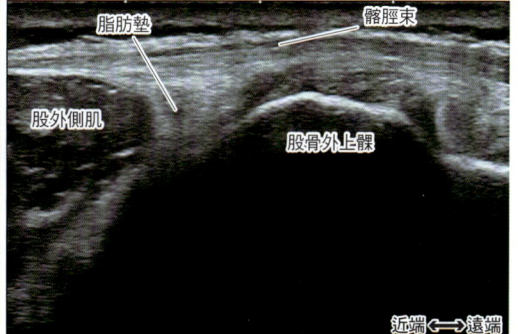

物理治療的陷阱

1）股骨外上髁處的摩擦應力

- 膝關節屈曲30～45°左右時髂脛束與股骨外上髁最接近，摩擦應力大增。尤其像跑者等反覆施加應力的情況下，會因為發炎使得具有緩衝功能的髂脛束下脂肪墊柔軟度低下。

2）股外側肌與髂脛束的關係

- 有報告指出髂脛束與股外側肌在大腿的遠端部位相連[9]。由此可知徒手介入時，明顯有必要重新獲得髂脛束與股骨外上髁之間、以及股外側肌遠端處的脂肪墊柔軟度。

第7章 膝部

88 徒手治療
髕骨下脂肪墊的徒手治療

河西謙吾、工藤慎太郎

適用的功能障礙
1. 膝前側處疼痛。
2. 膝部伸展受限。

適用的動作障礙
1. 站立中期的膝部伸展不足。
2. 蹲踞動作有困難。

順序

◆ 姿　勢：仰臥（膝關節輕度屈曲或90°）。
◆ 順　序：①觸摸到位於髕骨肌腱深層的髕骨下脂肪墊（重點1）。
②髕骨下脂肪墊表層與深層的性質不同，深層部分的可動性大，所以要從內側、外側反覆壓迫、舒緩，藉此獲得柔軟度（重點2）。
③意識到深層、淺層的邊界，治療師手指插進髕韌帶的正下方徒手誘導表層部分，深層部分則是從內側、外側有如夾住髕骨下脂肪墊般徒手誘導。

訣竅 膝關節屈曲角度越大，位於髕骨髁部的髕骨下脂肪墊越會被推擠出來，所以改變角度施行處置也很重要（重點3）。

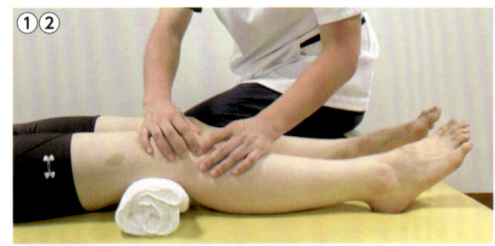

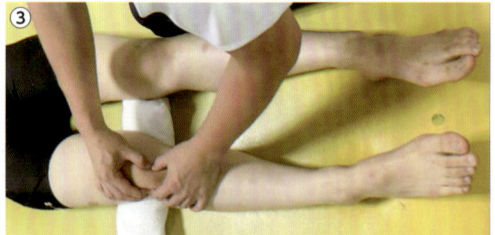

重點1 抑制股四頭肌的肌肉張力
- 捲起浴巾墊在膝窩處除了能填補膝窩處的空間，還能讓膝關節輕度屈曲，藉此放鬆股四頭肌。

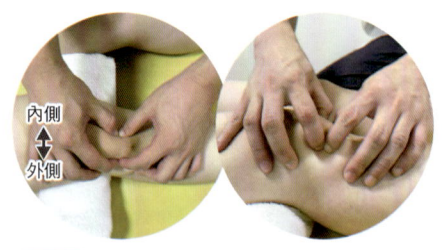

重點2 從內側、外側壓迫髕骨下脂肪墊
- 尤其從內側、外側壓迫髕骨下脂肪墊的深層部分能促使其形狀變化，利用內側壓迫外側放鬆等方式促進滑動，提高柔軟度。

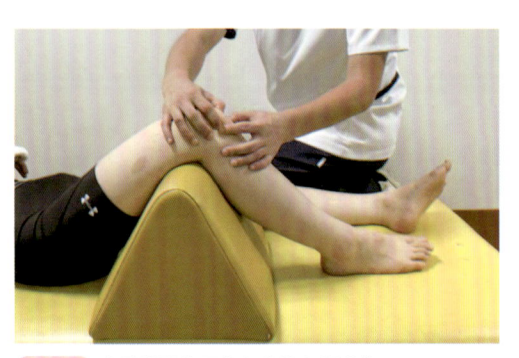

重點3 改變膝關節屈曲角度施行鬆動術
- 髕骨下脂肪墊的形狀會隨著膝關節屈曲角度的不同而變化，所以改變關節角度施行鬆動術也很有效。

204　功能性解剖與運動治療

髕骨下脂肪墊周圍的構造

- 髕骨下脂肪墊是在滿髕韌帶、髕支持帶正下方，填滿股脛關節間隙的脂肪組織（圖1）。此部位血管、神經眾多，容易因為伸展應力等造成發炎，頻繁引起疼痛。
- 再者，施行全膝關節置換術、髕骨骨折、前十字韌帶重建手術等時候會侵襲到此部位，為術後物理治療也應該考量到的重要組織之一。

圖1

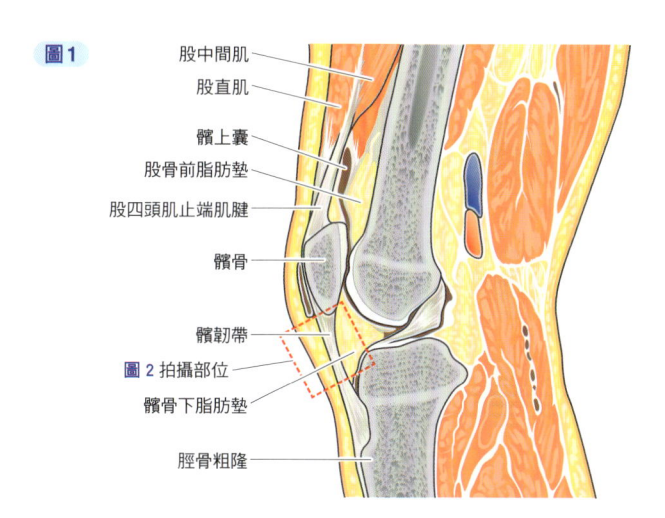

- 股中間肌
- 股直肌
- 髕上囊
- 股骨前脂肪墊
- 股四頭肌止端肌腱
- 髕骨
- 髕韌帶
- 圖2 拍攝部位
- 髕骨下脂肪墊
- 脛骨粗隆

圖2　ⓐ 膝關節屈曲位　　ⓑ 膝關節伸展位

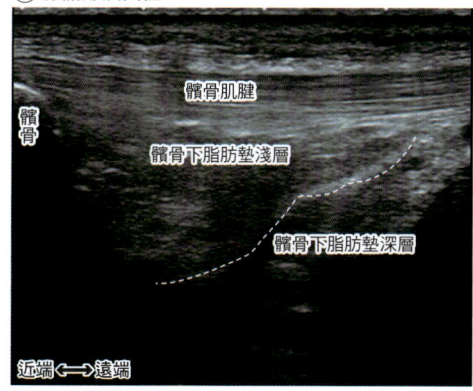

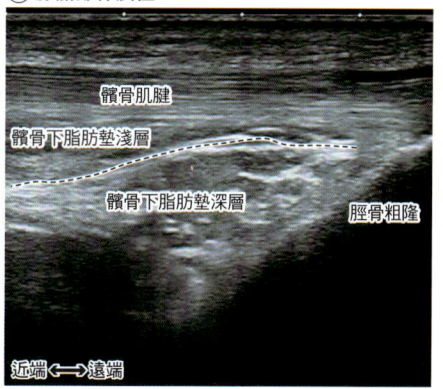

物理治療的陷阱

1) 髕骨下脂肪墊淺層、深層的動態不同（圖2）

- 髕骨下脂肪墊可分為淺層與深層，膝關節伸展時淺層部分會在髕骨肌腱之間有如被壓扁般改變形狀。另一方面，深層部分在膝關節伸展時則像被股骨髁部推擠般往遠端滑動，可確認其動態是往脛骨粗隆流動。

2) 對髕骨下脂肪墊淺層、深層的處置不同

- 髕骨下脂肪墊淺層、深層的構造不同，所以介入時不要視為一體，而需要分部分進行處置。尤其已知膝關節伸展運動時髕骨下脂肪墊深層的流速較淺層快[10]，可想而知，對膝關節前面疼痛來說，深層部分的柔軟度很重要。

第 7 章　膝部

89　徒手治療
腓總神經的徒手治療

河西謙吾、工藤慎太郎

適用的功能障礙
① 小腿皮神經區域會麻痺或疼痛。
② 膝部屈曲受限。

適用的動作障礙
① 長時間維持坐姿有困難。
② 從低椅面起身有困難。

順序

◆ 姿　勢：俯臥。
◆ 順　序：①在患者大腿遠端部位觸摸到股二頭肌（重點1）。
　　　　　②治療師的手指有如垂直股二頭肌內緣深層般插入，能促進腓總神經往內側的滑動（重點2）。

> 訣竅　不是想像著讓腓總神經往內側移動，而是因為治療師手指按壓進股二頭肌內緣，結果使得腓總神經往內側滑動。

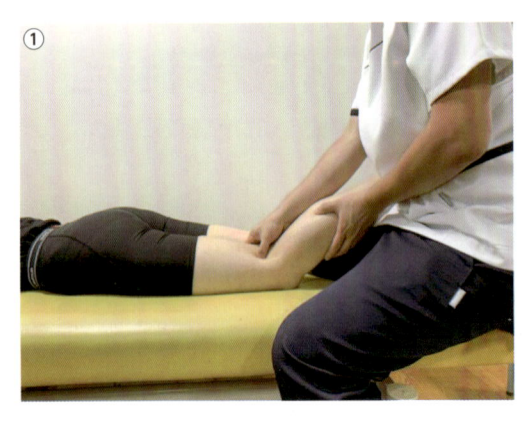

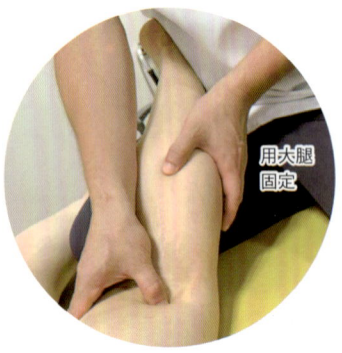

①

重點1　治療師用大腿維持患者的膝關節輕度屈曲位
● 為了抑制股二頭肌的肌肉張力、讓腓總神經能輕鬆觸摸到，只要用治療師的大腿維持患者膝關節輕度屈曲位。

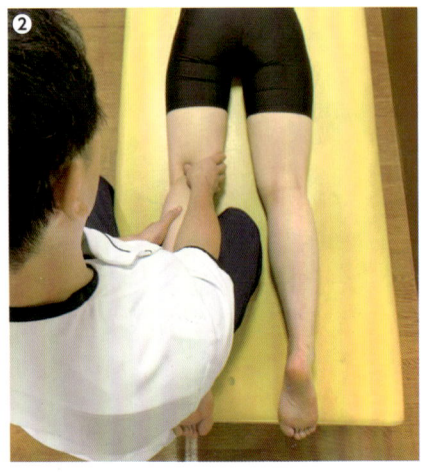

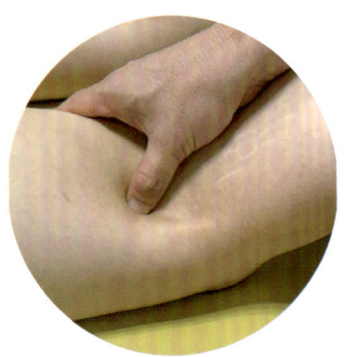

②

重點2　指尖直直刺入
● 治療師指尖垂直地刺入腓總神經的內緣或外緣深層，可以確認腓總神經往內側、外側移動。

腓總神經周圍的構造

- 坐骨神經在大腿遠端處分枝成脛神經與腓總神經，腓總神經行走於股二頭肌內側（圖1ⓐ），通過腓骨後方後，繞著腓骨頸往腹側走，出現在小腿前面（圖1ⓑ）。腓總神經進入腓骨長肌深層部分後，直接分成腓深神經、腓淺神經（圖2、3）。
- 腓骨頭附近是腓總神經絞扼等問題的好發部位，不僅如此，股二頭肌遠端內側處腓總神經周圍也存在著結締組織，其滑動性低下也是重點。

圖1
ⓐ 大腿遠端部位的腓總神經
ⓑ 小腿近端部位的腓總神經

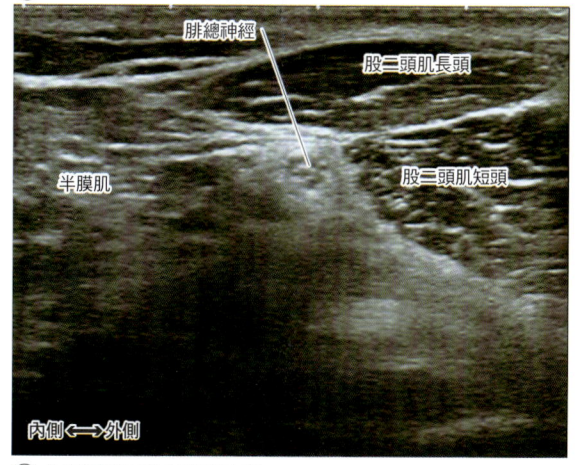

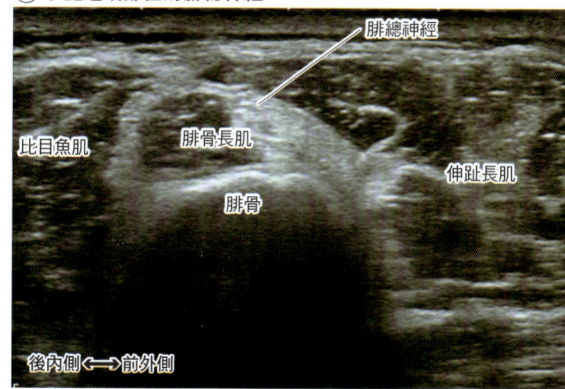

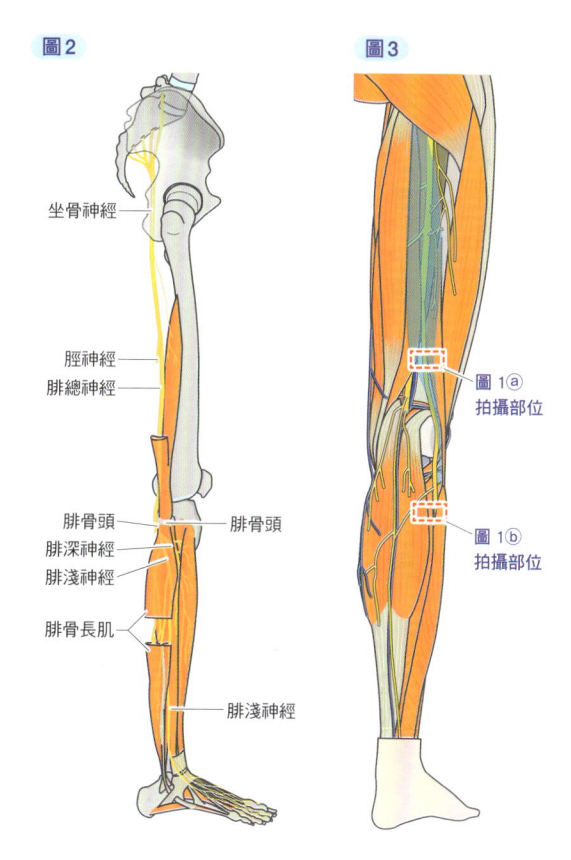

圖2

圖3

物理治療的陷阱

1）股二頭肌內側加上深層的滑動不全

- 股二頭肌內側是坐骨神經分枝為腓總神經前行走的部位，神經周圍包覆著許多結締組織，由此可知，很有可能因為靜止不動等緣故引起滑動不全或絞扼，此處也是應該介入的重點部位。

2）腓總神經的絞扼部位

- 腓總神經最表層的位置在腓骨頭附近，代表性的問題就是絞扼。此外，腓總神經行走於腓骨長肌深層，在腓骨長肌處施行手技也很重要。

Case 9 膝部前面疼痛引起蹲踞困難的變形性膝關節炎病例

森田竜治

症例1

▶ 來院時
- 70多歲女性，在自家做家事，體型豐滿。主訴走路、上下樓梯時右膝內側～前面會疼痛，所以來看診。
- X光影像所見為卡葛倫－勞倫斯分級系統（KL Grade）第Ⅱ級，髕股關節周邊可見到輕度骨刺形成。

▶ 開始物理治療2個月後
- 走路、上下樓梯時的疼痛有改善，但蹲踞時膝關節前面依舊會疼痛。

1 開始物理治療2個月後的理學所見

1）疼痛

◆ 運動時疼痛
- 蹲踞到底時兩側膝關節前面疼痛。
- 前跨弓箭步時髕骨下內側、外側會疼痛，有膝內移傾向。

◆ 壓痛
- 兩側大腿遠端前面深層、髕骨下脂肪墊有壓痛。

  治療重點 治療股骨前脂肪墊、髕骨下脂肪墊後膝關節前面疼痛有改善但仍舊殘留些許疼痛。
  →努力校正動作時的列位不良。

2）膝關節可動範圍（右／左）
- 屈曲130°／150°；伸展0°／0°。

3）肌力（右／左）
- 徒手肌力測試MMT：膝關節伸展4＋／4＋；屈曲4＋／4＋；髖關節外展4／4；外轉4／4；伸展4＋／4＋。

2 臨床推理 Clinical Reasoning

- 本患者膝關節屈曲可動範圍受限，原因可認為是伴隨**股骨前脂肪墊**或**股中間肌**柔軟度低下而來。
- 從弓箭步的動作可推測出日常膝關節屈曲、伸展動作時，**膝內移**的列位異常已常態化，而修正膝內移的髖關節外展肌力也已經低下，所以可想見往髕骨下脂肪墊內側的伸展應力與往外側的擠壓應力有可能使得脂肪墊纖維化，並伴隨纖維化產生疼痛。

3 運動治療

1）本患者的重點
- 重點在於：**改善可動範圍與肌肉功能來減輕蹲踞動作對膝關節前面施加的負擔**。
- 改善股骨前脂肪墊與髕骨下脂肪墊的柔軟度，減輕髕股關節的擠壓應力。

- 蹲踞動作時，需要股四頭肌、臀大肌、臀中肌後側纖維的離心性收縮。改善前述肌群的肌力低下，以正常列位進行關節運動，可想見能減輕施加於膝關節前面的應力。

2）運動治療實作

- 首先，對**股骨前脂肪墊**施行**徒手操作**（圖1），並以俯臥位反覆進行膝關節屈曲運動（請參照第7章-76）後，膝關節屈曲可動範圍變成145°。
- 此時蹲踞動作的膝關節屈曲可動範圍增加了，但到了最終範圍膝關節前面依舊殘存著疼痛。
- 施行**髕骨下脂肪墊的徒手操作**（圖2）後，疼痛進一步改善了，但是並沒有完全消失。
- 指導患者進行**腿部伸展**與**前跨弓箭步**（圖3、4）運動後，蹲踞時不再會疼痛。

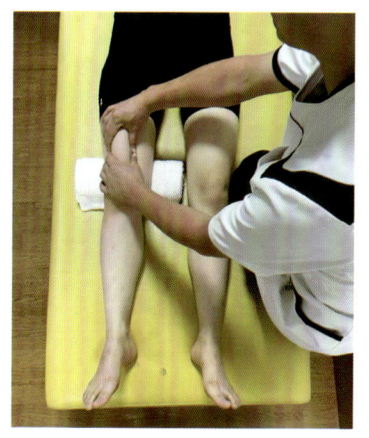

圖1 股中間肌與股骨前脂肪墊的徒手治療
- 詳情請參閱第7章-81。

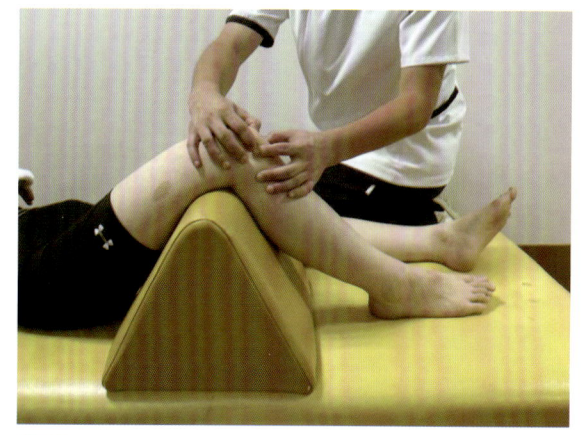

圖2 髕骨下脂肪墊的徒手治療
- 詳情請參閱第7章-88。

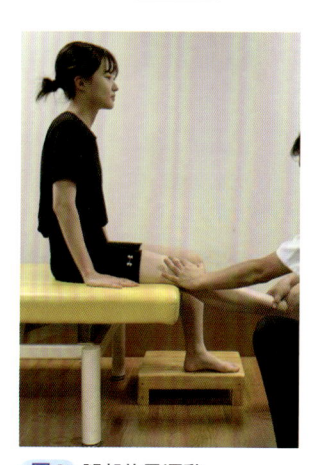

圖3 腿部伸展運動
- 用不會出現髖關節屈曲，或著軀幹後彎等代償的狀態，讓膝關節伸展到底的運動，在伸展最終範圍處停留2秒左右，促使股內側肌斜頭出力。詳情請參閱第7章-75。

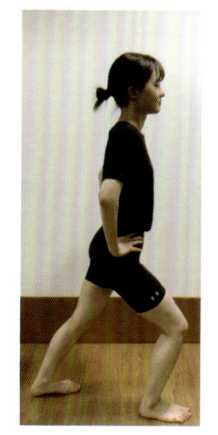

圖4 前跨弓箭步運動
- 一邊矯正膝內移，一邊指導患者進行前跨弓箭步。此外，考量到施加於髖股關節的負荷，配合小腿前傾也讓軀幹前傾，便能抑制對股四頭肌施加過度負荷。詳情請參閱第7章-72。

Case 10 站立後期無法伸展膝關節 主訴膝部前面疼痛的變形性膝關節炎病例

工藤慎太郎

症例 ▶ 來院時

- 60多歲女性，約半年前起上下樓梯時會感到疼痛，不過對日常生活沒有影響，所以繼續觀察。
- 直到最近從椅子起身或走路中也會出現疼痛了，因此來本院看診。
- X光影像診斷為右側變形性膝關節炎（卡葛倫－勞倫斯分級等級二），開始物理治療。
- 如今的主訴為起身、上下樓梯時膝關節前面會疼痛，以及步行中膝關節前內側會疼痛。

1 來院時的理學所見

1）壓痛部位

- 膝關節前內側處的髕骨下脂肪墊、半膜肌、腓腸肌內側頭有壓痛。

2）膝關節可動範圍（右／左）

- 膝關節屈曲：140°／145°；伸展：10°／5°。
- 患側在伸展最終範圍時，膝關節前面感覺緊緊卡卡的。
  - **治療重點** 治療髕骨下脂肪墊後卡頓感消失，殘留膝關節後內側的拉伸感。
    → 對腓腸肌內側頭與半膜肌施行徒手治療，努力改善伸展可動範圍。

3）列位

- 股骨脛骨角FTA：左右都是178°
- Q角度：右18°、左14°，為低位髕骨。

4）筋力

- 承重指數（Weight Bearing Index，WBI）：右0.35，左0.60。
- 徒手肌力測試MMT：膝關節屈曲左右都是4，腳踝底屈右3左4。

2 臨床推理 Clinical Reasoning

- 膝關節前面疼痛可認為是源自**髕骨下脂肪墊**的症狀。
  ▶ 髕骨下脂肪墊**纖維化**將髕骨往下方牽引，因此形成**低位髕骨**，也可想見會有**膝關節伸展肌力低下**的情況。
  ▶ 髕骨下脂肪墊纖維化限制了膝關節伸展可動範圍，因此步行中站立後期的也跟著受限，降低了膝關節的穩定性。
  ▶ 一旦持續這種步態，會增強**股四頭肌、大腿後肌群、小腿三頭肌**的同時收縮，長期下來便造成**屈曲攣縮**。

3 運動治療

1）本患者的重點

- 重點在於：①改善疼痛部位髕骨下脂肪墊的滑動性；②獲得站立後期的膝關節伸展，用以獲得

膝部　Case

- 膝關節穩定性。
- 在膝關節伸展最終範圍會產生**旋扭動作** screw home movement，因此小腿會外轉。然而一旦因為某種緣故產生小腿轉動異常，膝關節的屈曲、伸展可動範圍也會跟著受到限制。對於這類患者，在改善伸展限制之後，有必要活化肌肉來改善膝關節的穩定性。
- 這種情況下，以小腿內轉位進行股四頭肌、大腿後肌群、小腿三頭肌的運動很有效。

2）運動治療實作

- 首先，為了解除膝關節伸展限制，對**髕骨下脂肪墊**施行**徒手治療**（圖1）與**超音波治療**後，患者表示膝關節伸展時**膝蓋後面內側有拉伸感**。
- 因此對**半膜肌與腓腸肌內側頭**施行**徒手治療**（圖2），改善膝關節伸展可動範圍。此狀態下以改善股四頭肌肌力與修正列位為目的，施行**小腿內轉位的前跨弓箭步**（圖3）、**內八提踵**（請參閱第8章-90），之後疼痛消失了。

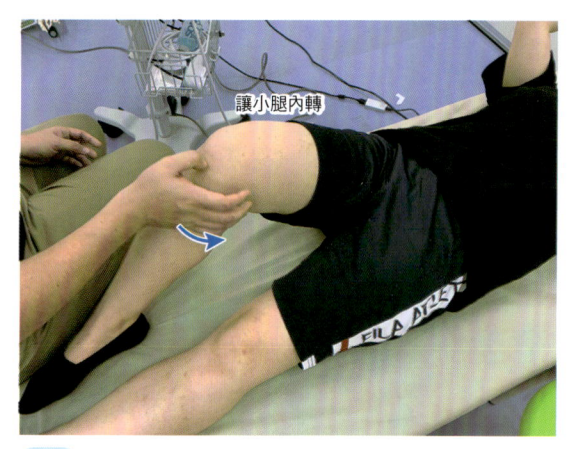

圖1　髕骨下脂肪墊的徒手治療
- 施行徒手治療時內轉小腿，可放鬆位於髕骨下脂肪墊表層的髕內側支持帶，讓深層部分更容易活動。

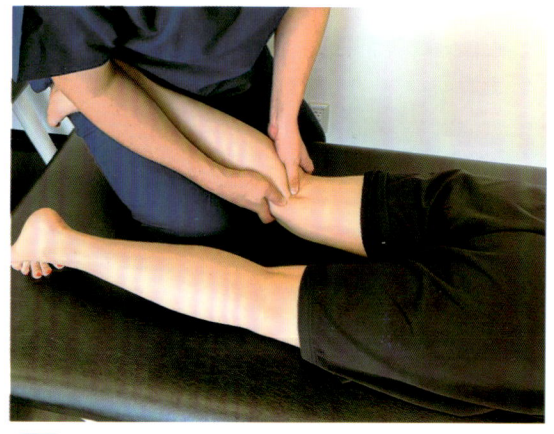

圖2　對半膜肌與腓腸肌內側頭施行徒手治療
- 詳情請參閱第7章-78。

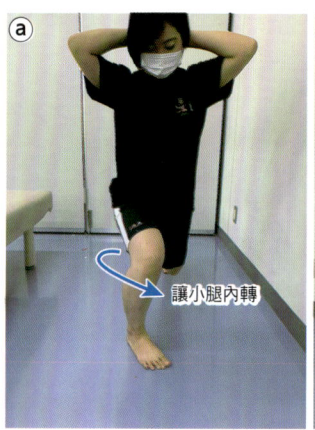

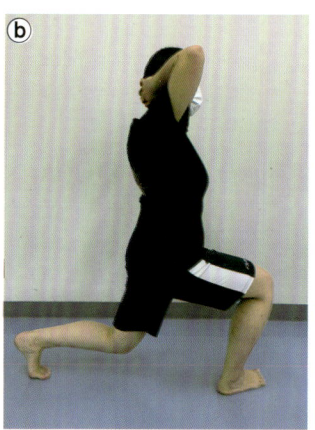

圖3　小腿內轉位的前跨弓箭步
- 利用前跨弓箭步進行股四頭肌的肌力運動。此時強制小腿內轉，可促使股內側肌收縮。

第 8 章　足部

90　CKC運動　提踵

兼岩淳平、工藤慎太郎

適用的功能障礙
1. 踝部底屈肌力低下。
2. 踝關節不穩定。

適用的動作障礙
1. 站立末期的蹬地不足。
2. 站立中期的小腿前傾不足。

順序

◆ 姿　勢：站姿。
◆ 順　序：①雙腳打開與肩同寬作為起始姿勢。
　　　　　②維持膝關節伸展位底屈踝部、墊腳尖，之後再緩緩回到起始姿勢。
◆ 運動量：10次為1組，從3組做起，如果負荷量不夠，則增加組數或連續次數。

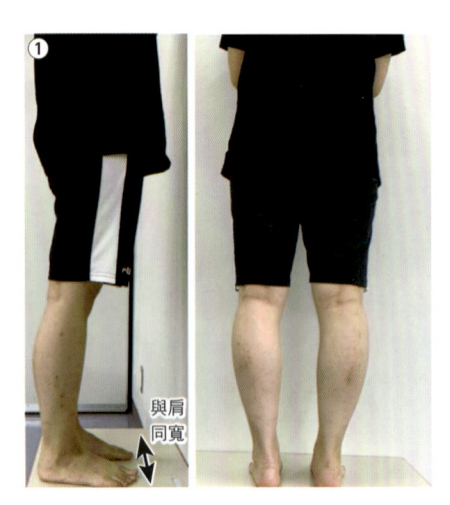

① 與肩同寬

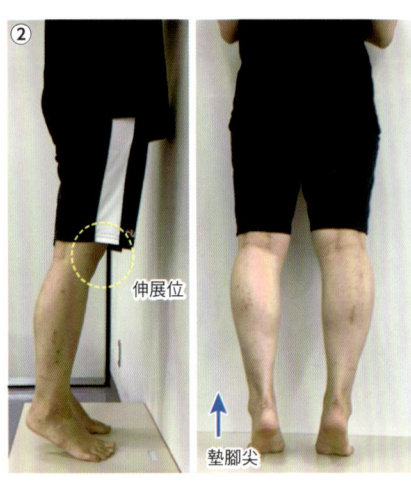

② 伸展位／墊腳尖

ⓐ 小腿三頭肌
　腓腸肌外側頭 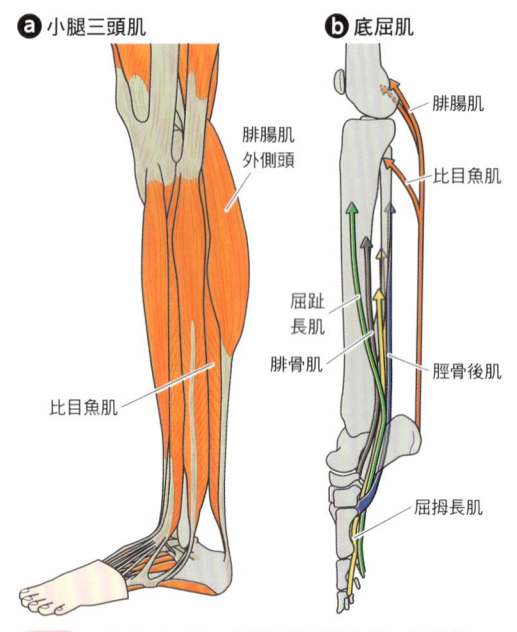
　比目魚肌
　腓骨肌

ⓑ 底屈肌
　腓腸肌
　比目魚肌
　屈趾長肌
　脛骨後肌
　屈拇長肌

重點 了解小腿三頭肌的構造後再進行離心性收縮
- 小腿三頭肌是由腓腸肌內側頭、外側頭、比目魚肌所構成的。
- 其中比目魚肌是體積最大的肌肉，能發揮強大的底屈肌力，其離心性收縮可控制步行中小腿前傾，所以進行小腿三頭肌的運動時，也要考慮到肌肉收縮的狀態，重視離心性收縮。
- 此外，已知小腿三頭肌的張力也有助於穩定踝關節[1]，所以為了提高踝關節的穩定性，小腿三頭肌的功能變得很重要。

運動處方的注意之處

1）注意身體不要前傾（圖1）

- 如果全身像要靠在牆壁上往前傾，有可能會用前後移動來代償身體重心的上下運動。指導患者扶著前面的牆壁，但不要往前傾。

2）注意跟骨有無外翻、內翻（圖2）

- 踝部底屈有時會不經意地讓跟骨呈外翻、內翻位。
  - ▶呈內翻位是脛骨後肌或屈拇長肌的作用強。
  - ▶呈外翻位是腓骨肌群的作用強。
- 專注在目標肌肉，治療師觀察、修正跟骨的位置很重要。

圖1

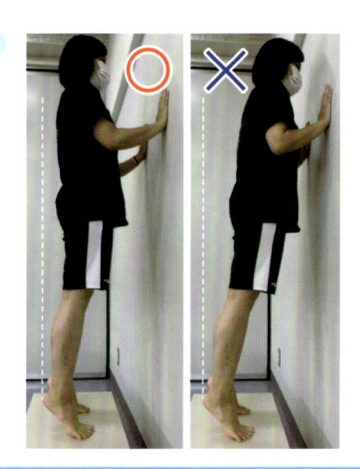

圖2　旋後位

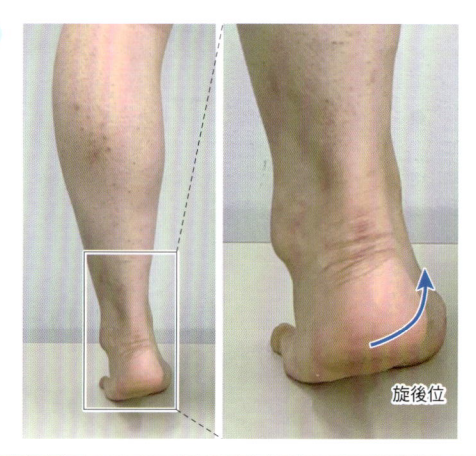

一起學！運動的變化版

◆ 膝關節屈曲位下的提踵（圖3）：如果想強化比目魚肌的肌力
- 屈曲膝關節會讓腓腸肌的起端與止端靠近，降低肌肉張力，所以能運動到單關節肌的比目魚肌。

◆ 內八與外八的提踵（圖4）：如果想強化脛骨後肌、腓骨肌的肌力
- 內八會讓足部內收，提起腳跟時讓跟骨呈內翻位，所以有強化腓骨肌群的作用。
- 另一方面，外八會讓足部外展，提起腳跟時讓跟骨呈外翻位，所以有強化脛骨後肌的作用。

圖3　屈曲位　提起腳跟

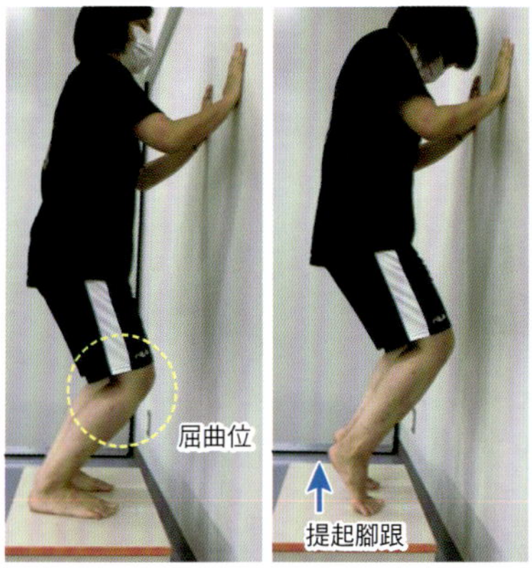

圖4　內八 Toe-in　內翻　外八 Toe-out　外翻

213

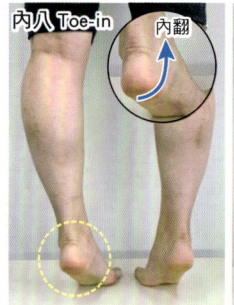

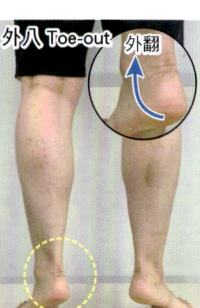

第 8 章 足部

91 CKC運動
骰骨支撐深蹲

兼岩淳平、工藤慎太郎

適用的功能障礙
① 外縱弓低下。

適用的動作障礙
① 負重下過度的外側、內側負重。

順序

◆ 姿　勢：站姿。
◆ 順　序：①雙腳打開與肩同寬站著作為起始姿勢，像要支撐骰骨般在腳底外側墊毛巾。
　　　　　②髖關節屈曲、膝關節屈曲、踝部背屈，重心往下降（重點），再慢慢回到起始姿勢。
◆ 運動量：10次為1組，從3組做起，如果負荷量不夠，則增加組數或連續次數。

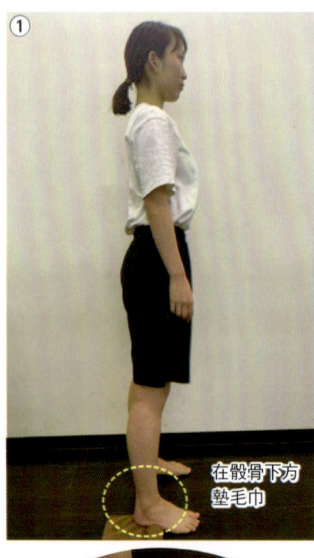

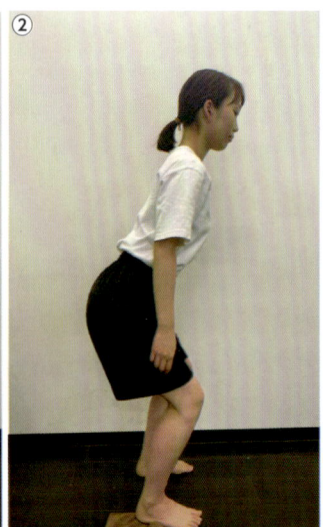

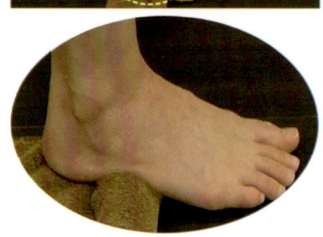

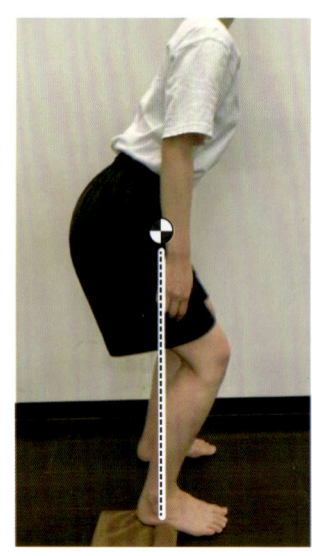

在骰骨下方墊毛巾

重點 意識到身體重心的位置
- 據說靜止站著時，身體重心從矢狀面看會通過外踝前方。
- 深蹲降低身體重心位置時，注意別改變前後關係，要有意識地進行。

運動處方的注意之處

1）注意髖關節不要內收、內轉，膝關節不要外翻（圖1）

- 如果變成所謂膝內趾外（Knee-in Toe-out）的姿勢，負重都施加在足底內側，支撐骰骨正下方外縱弓的外展小趾肌便不容易收縮。

2）注意重心不要跑到後方（圖2）

- 如果重心跑到後方，外展小趾肌便不容易收縮，所以要指導患者將負重施加在前足部。

圖1 膝內趾外（Knee-in Toe-out）

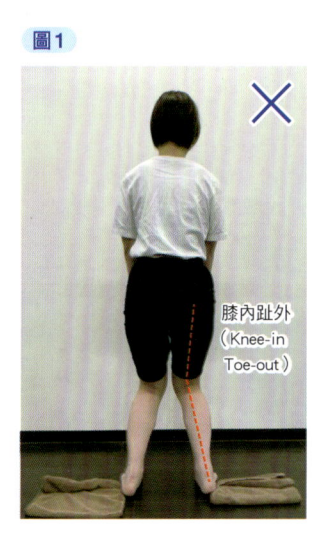

圖2 重心在後方

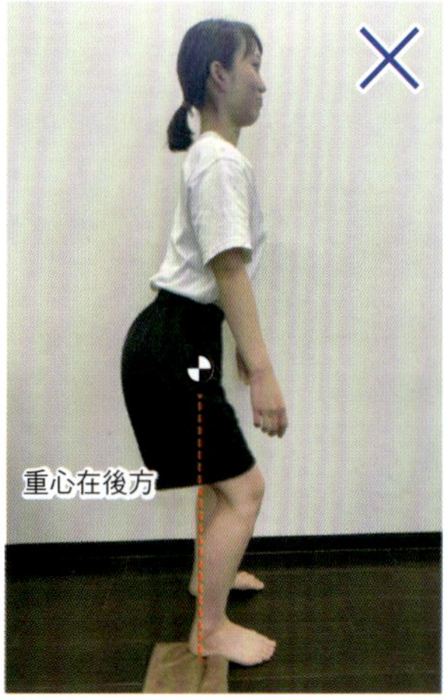

一起學！運動的變化版

◆ 最低限度的提踵（圖3）：想強化足部內在肌時
　①維持腳趾伸展的狀態。
　②有如搖椅般前後移動負重。
　　▶配合移動負重意識、感覺到內在肌的收縮。

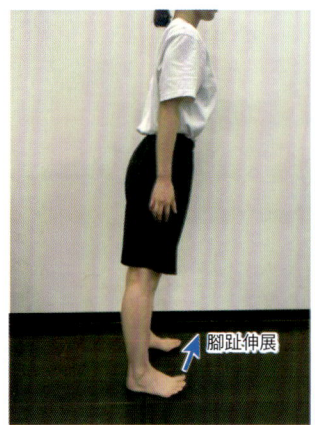

圖3 腳趾伸展　前後移動負重

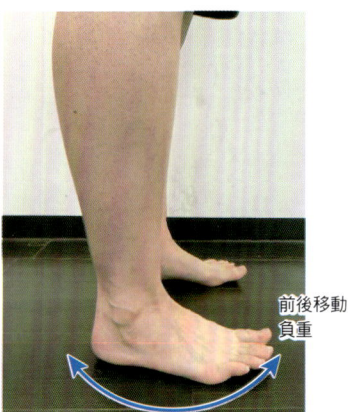

第 8 章　足部

92　CKC運動
離心提踵

兼岩淳平、工藤慎太郎

適用的功能障礙
① 踝部底屈肌力低下。
② 踝關節不穩定。

適用的動作障礙
① 站立末期推進力不足。
② 起跑時蹬地力道不足。

順序

◆ 姿　勢：站姿。
◆ 順　序：①只有前足部踩在階梯上，以提高腳跟的狀態作為起始姿勢。
　　　　　②維持膝關節伸展位降低腳跟，直到踝部背屈。
　　　　　③如果踝部背屈到小腿三頭肌有拉伸感，立刻提起腳跟。
◆ 運動量：10次為1組，從3組做起，如果負荷量不夠，則增加組數或連續次數。

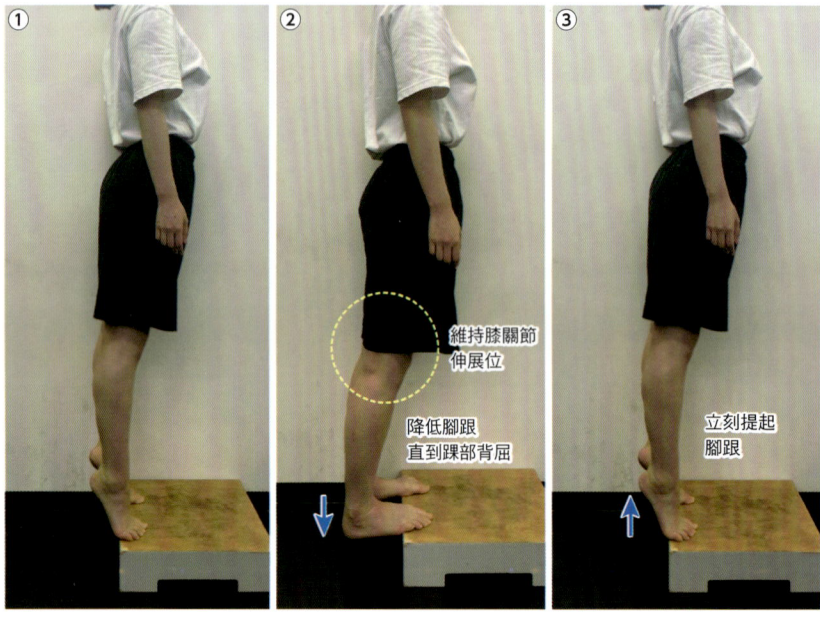

① ② 維持膝關節伸展位／降低腳跟直到踝部背屈　③ 立刻提起腳跟

重點　意識到牽張縮短循環 stretch shortening cycle（SSC）
- 從離心性收縮立刻切換到向心性收縮的肌肉活動稱為SSC，走路或跑步的蹬地時也會使用。
- 運動時要有意識地從降低腳跟的狀態馬上提起腳跟。

運動處方的注意之處

1）注意別讓身體重心前後移動（圖1、2）

- 與提踵運動相同，可能用身體重心的前後移動來代償上下運動，所以要注意骨盆有無往前往後活動。

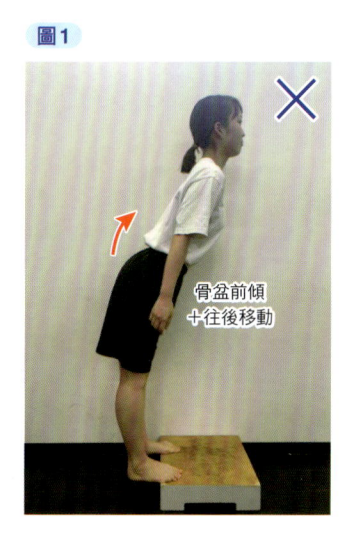

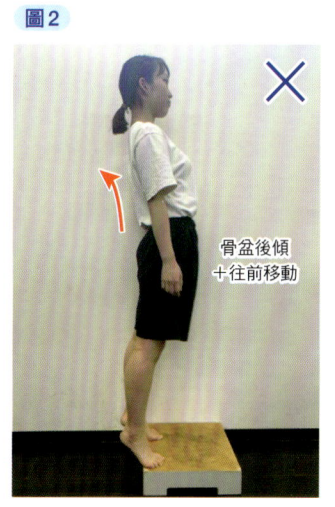

圖1　骨盆前傾＋往後移動

圖2　骨盆後傾＋往前移動

一起學！運動的變化版

◆ 負荷過強時施行的方法（圖3）
- 如果負荷過強、無法順利運動，可以先流暢地下降到踝部輕度背屈位再開始。

◆ 單腳離心提踵（圖4）
- 習慣負荷後，也可以用單腳進行。

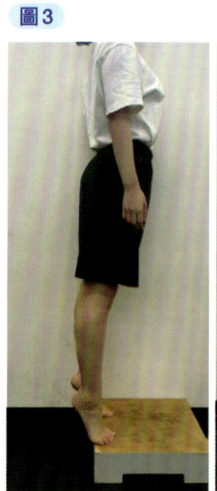

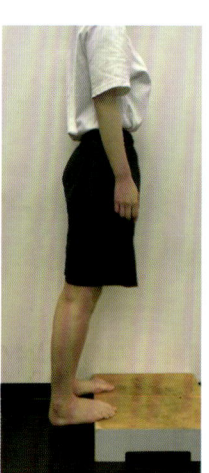

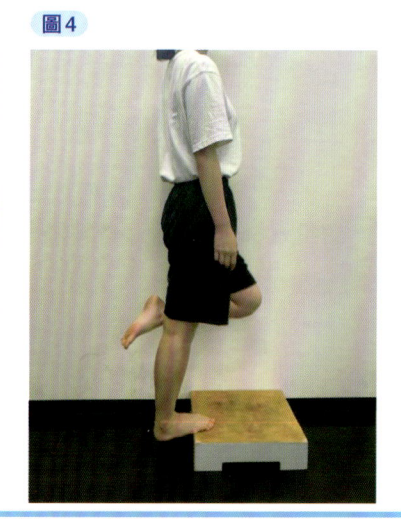

圖3

圖4

第 8 章　足部

93　OKC 運動
脛骨後肌的運動

兼岩淳平、工藤慎太郎

適用的功能障礙
1. 足部旋後肌力低下。
2. 內縱弓低下。

適用的動作障礙
1. 承重反應期的足部過度旋前。
2. 起跑時大拇趾側過度負重。

順序

◆ 姿　勢：伸腿坐。
◆ 順　序：①在接近踝關節的遠端處綁上可以往外側拉的彈力繩作為起始姿勢，讓踝部底屈。
　　　　　②維持踝部底屈的狀態旋後，再緩緩回到起始姿勢。
◆ 運動量：20次為1組，從3組做起，如果負荷量不夠，則增加組數或連續次數。

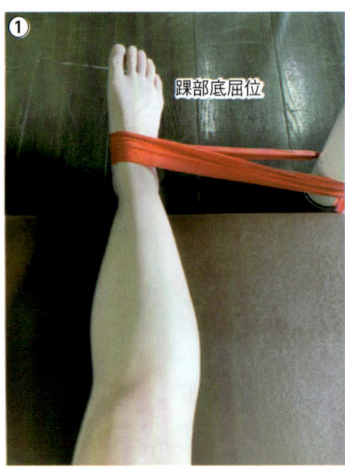

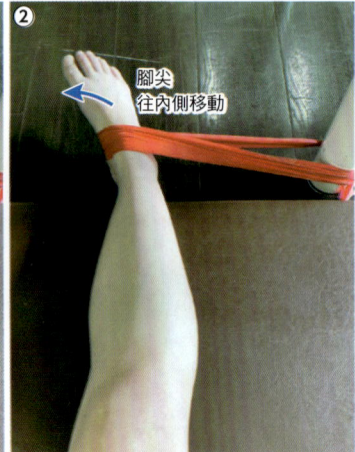

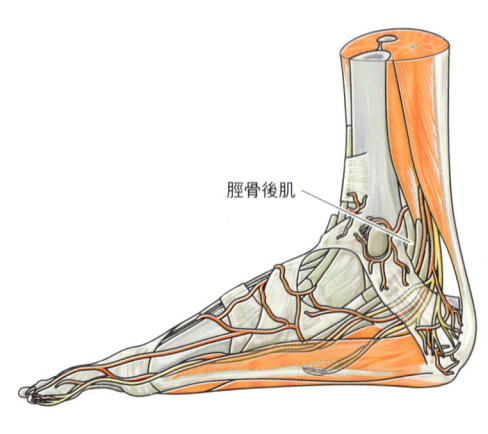

① 踝部底屈位

② 腳尖往內側移動

脛骨後肌

重點　意識到脛骨後肌的走向進行運動

- 脛骨後肌起於小腿後面的上½、脛骨後面、腓骨內側面，止於舟狀骨粗隆、楔骨、骰骨、食趾～無名趾蹠骨底。
- 由走向可知脛骨後肌具有底屈位的旋後作用，所以要有意識地用踝部底屈位來運動。
- 此時可以在內踝後下方確認脛骨後肌的肌腱有無隨著收縮浮起。

運動處方的注意之處

1）注意別讓踝部呈背屈位（圖1）

- 一旦脛骨前肌的代償變強，踝部會呈背屈位，所以要注意別讓踝部背屈。

2）注意別讓腳趾屈曲（圖2）

- 一旦屈拇長肌或屈趾長肌產生代償，腳趾會屈曲，所以旋後時注意別讓腳趾屈曲。

3）注意別讓髖關節內轉（圖3）

- 一旦髖關節內轉，踝關節就不會旋後，如此變成運動不到脛骨後肌。
- 如果阻抗太強容易出現前述的代償，所以最好選擇柔軟一點的彈力帶等調整負荷量。

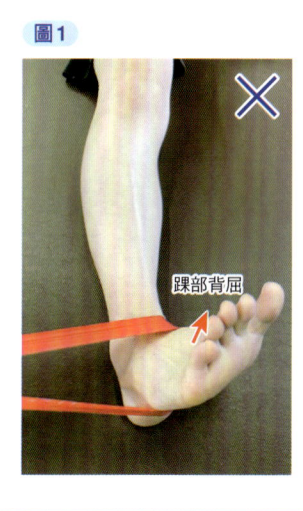

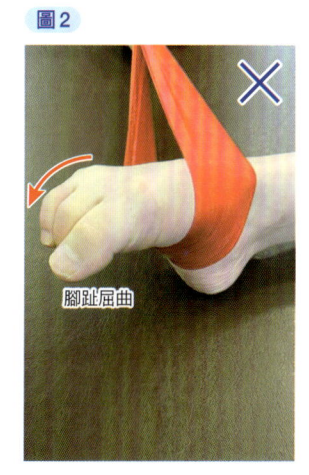

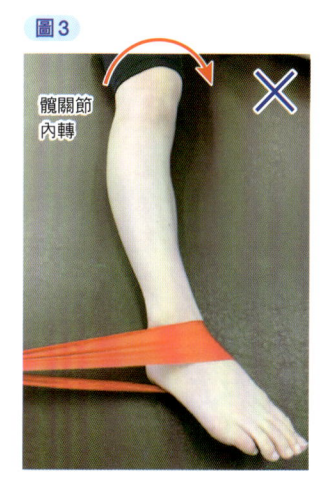

圖1　踝部背屈
圖2　腳趾屈曲
圖3　髖關節內轉

一起學！運動的變化版

◆ 踝關節內翻挫傷後的脛骨後肌運動（圖4、5）

- 內翻挫傷後，尤其在急性期等時候進行旋後運動，會有延遲韌帶痊癒的風險。
- 所以要用手或牆壁等抵住足部進行等長性收縮，或者進行從旋前位回到中間位的運動。

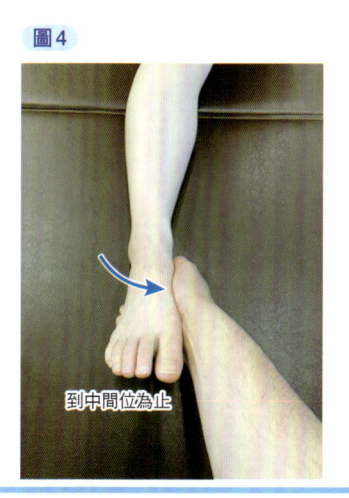

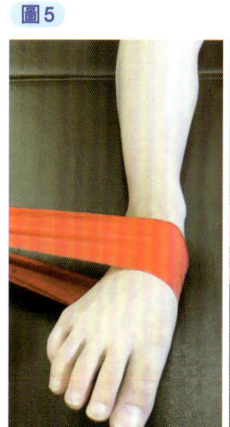

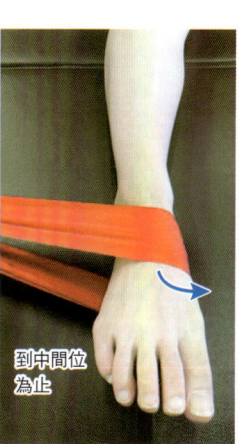

圖4　到中間位為止
圖5　到中間位為止

94 OKC運動
腓骨肌群的運動

兼岩淳平、工藤慎太郎

適用的功能障礙
1. 足部旋前肌力低下。
2. 外縱弓低下。

適用的動作障礙
1. 起跑時小趾側過度負重。
2. 轉換方向時後足部過度旋後。

順序

◆ 姿　勢：伸腿坐。
◆ 順　序：①在接近踝關節的近端處綁上可以往內側拉的彈力繩作為起始姿勢，讓踝部底屈、旋後。
　　　　　②維持踝部底屈的狀態旋前，再緩緩回到起始姿勢。
◆ 運動量：20次為1組，從3組做起，如果負荷量不夠，則增加組數或連續次數。

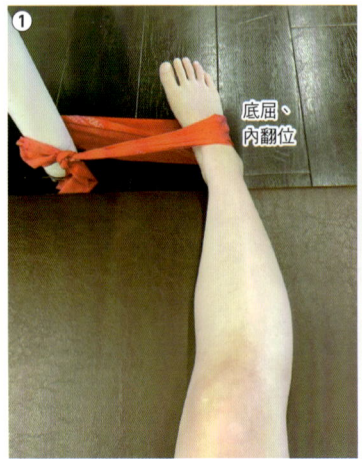

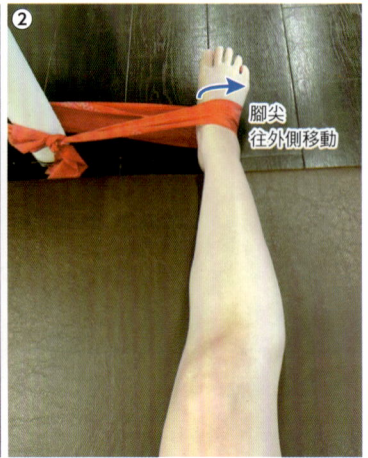

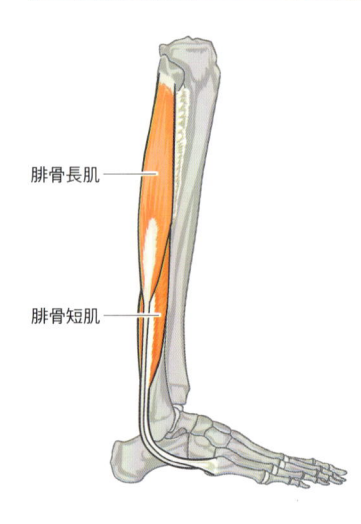

① 底屈、內翻位
② 腳尖往外側移動

腓骨長肌
腓骨短肌

重點 意識到腓骨肌群的走向進行運動
- 腓骨長肌、腓骨短肌起於腓骨，在外踝後方改變走向，止於小指蹠骨粗隆、內側楔骨、大拇趾蹠骨底。
- 由走向可知會作用於底屈位的旋前運動，所以要有意識地用底屈位運動。
- 此時可以在外踝後下方確認腓骨長肌、腓骨短肌的肌腱有無隨著收縮浮起。

運動處方的注意之處

1）注意踝部別變成背屈位（圖1）
- 如果踝部變成背屈位，伸趾長肌的代償會變強，所以注意不要變成背屈位。

2）注意不要讓髖關節外轉（圖2）
- 一旦髖關節外轉，踝關節就不會旋前，因此變成運動不到腓骨肌群。
- 如果阻抗太強容易出現前述的代償，所以最好選擇柔軟一點的彈力帶等調整負荷量。

圖1　背屈位

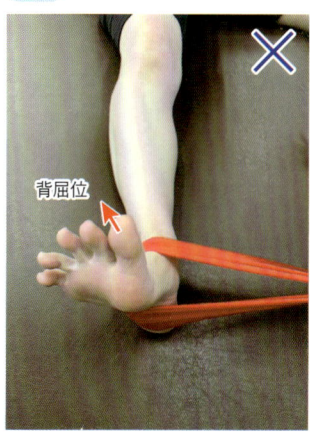

圖2　髖關節外轉

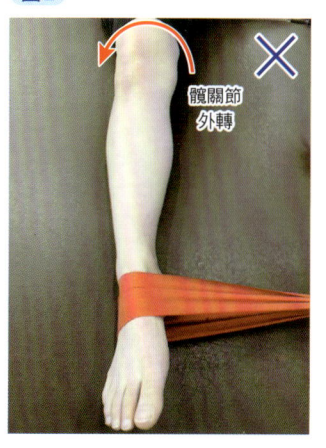

一起學！運動的變化版

◆ **踝關節內翻挫傷後的腓骨肌群運動（圖3）**
- 內翻挫傷後，尤其在急性期等時候進行旋後運動，會有延遲韌帶痊癒的風險，所以從中間位回到旋前位的範圍進行旋前運動。

◆ **意識到外展小趾肌的腓骨肌群運動（圖4）**
- 訓練腓骨肌時，要意識到與腓骨短肌共同維持外縱弓的外展小趾肌，讓外展小趾肌與腓骨肌同時收縮地外展小趾，一開始也可以徒手誘導。

圖3　旋前到中間位

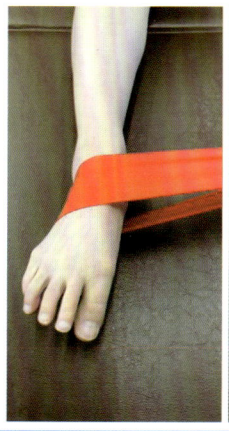

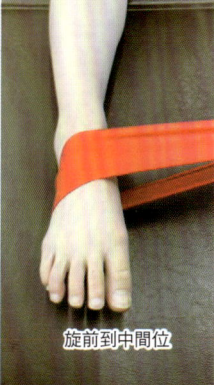

圖4　小趾外展

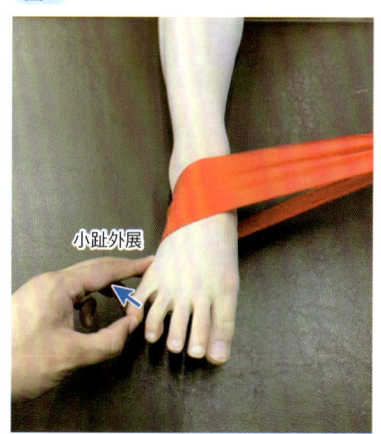

第8章 足部

95　OKC運動　脛骨前肌的運動

兼岩淳平、工藤慎太郎

適用的功能障礙
① 踝部背屈肌力低下。
② 內縱弓低下。

適用的動作障礙
① 踩踏動作時踝關節前方有卡頓感。

順序

◆ 姿　　勢：伸腿坐。
◆ 順　　序：①在接近踝關節的遠端處綁上可以往底側拉的彈力繩作為起始姿勢，讓踝部輕度底屈。
　　　　　　②維持膝關節伸展位的狀態進行背屈運動，再緩緩回到起始姿勢。
◆ 運動量：20次為1組，從3組做起，如果負荷量不夠，則增加組數或連續次數。

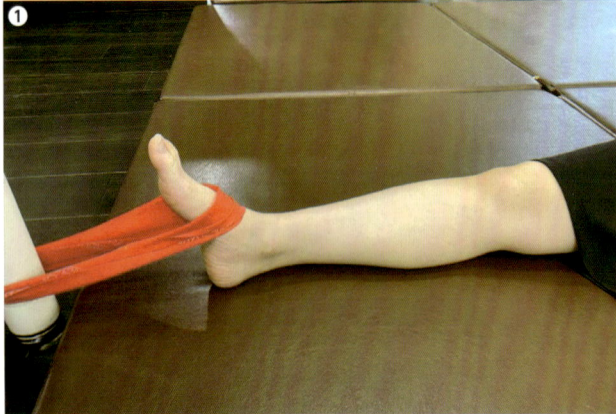

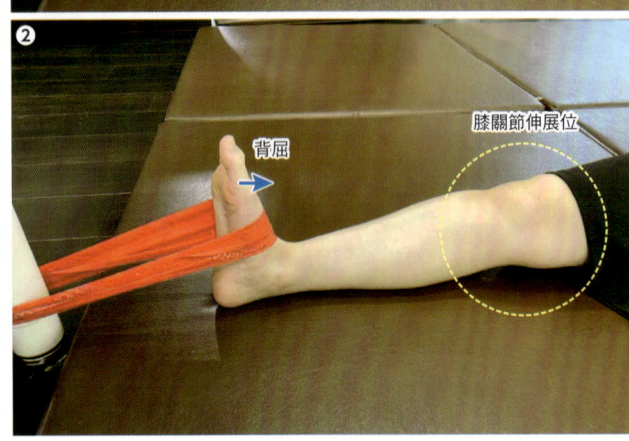

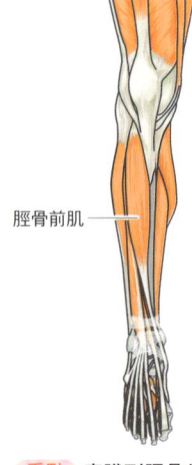

脛骨前肌

重點　意識到脛骨前肌的走向進行運動

- 脛骨前肌起於脛骨外側面近端 ½、小腿骨間膜前面 ½、小腿筋膜，通過小腿前面遠端處往下走，止於內側楔骨、大拇趾蹠骨底內側。
- 由走向可知會作用於背屈與旋後運動，所以背屈時小心別產生旋前運動。
- 此時可以在踝關節前面確認脛骨長肌的肌腱有無隨著收縮浮起。

運動處方的注意之處

1）注意不要讓足部變外展位（圖1）

- 如果伸趾長肌的代償強，會讓足部變外展位，所以要小心別讓足部變外展位。

2）注意不要讓腳趾伸展（圖2）

- 如果伸趾長肌的代償強，會讓腳趾伸展，所以要小心別讓腳趾伸展。

圖1

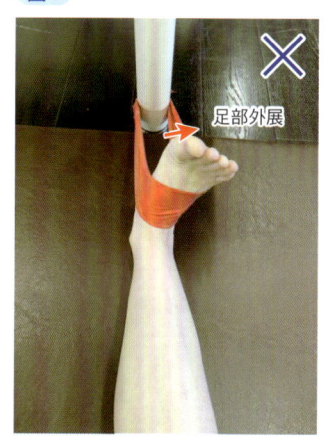

圖2

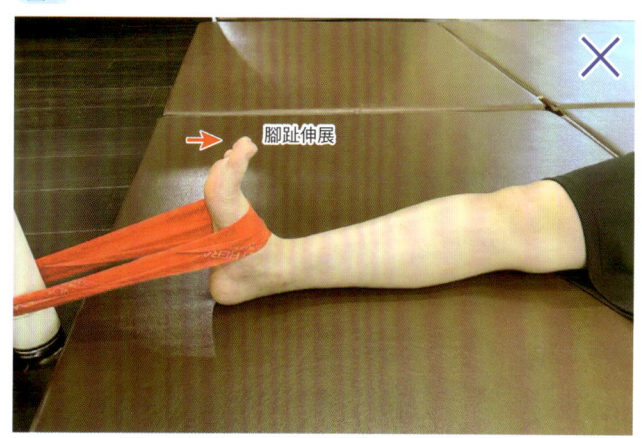

一起學！運動的變化版

◆ 腳趾屈曲位下的脛骨前肌運動（圖3）

- 如果腳趾伸展使得伸趾長肌的代償變強，這時候要屈曲腳趾，抑制伸趾長肌進行運動。

◆ 膝關節屈曲位下的脛骨前肌運動（圖4）

- 如果腓腸肌明顯縮短使踝關節背屈可動範圍低下，這時候最好屈曲膝關節舒緩腓腸肌，再進行脛骨前肌的運動。

圖3

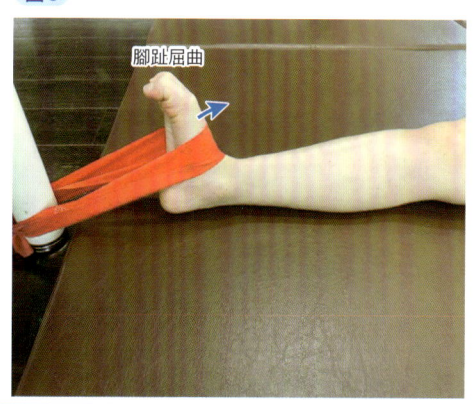

圖4

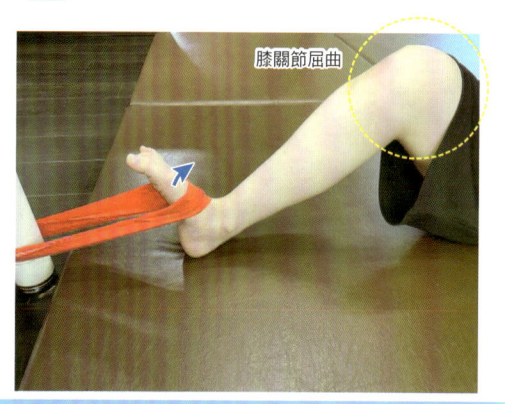

第 8 章　足部

96　OKC運動
縮足運動 short foot exercise

兼岩淳平、工藤慎太郎

適用的功能障礙
① 大拇趾外展肌力低下。
② 內縱弓低下。

適用的動作障礙
① 承重反應期的足部過度旋前。

順序

◆ 姿　勢：坐姿。
◆ 順　序：①患者坐在平坦的床上，腳底踩到地板，以此狀態作為起始姿勢。
　　　　　②提高並撐住內縱弓，再緩緩回到起始姿勢。
◆ 運動量：1次維持3秒，從10次做起，緩緩增加維持秒數，或增加連續進行次數。

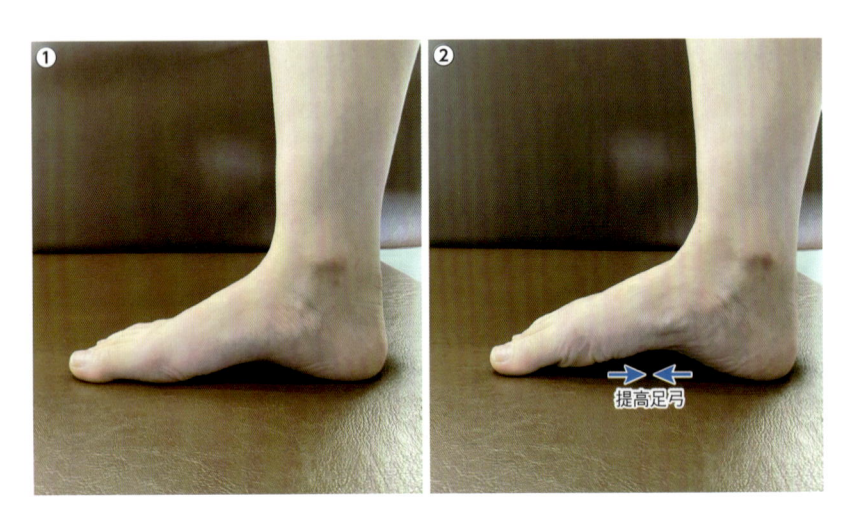

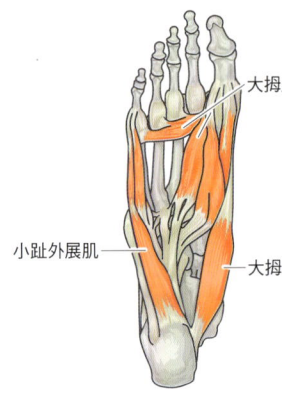

提高足弓

大拇趾內收肌
小趾外展肌
大拇趾外展肌

重點　意識到大拇趾外展肌的收縮進行運動
- 大拇趾外展肌是維持內縱弓的足部內在肌群中體積最大的一塊肌肉[2]。
- 所以促使大拇趾外展肌收縮，對於維持足弓而言很重要。

運動處方的注意之處

1）注意別讓後足部過度內翻（圖1）

- 後足部內翻看起來似乎提高了內縱弓，但無法讓大拇趾外展肌活動，所以要小心。

2）注意別讓腳趾屈曲（圖2）

- 一旦腳趾屈曲，會引起屈拇長肌或屈趾長肌活動的代償，所以小心別讓腳趾屈曲。

圖1　後足部過度旋後

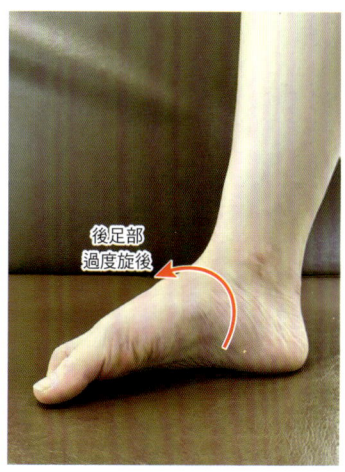

圖2　腳趾屈曲

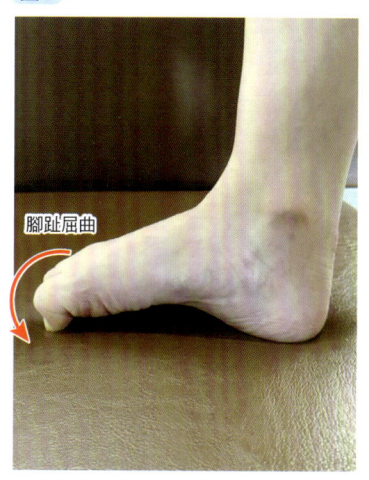

一起學！運動的變化版

◆ 站姿的縮足運動 short foot exercise（圖3、4）

- 等可以用坐姿提高足弓後，換成用雙腳站立、單腳站立增加負荷量。

圖3　雙腳站立

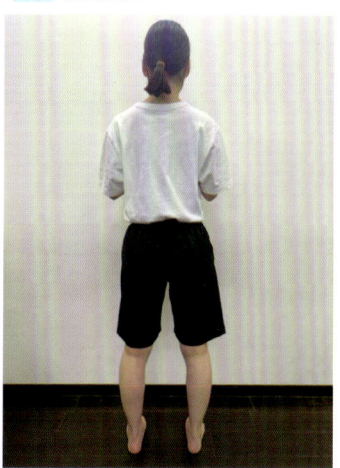

圖4　單腳站立

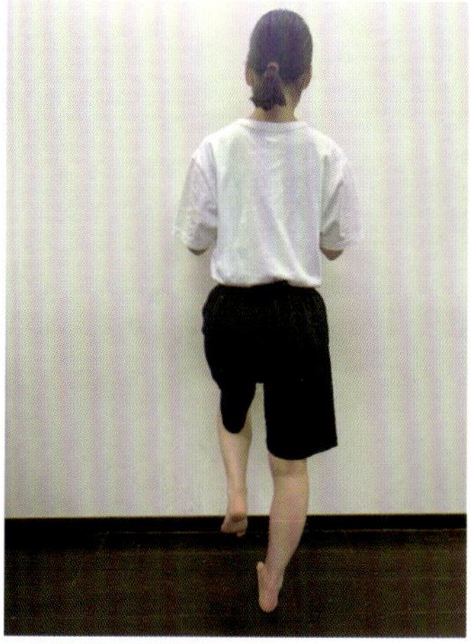

第 8 章　足部

97　徒手治療
屈趾長肌的徒手治療

兼岩淳平、工藤慎太郎

適用的功能障礙
❶ 踝部背屈受限。

適用的動作障礙
❶ 負重時小腿前傾不足。

順序

◆ 姿　勢：伸腿坐。
◆ 順　序：①腳伸出床緣。
　　　　　②治療師一隻手按著患者腳底，以外力背屈踝部並伸展腳趾（重點1）。
　　　　　③治療師用另一隻手以脛後動脈的脈搏為地標，觸摸到位於其前方的屈趾長肌，指尖接著深深按壓進脛後動脈與脛神經之間（重點2）。
　　　　　④配合踝關節底屈、背屈、腳趾屈曲、伸展，對屈趾長肌（FDL）與脛後動脈、脛神經之間施行鬆動術。
◆ 負荷量：施行直到屈趾長肌壓痛消失。

> **訣竅**　如果施行3分鐘左右仍舊有壓痛殘留，則將目標改為脛神經等相鄰的組織（請參照第8章-98）。

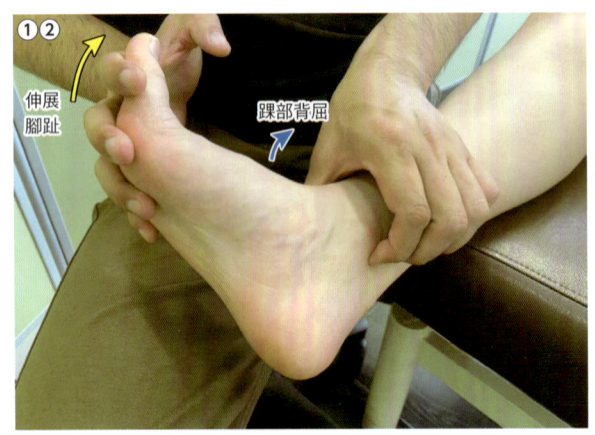

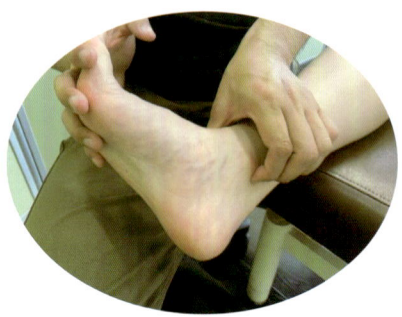

①② 伸展腳趾　踝部背屈

重點1　伸展腳趾
● 踝部背屈的同時伸展腳趾，能讓肌肉近端、遠端方向的活動變大，更容易施行鬆動術。

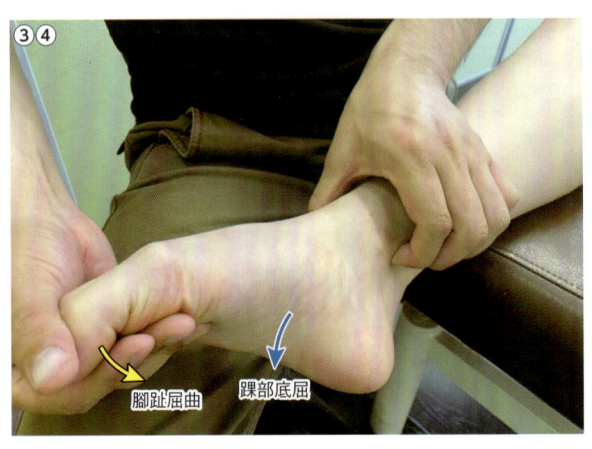

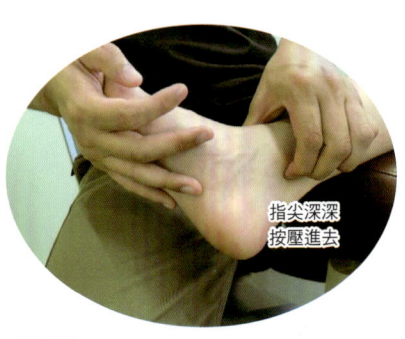

③④ 腳趾屈曲　踝部底屈

重點2　指尖深深按壓進去
● 一邊深深按壓一邊感受肌肉間隙的活動。

屈趾長肌周圍的構造

- 在內踝後方,屈趾長肌(FDL)的內側有脛骨後肌,外側有脛後動脈、脛神經(圖1)。
- 屈趾長肌與脛神經並行於小腿後側(圖2),所以有可能產生小腿後面大範圍屈趾長肌與脛神經的滑動障礙。

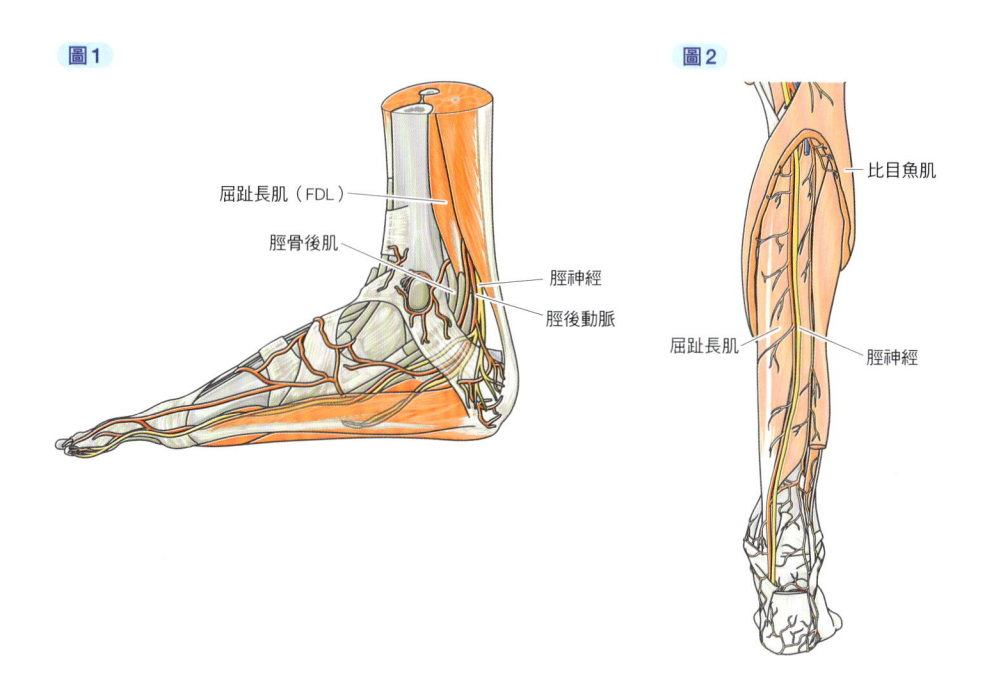

圖1

屈趾長肌(FDL)
脛骨後肌
脛神經
脛後動脈

圖2

比目魚肌
屈趾長肌
脛神經

物理治療的陷阱

1)脛神經的壓迫

- 屈趾長肌相鄰的外側深層有脛神經,壓迫到神經會產生疼痛,所以觸摸到脛後動脈的脈搏後,手指往內側移動觸摸屈趾長肌,可減少壓迫脛神經的風險。由此可知,需要能確實觸摸屈趾長肌與脛後動脈、脛神經之間的技術。

2)與比目魚肌間的肌肉間隙

- 小腿後面屈趾長肌的表層就是比目魚肌(圖2),所以如果在內踝後方施行屈趾長肌鬆動術,肌肉活動依舊沒有改善,則也要在比目魚肌近端與屈趾長肌之間,施行肌肉間隙的鬆動術(請參照第8章-106)。

第 8 章　足部

98　徒手治療　脛神經的徒手治療

兼岩淳平、工藤慎太郎

適用的功能障礙
① 踝部背屈受限。

適用的動作障礙
① 負重位小腿前傾時內踝後方疼痛。

順序

- **姿　勢**：伸腿坐。
- **順　序**：①患者的足部伸出床緣。
  ②治療師一隻手按著患者腳底，以外力底屈、背屈踝部並伸展腳趾（重點1）。
  ③治療師用另一隻手以脛後動脈的脈搏為地標，觸摸到位於其後方的脛神經。
  ④一邊確認脛神經的滾動感，一邊對其周圍施行鬆動術。徒手施行鬆動術時，是讓神經往內側、外側、前後方向移動（重點2）。
- **負荷量**：施行直到脛神經往內側、外側、前後方向的移動幅度變大為止。

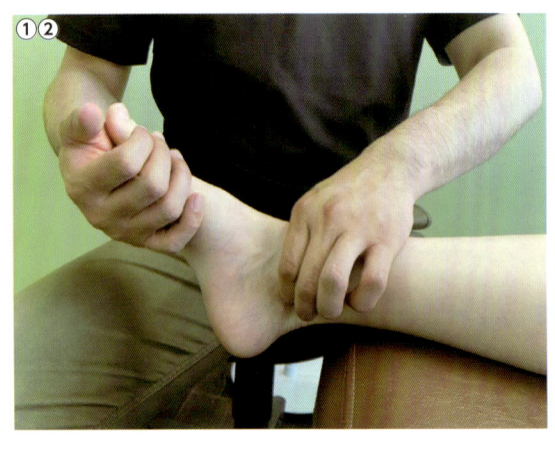

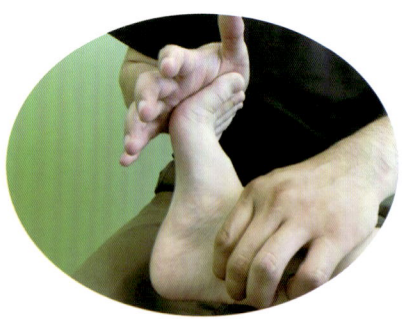

重點1　伸展腳趾
- 踝部背屈的同時伸展腳趾，能讓神經往近端、遠端方向的活動變大，更容易施行鬆動術。

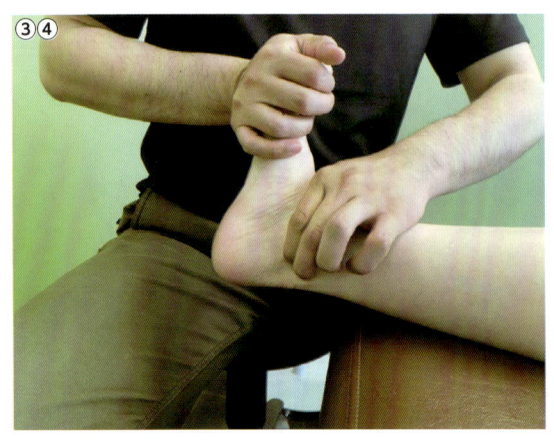

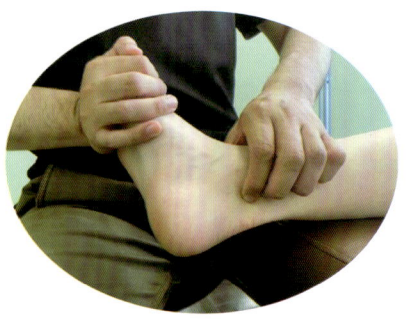

重點2　讓神經往內側、外側、前後方向移動
- 活動脛神經時要一邊往內側、外側、前後方向移動，一邊確認移動的量。

脛神經周圍的構造

- 在內踝後方，脛神經的內側有脛後動脈，外側有屈拇長肌（圖1）。
- 往更近端處走，脛神經的深層有脛骨後肌（圖2），脛神經被脛骨後肌、屈趾長肌、屈拇長肌、比目魚肌夾在中間（圖3）。

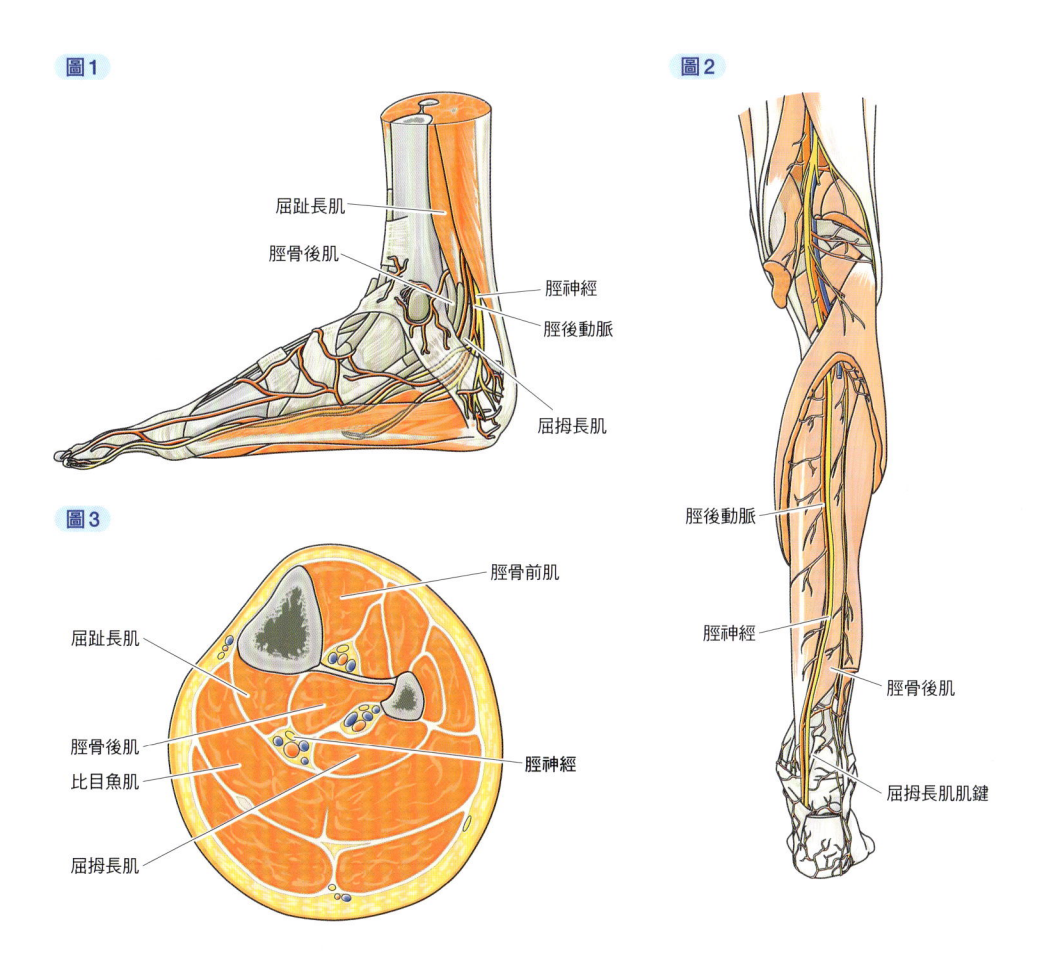

圖1

屈趾長肌
脛骨後肌
脛神經
脛後動脈
屈拇長肌

圖2

脛後動脈
脛神經
脛骨後肌
屈拇長肌肌腱

圖3

脛骨前肌
屈趾長肌
脛骨後肌
比目魚肌
脛神經
屈拇長肌

物理治療的陷阱

1）脛神經的壓迫

- 如果過度壓迫脛神經，有可能引起疼痛。需要將神經從周圍組織拉開般的操作，以及確實觸摸到神經的技術。

2）近端處的脛神經鬆動術

- 脛神經不僅在內踝後方處可能出現滑動障礙，在膝窩、比目魚肌的深層等處也有可能。所以如果內踝後方處施行鬆動術後疼痛沒有明顯改善，近端部位也有必要視為治療對象。

第8章 足部

99 徒手治療
外展拇肌的徒手治療

兼岩淳平、工藤慎太郎

適用的功能障礙
1. 踝部背屈受限。
2. 腳趾屈曲肌力低下。

適用的動作障礙
1. 負重位的腳底疼痛。

■ 順序

◆ 姿　勢：伸腿坐。
◆ 順　序：①患者的足部伸出床緣。
　　　　　②治療師以脛後動脈的脈搏為地標，觸摸到位於其後方的脛神經（重點1）。
　　　　　③一邊確認脛神經的滾動感，一端觸摸到往外展拇肌的入口處。途中脛神經會分枝成內蹠神經與外蹠神經，要專心地觸摸變化。
　　　　　④一邊確認內蹠神經、外蹠神經的滾動感，一邊讓周圍組織相對於神經有如往內側、外側、腹側、背側移動地施行鬆動術（重點2）。
　　　　　⑤等神經得以滑動後，再追加伸展腳趾，對外展拇肌施行鬆動術。
◆ 負荷量：施行直到往神經內側、外側、腹側、背側的移動幅度變大為止。

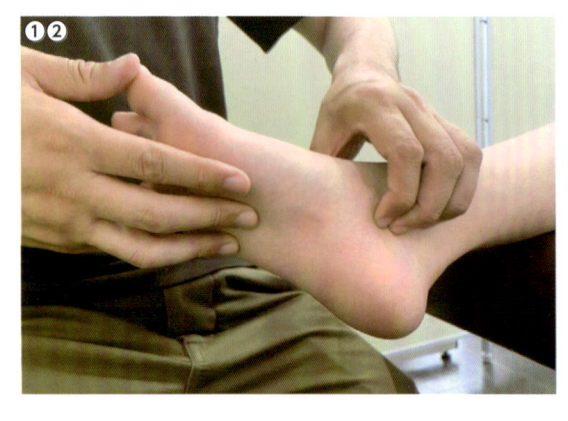

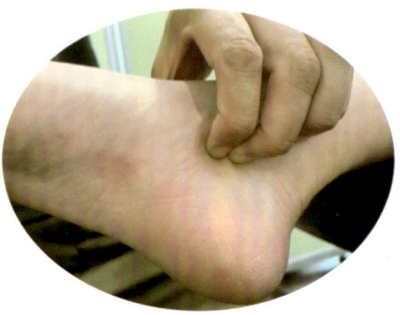

重點1 讓神經往內側、外側、腹側、背側方向移動
- 活動脛神經時要一邊往內側、外側、腹側、背側方向移動，一邊確認移動的量。

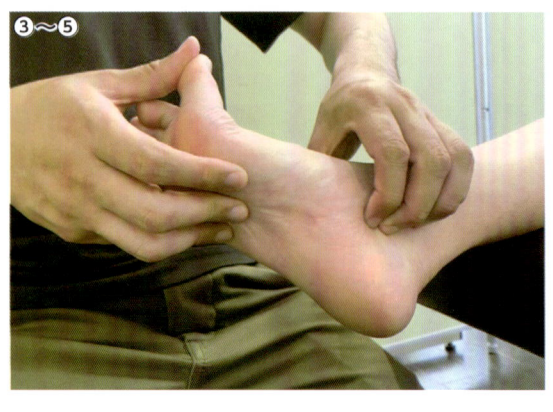

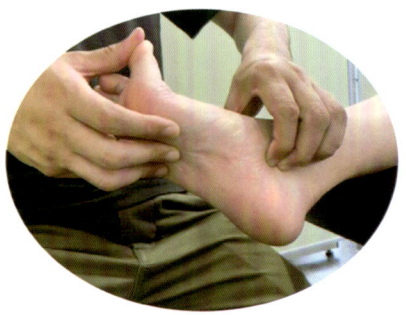

重點2 伸展腳趾
- 伸展腳趾能讓神經往近端、遠端方向的活動變大，因此更容易施行鬆動術。

外展拇肌周圍的構造

- 內蹠神經、外蹠神經通過跗骨隧道後,會通過外展拇肌的深層(圖1、2)。
- 由於過度使用外展拇肌等原因,有時會在此部位引起內蹠神經的絞扼性神經障礙(圖3○),許多日常有慢跑習慣的人都會有這種症狀,所以也稱為 jogger's foot。

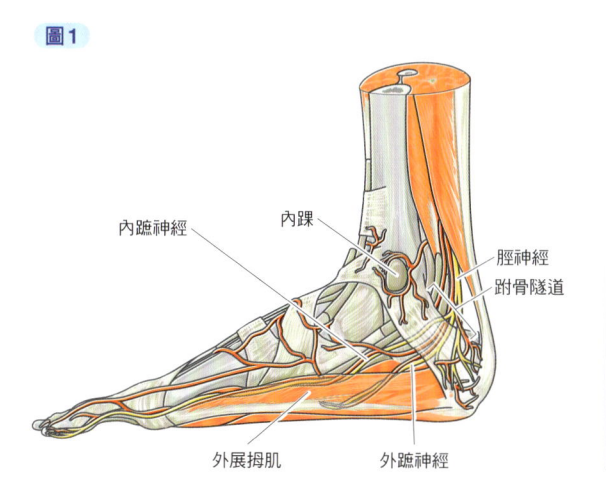

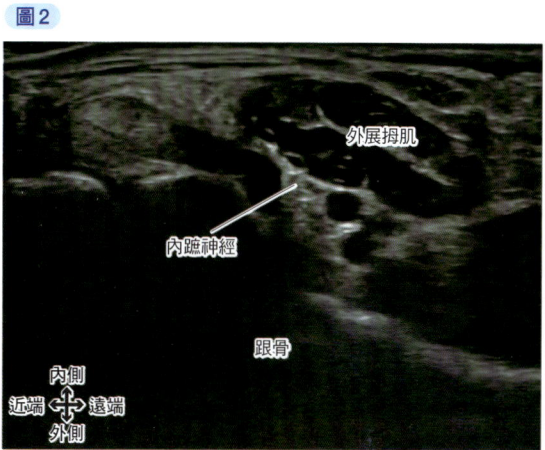

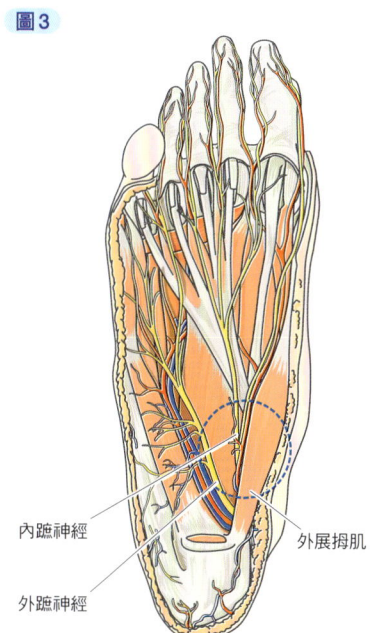

圖1

圖2

圖3

物理治療的陷阱

1)近端處的絞扼性神經障礙

- 鬆動外展拇肌之後,如果腳底的疼痛或內蹠神經、外蹠神經的壓痛沒有明顯改善,則懷疑是在跗骨隧道等比外展拇肌更近端的部位產生脛神經的絞扼性神經障礙。

第 8 章 足部

100 徒手治療
內側肌間中隔處的內蹠神經徒手治療
兼岩淳平、工藤慎太郎

適用的功能障礙
1. 大拇趾蹠趾關節（MTP）伸展受限。

適用的動作障礙
1. 站立末期時，前足滾動（forefoot rocker）機轉受到損害。

■ 順序

◆ 姿　勢：伸腿坐。
◆ 順　序：①患者的足部伸出床緣。
　　　　　②治療師一隻手抵住患者腳趾底側，以外力伸展腳趾，此時支撐蹠骨頭，不要讓蹠骨底屈（重點1）。
　　　　　③治療師用另一隻手去觸摸到位於外展拇肌與屈趾短肌之間的內蹠神經。
　　　　　④一邊確認內蹠神經的滾動感，一邊用手指將神經往內側、外側移動（重點2）。
◆ 負荷量：施行直到內蹠神經往內側、外側移動的程度變大為止。

> **訣竅** 如果施行3分鐘左右腳趾依舊伸展受限，則將目標改為比內蹠神經更近端處的脛神經等相鄰組織（請參照第8章-98）。

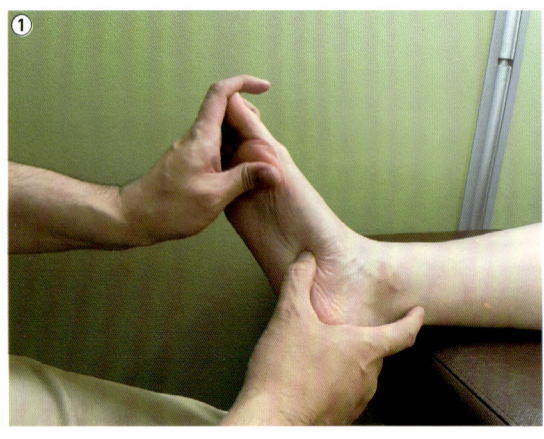

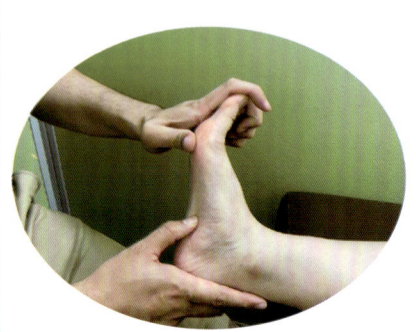

①

②~④
伸展腳趾

重點1 支撐蹠骨頭
● 支撐蹠骨頭，不要讓蹠骨底屈。

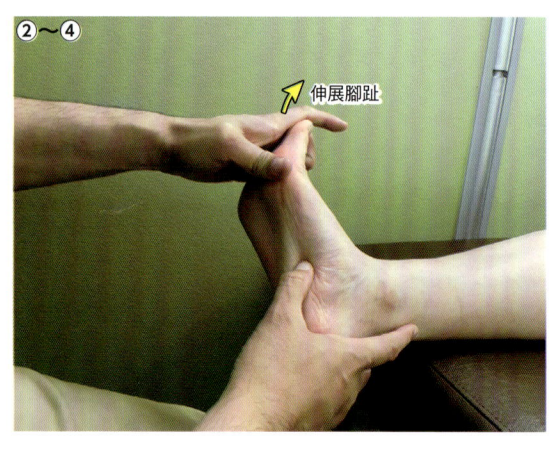

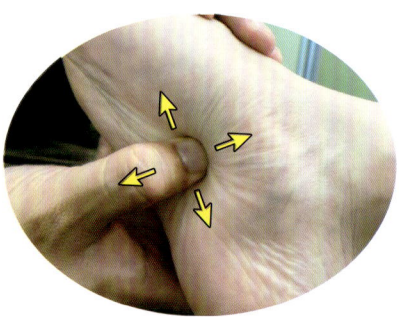

重點2 將內蹠神經往內側、外側、腹側、背側方向移動
● 活動內蹠神經時要一邊往內側、外側、腹側、背側方向移動，一邊確認移動的量。

內側肌間中隔周圍的構造

- 腳底的肌群被足底筋膜覆蓋著。足底筋膜分為淺層與深層，淺層覆蓋著腳底整個表面，而深層則覆蓋著背側、底側骨間肌的腳底側（圖1）。
- 足底筋膜淺層中，外展拇肌、屈拇短肌與屈趾短肌之間的部分稱為內側肌間中隔（圖2）。
- 內蹠神經、內蹠動脈、內蹠靜脈行走於此內側肌間中隔處（圖3）。

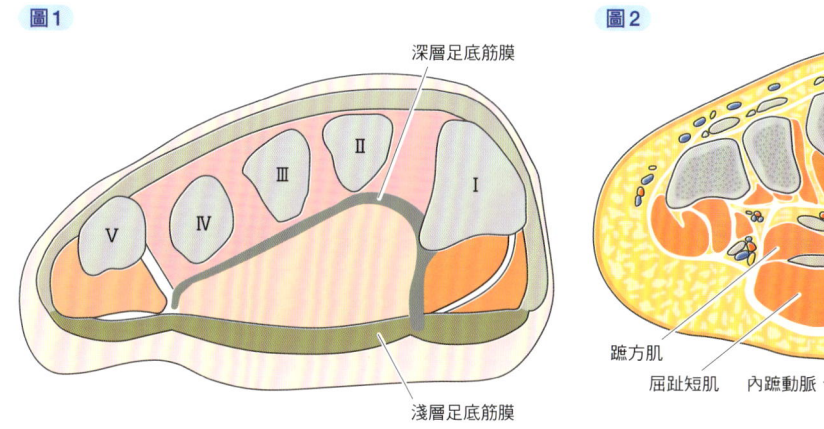

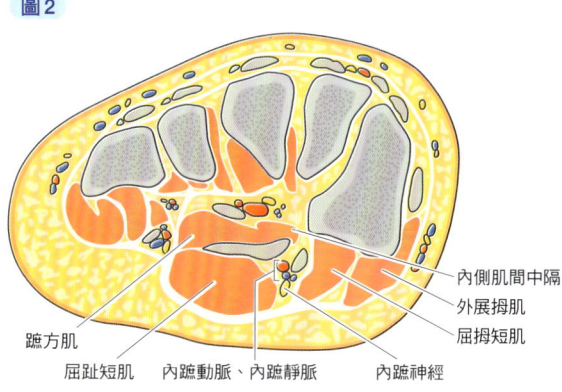

圖1

圖2

引用自文獻3。

圖3

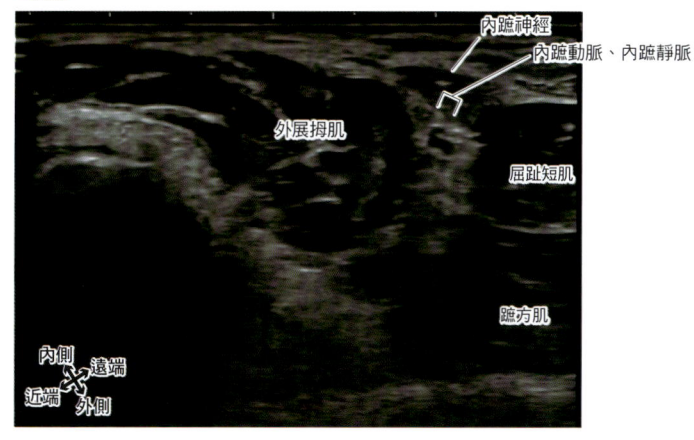

物理治療的陷阱

1）內蹠神經的壓迫

- 一旦過度壓迫內蹠神經，有可能引起疼痛，所以需要將神經從周圍組織拉開般的手指操作，以及確實觸摸到神經的技術。

2）外展拇肌的筋肉緊繃

- 如果外展拇肌的肌肉緊繃，有時會使手指無法按壓進內側肌間中隔。這種情況下，要努力從表層組織依序讓肌肉張力恢復正常並改善滑動性。

第8章 足部

101 徒手治療
腓腸神經的徒手治療

兼岩淳平、工藤慎太郎

適用的功能障礙
❶ 踝部背屈受限。

適用的動作障礙
❶ 小腿前傾時阿基里斯腱疼痛。

■ 順序

◆ 姿　勢：俯臥。
◆ 順　序：①患者的足部伸出床緣。
　　　　　②治療師一隻手抓住患者腳底，以外力底屈、背屈腳踝（重點1）。
　　　　　③另一隻手在阿基里斯腱相鄰外側觸摸到腓腸神經。
　　　　　④一邊確認腓腸神經的滾動感，一邊有如將神經往內側、外側、近端、遠端方向移動般施行鬆動術（重點2）。
◆ 負荷量：施行直到腓腸神經往內側、外側方向移動的程度變大為止。

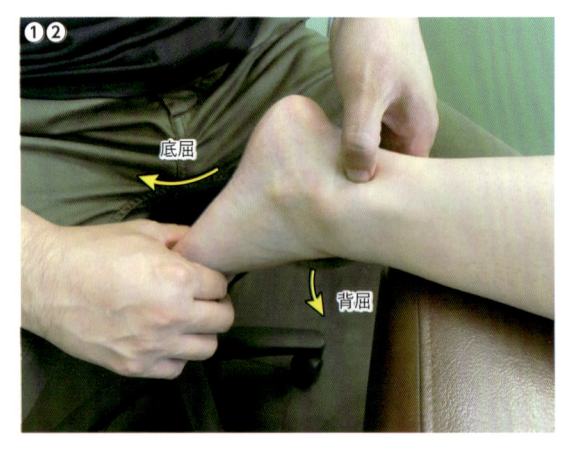

重點1　底屈、背屈腳踝
● 底屈、背屈腳踝能讓神經往近端、遠端方向的活動變大，更容易施行鬆動術。

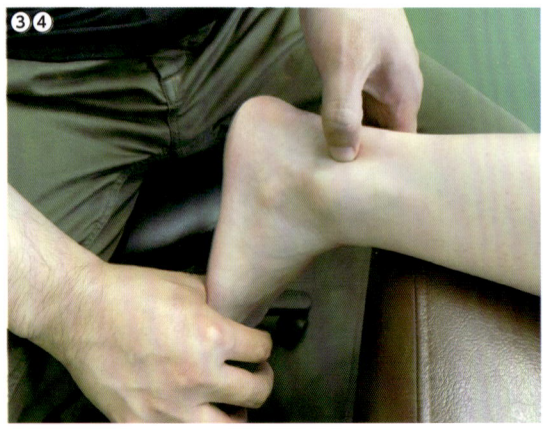

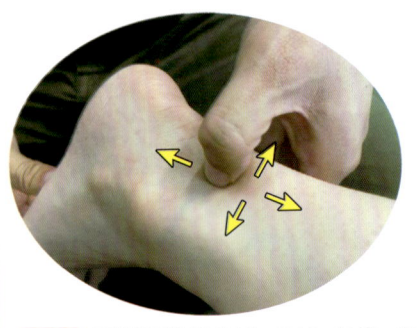

重點2　將腓腸神經往內側、外側、近端、遠端方向移動
● 活動腓腸神經時要一邊往內側、外側、近端、遠端方向移動，一邊確認移動的量。

234　功能性解剖與運動治療

腓腸神經周圍的構造

- 腓腸神經是脛神經分枝的腓腸內側皮神經，與腓總神經分枝的腓腸外側皮神經其中之一交通枝結合所形成的（圖1）。
- 腓腸神經在阿基里斯腱外緣附近往下走，通過外踝與跟骨之間變成足背外側皮神經，支配足背外側的感覺（圖2）。

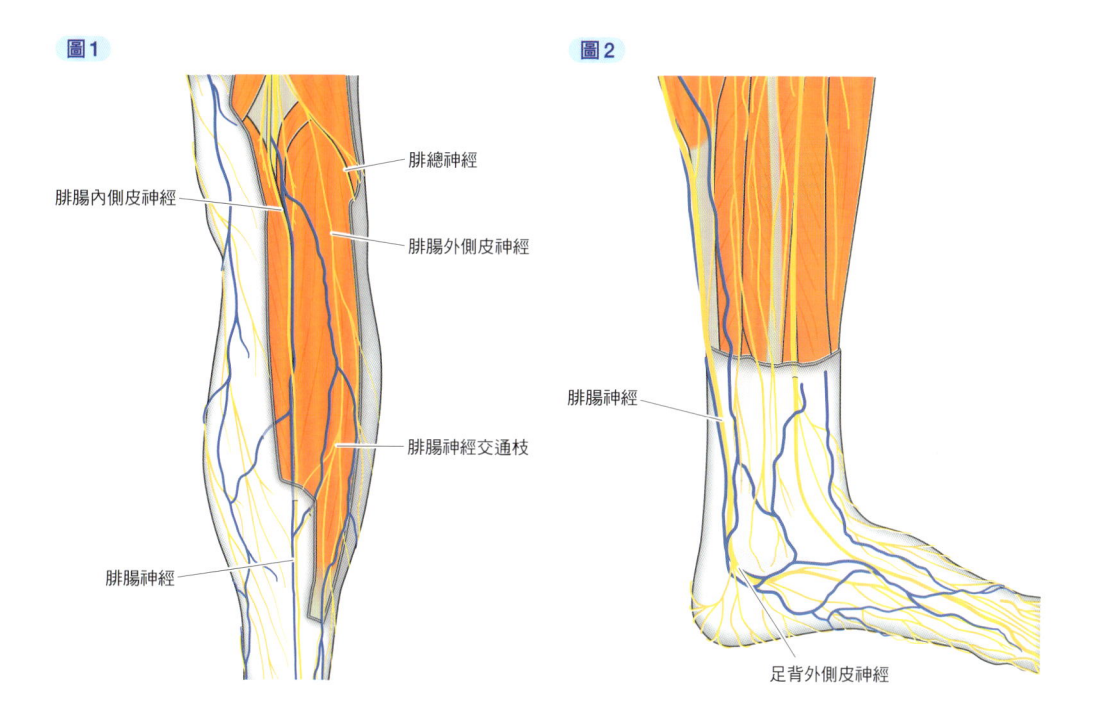

圖1

- 腓總神經
- 腓腸內側皮神經
- 腓腸外側皮神經
- 腓腸神經交通枝
- 腓腸神經

圖2

- 腓腸神經
- 足背外側皮神經

物理治療的陷阱

1）腓腸神經的壓迫

- 一旦過度壓迫腓腸神經，有可能引起疼痛，所以需要避開神經、觸摸其周圍組織的技術。

第 8 章　足部

102 徒手治療
屈拇長肌及腓骨短肌的徒手治療

兼岩淳平、工藤慎太郎

適用的功能障礙
① 踝部背屈受限。

適用的動作障礙
① 負重位的小腿前傾不足。

■ 順序

- ◆ 姿　勢：俯臥。
- ◆ 順　序：①患者的足部伸出床緣。
  ②治療師一隻手抵住患者腳底，以外力底屈、背屈腳踝並伸展腳趾（**重點1**）。
  ③另一隻手觸摸到屈拇長肌與腓骨短肌，指尖深深按壓進肌肉間隙（**重點2**）。
  ④等到手指按壓時疼痛逐漸減輕之後，利用患者自主屈曲、伸展腳趾一邊加入屈拇長肌的肌肉收縮，一邊壓迫腓骨短肌，更進一步鬆動肌肉間隙。
- ◆ 負荷量：施行直到手指能深深按壓進肌肉間隙為止。

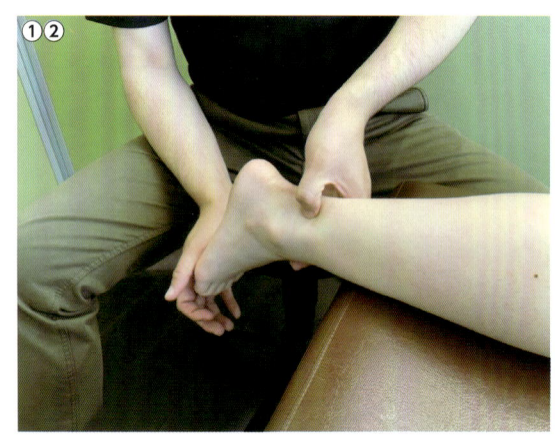

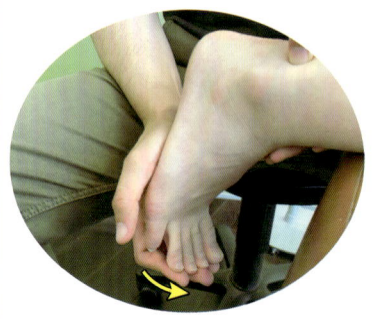

重點1 伸展腳趾
- 踝部背屈的同時伸展腳趾能讓肌肉往近端、遠端方向的活動變大，更容易施行鬆動術。

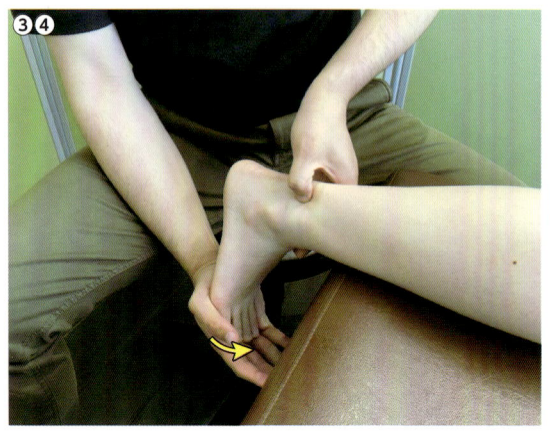

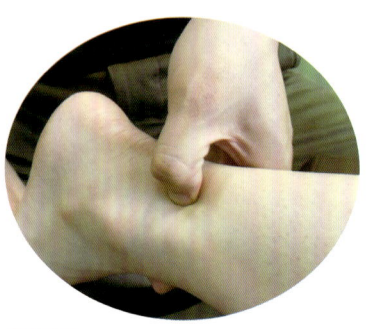

重點2 指尖深深按壓進屈拇長肌與腓骨短肌之間
- 指尖一邊按壓進肌肉之間，一邊感受肌肉的活動。

屈拇長肌與腓骨短肌周圍的構造

- 屈拇長肌起於腓骨後面下 2/3、小腿骨間膜的腓骨側，止於大拇趾遠側趾骨底、食趾中趾遠側趾骨底（表1）。
- 此外，其內側有脛神經、脛後動脈、脛後靜脈行走（圖1），外側有腓骨短肌（圖2）。

表1 肌肉的起端止端

肌肉名稱	起端	止端
屈拇長肌	後面下 2/3、小腿骨間膜的腓骨側。	大拇趾遠側趾骨底、食趾中趾遠側趾骨底。
腓骨短肌	腓骨外側下 1/2、小腿前肌間中隔、小腿後肌間隔。	小趾蹠骨粗隆。

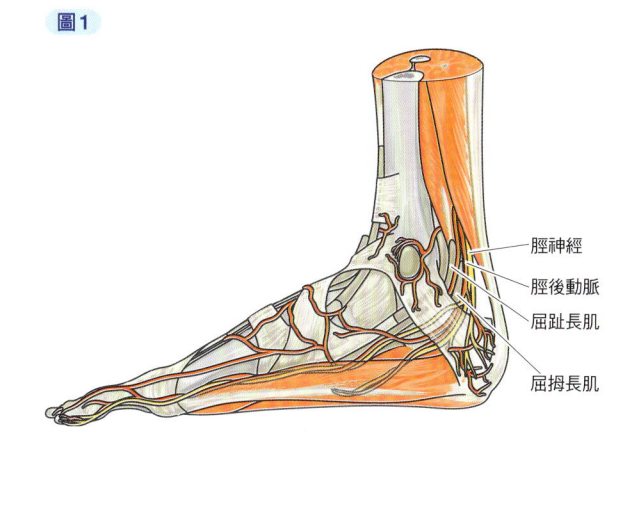

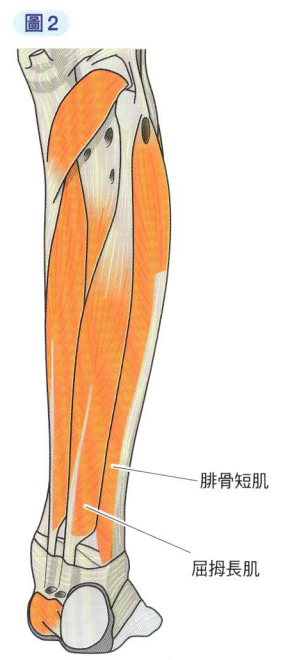

圖1

圖2

物理治療的陷阱

1）腓腸神經的壓迫

- 如果過度壓迫位於屈拇長肌與腓骨短肌之間的腓腸神經，有可能引起疼痛，所以需要避開神經、觸摸深層肌肉間隙的技術。

2）脛神經、屈趾長肌與屈拇長肌之間的鬆動術

- 屈拇長肌的內側有脛神經與屈趾長肌。如果施行屈拇長肌與腓骨短肌之間的鬆動術之後，背屈可動範圍仍舊沒有明顯的改善，也有必要將脛神經、屈趾長肌以及屈拇長肌之間的鬆動術列入考慮。

第 8 章 足部

103 徒手治療
後方關節囊的徒手治療

兼岩淳平、工藤慎太郎

適用的功能障礙
① 踝部背屈受限。

適用的動作障礙
① 負重位的小腿前傾不足。

■ 順序

◆ 姿　勢：伸腿坐或俯臥。
◆ 順　序：①患者的足部伸出床緣。
　　　　　②治療師一隻手抵住患者腳底，以外力底屈腳踝（**重點1**）。
　　　　　③另一隻手觸摸到屈拇長肌，指尖深深按壓進其深層（**重點2**）。
　　　　　④一邊踝部底屈、背屈、腳趾屈曲、伸展，一邊在屈拇長肌與後方關節囊之間施行鬆動術。
◆ 負荷量：施行直到手指能深深按壓進屈拇長肌與後方關節囊之間。

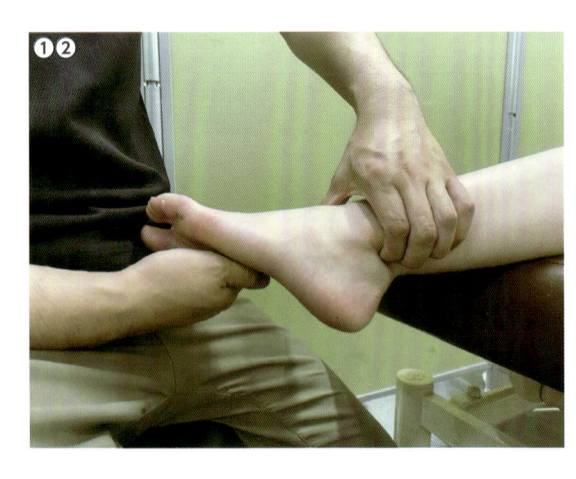

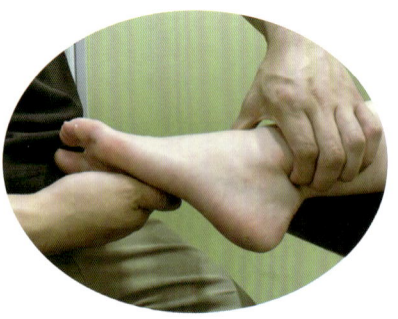

重點1 用腳踝底屈位施行
- 以外力底屈腳踝能讓腓骨短肌與屈拇長肌縮短，治療師的指尖便容易按壓進深層。

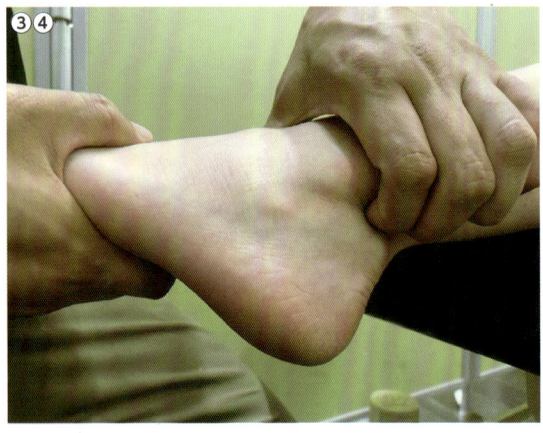

重點2 指尖按壓進深層
- 指尖一邊按壓進深層，一邊感受後方關節囊與肌肉間隙的活動。

後方關節囊周圍的構造

- 踝部後方關節囊相鄰的內側表層有屈拇長肌、脛神經、脛後動脈行走,外側表層則有腓骨短肌行走(圖1)。
- 後方關節囊的周圍存在著許多疏鬆結締組織(圖2○),所以容易因為腫脹強烈或者固定不動等原因引起滑動性低下。

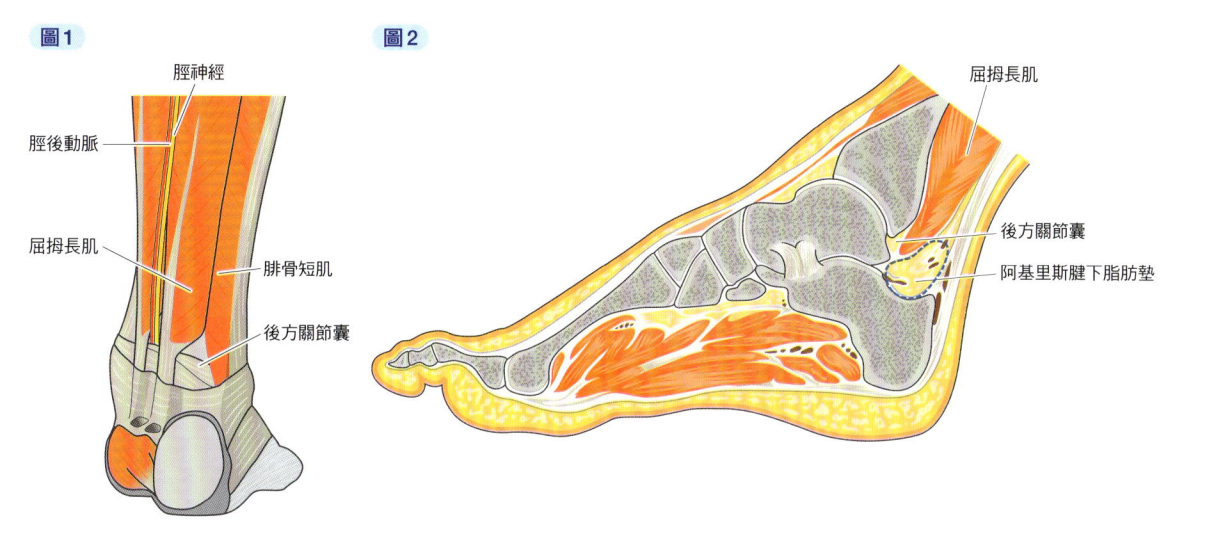

圖1

脛神經
脛後動脈
屈拇長肌
腓骨短肌
後方關節囊

圖2

屈拇長肌
後方關節囊
阿基里斯腱下脂肪墊

物理治療的陷阱

1)從外側施行手技

- 鬆動後方關節囊時如果從內側施行,會因為內側有脛骨後肌、屈趾長肌、屈拇長肌、脛神經等的存在,不容易觸摸到深層,所以最好從外側施行手技。

2)鬆動深層的方法

- 施行後方關節囊鬆動術時,需要鬆動後方節囊與屈拇長肌之間、非常深層的部位。想到要鬆動深層,指尖容易用力,所以要想像著手指緩緩按壓進行。
- 再者,依序從表層的腓腸神經、屈拇長肌、腓骨短肌肌肉間隙等,製造滑動性也很重要。

第8章　足部

104　徒手治療
距骨前脂肪墊的徒手治療

兼岩淳平、工藤慎太郎

適用的功能障礙
1. 踝部背屈受限。

適用的動作障礙
1. 小腿前傾時足部前方疼痛（卡頓感）。

順序

◆姿　勢：伸腿坐。
◆順　序：①患者的足部伸出床緣。
　　　　　②治療師雙手包覆患者足部，用大拇指從伸肌肌腱的內側、外側往深層按壓（**重點**）。
　　　　　③配合腳趾伸展，有如誘導距骨前脂肪墊往表層與近端般施行鬆動術。
◆負荷量：施行直到觸摸距骨前脂肪墊時不會僵硬或疼痛為止。

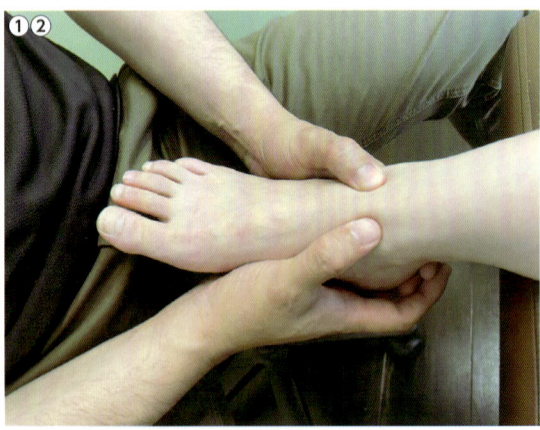

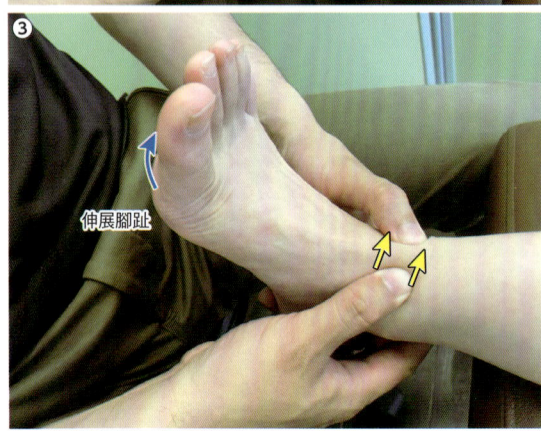

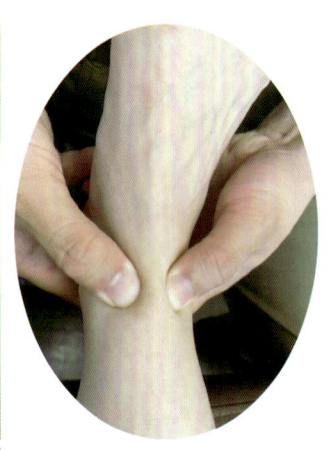

重點　指尖深深按壓進去
- 指尖深深按壓來確認距骨前脂肪墊柔軟度低下的情況。

伸展腳趾

距骨前脂肪墊周圍的構造

- 距骨前脂肪墊是位於踝部前面的疏鬆結締組織，表層有脛骨前肌肌腱、伸拇長肌肌腱、伸趾長肌肌腱，深層有踝關節前方關節囊（圖1～3）。
- 距骨前脂肪墊在踝部背屈時有緩衝作用，且能幫助脛骨前肌肌腱、伸拇長肌肌腱、伸趾長肌肌腱的滑動。

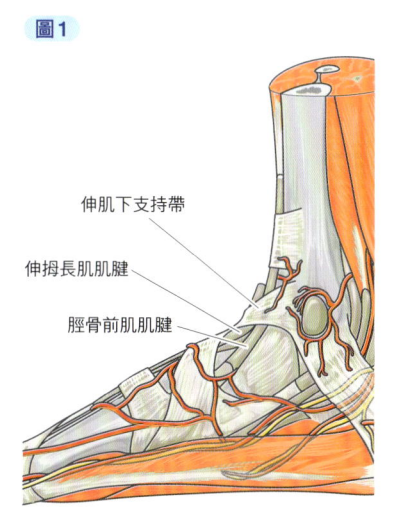

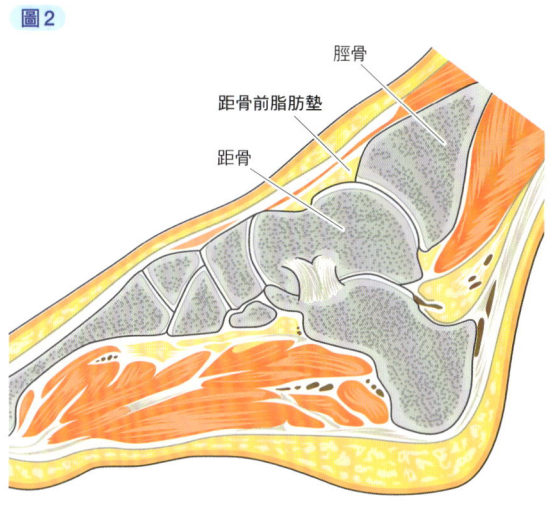

圖1

伸肌下支持帶
伸拇長肌肌腱
脛骨前肌肌腱

圖2

脛骨
距骨前脂肪墊
距骨

圖3

距骨前脂肪墊
脛骨
距骨

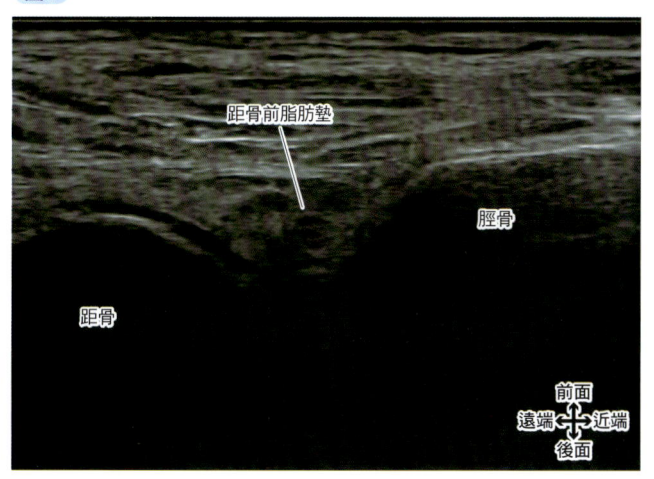

前面
遠端　近端
後面

物理治療的陷阱

1）腓深神經的壓迫

- 腓深神經行走於屈拇長肌與脛骨前肌的深層，如果過度壓迫到腓深神經，有可能引起疼痛，所以要有如抬起表層般操作脂肪墊。

2）對腓深神經施行手技

- 腓深神經行走於距骨前脂肪墊的周圍，如果對距骨前脂肪墊施行手技後疼痛沒有改善，則也有必徒手活動腓深神經周圍組織。

第 8 章　足部

105 徒手治療
跗骨竇周圍的徒手治療

兼岩淳平、工藤慎太郎

適用的功能障礙
1. 踝部底屈受限。

適用的動作障礙
1. 小腿前傾時外踝前方疼痛。
2. 踝部底屈時外踝前方疼痛。

■ 順序

- ◆ 姿　勢：伸腿坐。
- ◆ 順　序：①患者的足部伸出床緣。
  ②腳踝輕度底屈，患者自主屈曲、伸展腳趾（**重點1**）。
  ③配合腳趾的屈曲、伸展，像要搓開伸趾短肌與前距腓韌帶表層的疏鬆結締組織般往遠端移動（**重點2**）。
- ◆ 負荷量：施行直到腳踝底屈時外踝前方的疼痛消失。

  訣竅 如果施行3分鐘左右疼痛仍舊沒有減輕，則可能是脛神經等的影響。

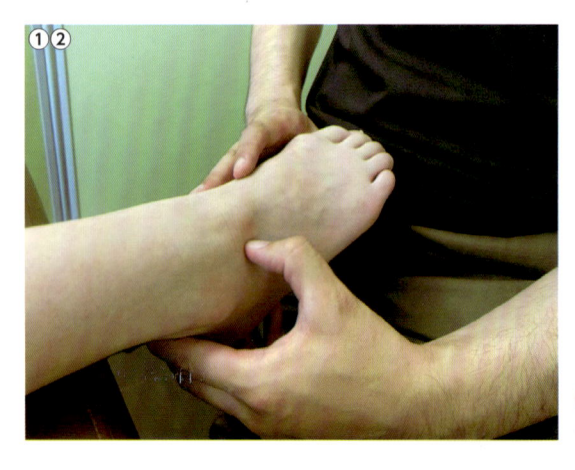

重點1 伸展、屈曲腳趾
- 伸展、屈曲腳趾能讓伸趾短肌的活動變大，更容易施行鬆動術。

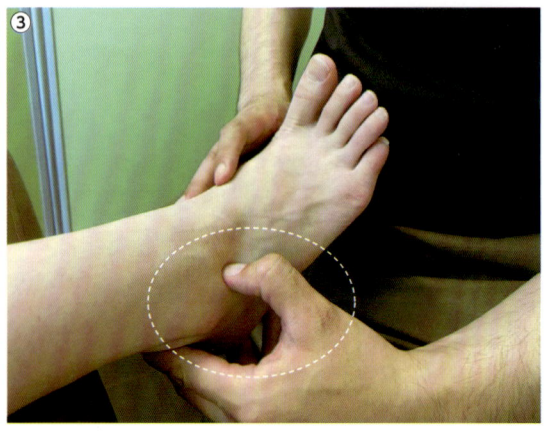

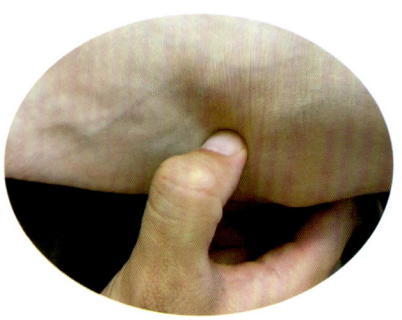

重點2 像要搓開表層組織般移動
- 如果壓迫太強，表層組織會不好移動，所以要用滑動搓開皮膚的感覺施行。

跗骨竇周圍的構造

- 跗骨竇位於踝關節前外側處，是由距骨與跟骨形成的空間，其周圍有許多疏鬆結締組織、肌肉、肌腱等等（圖1、2）。
- 位於跗骨竇中的跟骨背側是伸趾短肌與伸拇短肌的起端部位（圖3，表1），如果因為踝關節外翻挫傷等緣故使得距跟骨間韌帶受傷，可想見也會影響到這些肌肉。

圖1

伸肌下支持帶
伸趾短肌
腓骨長肌
腓骨短肌
跗骨竇

圖3

伸拇短肌
伸趾短肌

圖2

前距腓韌帶
疏鬆結締組織
伸趾短肌
距骨
跗骨竇

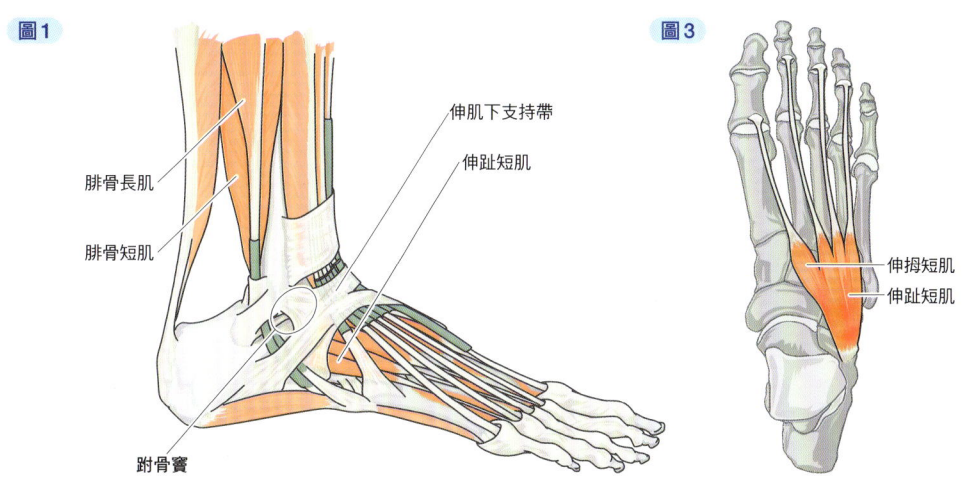

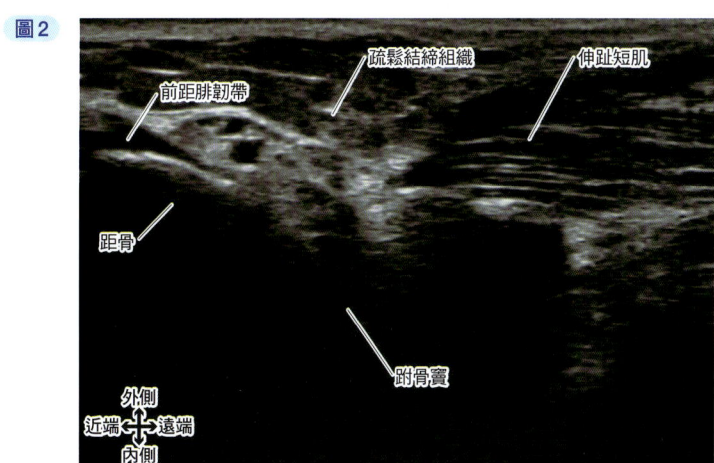

外側
近端　遠端
內側

表1　肌肉的起端止端

肌肉名稱	起端	止端
伸趾短肌	跟骨背側。 伸肌下支持帶背面。	食趾～無名趾的趾背腱膜。 食趾～無名趾的中側趾骨底。
伸拇短肌	跟骨背側。	大拇趾的趾背腱膜。 大拇趾的近側趾骨底。

物理治療的陷阱

1）足背外側皮神經與腓淺神經的影響

- 外踝前方的疼痛也可認為是腓腸神經分枝出的足背外側皮神經或腓淺神經受到絞扼的緣故。如果施行跗骨竇鬆動術後疼痛仍舊沒有明顯改善，也要考慮足背外側皮神經與腓淺神經的鬆動術。

第 8 章　足部

106　徒手治療
比目魚肌的徒手治療

兼岩淳平、工藤慎太郎

適用的功能障礙
① 踝部背屈受限。

適用的動作障礙
① 負重位的小腿前傾不足。
② 踩踏時阿基里斯腱疼痛。

■ 順序

◆ 姿　　勢：俯臥。
◆ 順　　序：①患者的足部伸出床緣。
　　　　　　②治療師一隻手抵住患者腳底，以外力底屈、背屈腳踝（重點1）。
　　　　　　③另一隻手觸摸到比目魚肌、腓腸肌、屈拇長肌，指尖深深按壓進其肌肉間隙。
　　　　　　④一邊確認肌肉間隙伴隨底屈、背屈運動的活動情況，一邊施行徒手治療。
◆ 負荷量：施行直到手指能深深按壓進比目魚肌、腓腸肌、屈拇長肌的肌肉間隙為止。

> **訣竅**　如果施行3分鐘左右比目魚肌仍舊有壓痛殘留，則順著比目魚肌的走向也在遠端部位施行鬆動術。

①～③

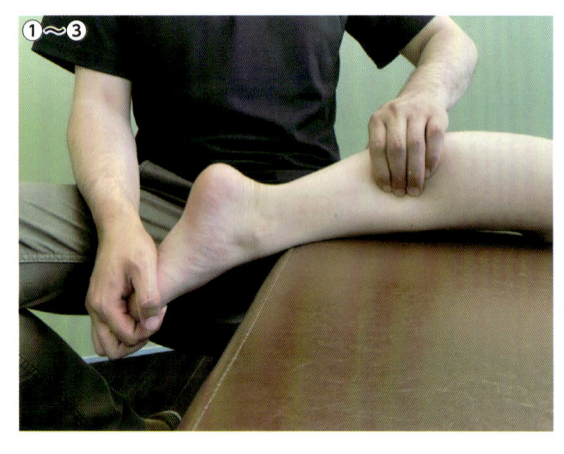

重點1　底屈、背屈腳踝
● 底屈、背屈腳踝能讓肌肉往近端、遠端方向的活動變大，更容易施行鬆動術。

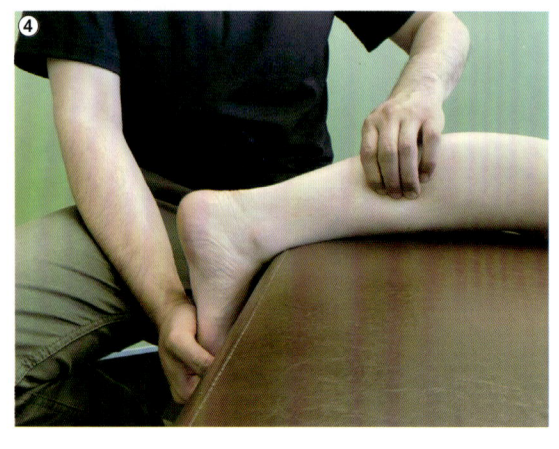

④

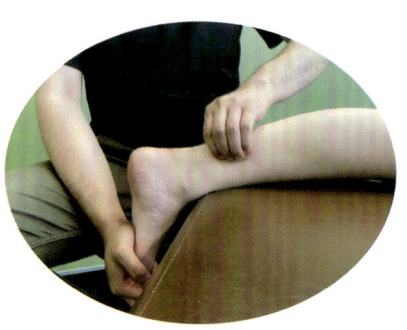

重點2　也在遠端部位施行
● 順著比目魚肌的走向，同樣在遠端部位施行鬆動術。

比目魚肌周圍的構造

- 比目魚肌的表層有腓腸肌（圖1），深層有脛骨後肌、屈趾長肌、屈拇長肌。
- 比目魚肌與脛骨後肌、屈趾長肌、屈拇長肌之間有脛神經及脛後動脈行走（圖2）。
- 如果因為比目魚肌縮短等緣故增強了對比目魚肌深層部分的壓迫，有時會出現脛神經的絞扼性神經障礙。

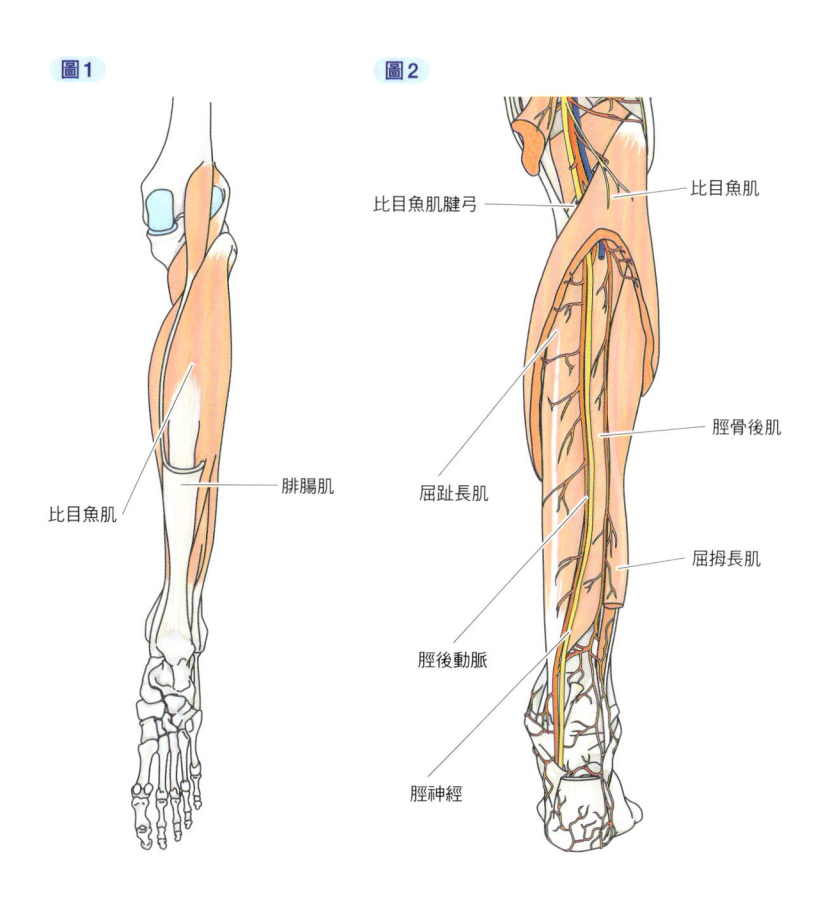

圖1

比目魚肌　　腓腸肌

圖2

比目魚肌腱弓　　比目魚肌
屈趾長肌　　脛骨後肌
脛後動脈　　屈拇長肌
脛神經

物理治療的陷阱

1）源自脛神經的疼痛

- 如果順著比目魚肌的走向施行鬆動術後，疼痛也沒有明顯改善，則可能是在近端部位的比目魚肌腱弓處產生脛神經的絞扼性神經障礙。考慮受到同部位絞扼可能性，也有必要進行壓痛及狄內勒氏徵象等的評估。

第8章 足部

107 徒手治療
阿基里斯腱下脂肪墊的徒手治療

兼岩淳平、工藤慎太郎

適用的功能障礙
1. 踝部背屈受限。
2. 踝部底屈受限。

適用的動作障礙
1. 負重位的小腿前傾不足。
2. 在踝底屈運動最終範圍的阿基里斯腱著骨點周圍疼痛。

■順序

◆ 姿　勢：俯臥。
◆ 順　序：①患者的足部伸出床緣。
　　　　　②治療師的大腿抵住患者腳底，讓腳踝背屈（重點1）。
　　　　　③放緩大腿處的腳踝背屈，配合底屈運動，讓阿基里斯腱下脂肪墊有如滑入跟骨後面與阿基里斯腱之間進行誘導（重點2）。
◆ 負荷量：阿基里斯腱下脂肪墊鬆動術會增加阿基里斯腱往內側、外側方向的活動，施行直到阿基里斯腱往內側、外側方向的移動量增加。

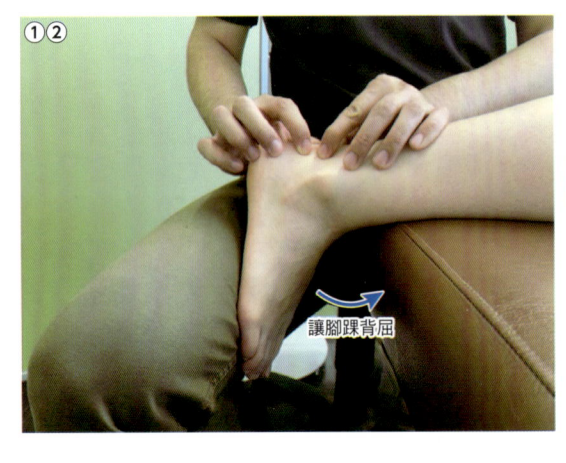

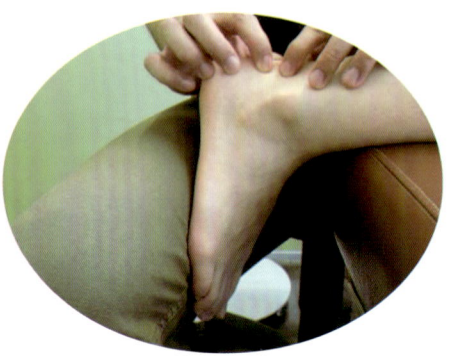

①②

讓腳踝背屈

重點1 治療師用大腿讓患者腳踝背屈
● 雙手操作阿基里斯腱下脂肪墊的活動程度更大，所以治療師要用大腿讓患者腳踝背屈。

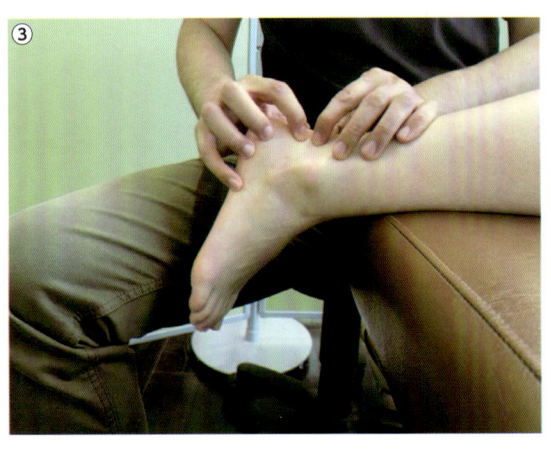

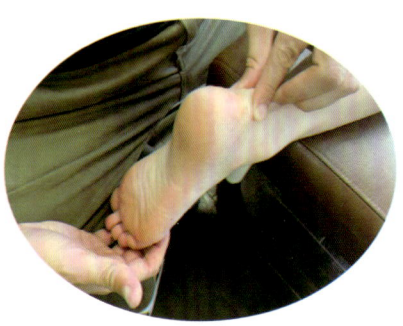

③

重點2 脂肪墊的誘導方法
● 底屈時有如要讓脂肪墊滑入跟骨與阿基里斯腱之間，抓住脂肪墊兩側進行誘導。

阿基里斯腱下脂肪墊周圍的構造

- 阿基里斯腱下脂肪墊是填滿屈拇長肌與阿基里斯腱之間空間的脂肪墊（圖1）。
- 此脂肪墊與屈拇長肌相鄰的部分稱為**屈拇長肌部分**，阿基里斯腱深層的部分稱為**阿基里斯腱部分**，阿基里斯腱著骨點深層的部分稱為**跟骨後楔形部分**，分為這3塊（圖1）。
- 跟骨後楔形部分的遠端處有跟骨後滑液囊，維持阿基里斯腱與跟骨之間的滑動性。
- 阿基里斯腱下脂肪墊表層的阿基里斯腱是腓腸肌與比目魚肌的止端肌腱，所以如果這些肌肉產生縮短等情況，有可能藉由阿基里斯腱增強對阿基里斯腱下脂肪墊的擠壓應力（圖2）。

物理治療的陷阱

圖1

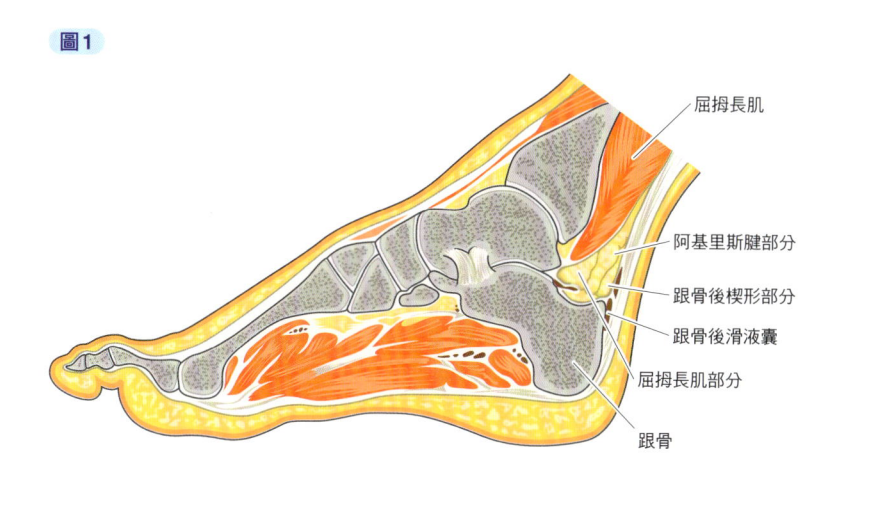

屈拇長肌
阿基里斯腱部分
跟骨後楔形部分
跟骨後滑液囊
屈拇長肌部分
跟骨

圖2

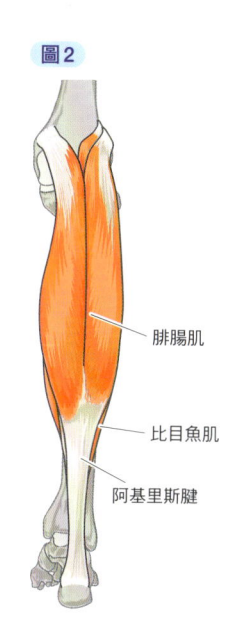

腓腸肌
比目魚肌
阿基里斯腱

1）腓腸神經的壓迫

- 過度壓迫阿基里斯腱下脂肪墊有可能會壓迫到腓腸神經引起疼痛，所以需要避開神經觸摸深層肌肉間隙的技術。

2）對跟骨後滑液囊施行手技

- 跟骨後楔形部分的遠端處有跟骨後滑液囊，所以也有必要對滑液囊施行物理治療等處置。

第 8 章 足部

108 徒手治療
足底腱膜的拉伸法

兼岩淳平、工藤慎太郎

適用的功能障礙
1. 踝部背屈受限。
2. 腳趾伸展受限。

適用的動作障礙
1. 負重時阿基里斯腱著骨點疼痛。
2. 負重位的小腿前傾不足。

■ 順序

◆ 姿　勢：伸腿坐。
◆ 順　序：①以膝關節屈曲（重點1）、腳踝底屈背屈中間位為起始姿勢。
　　　　　②一邊伸展患者腳趾，一邊背屈腳踝。
　　　　　③伸展完成之後也並用直接推拿（重點2）。
◆ 負荷量：確認運動最終範圍的同時，在不會疼痛的範圍內施行。

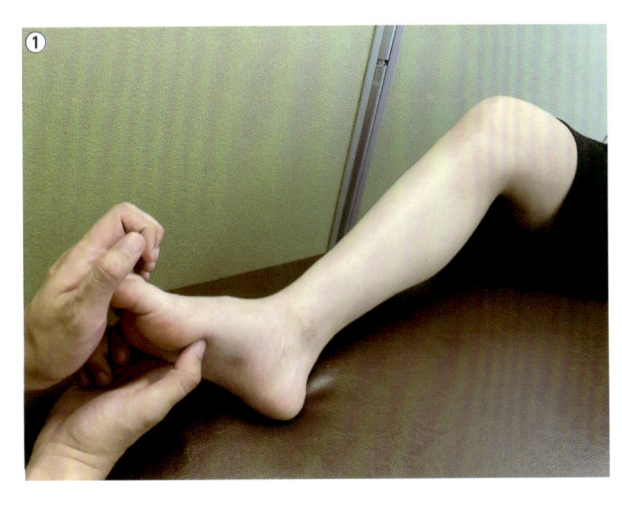

①

重點1　膝關節的角度
● 膝關節伸展會讓小腿三頭肌緊繃，讓張力難以施加在足底腱膜上，所以要用膝關節屈曲位拉伸。

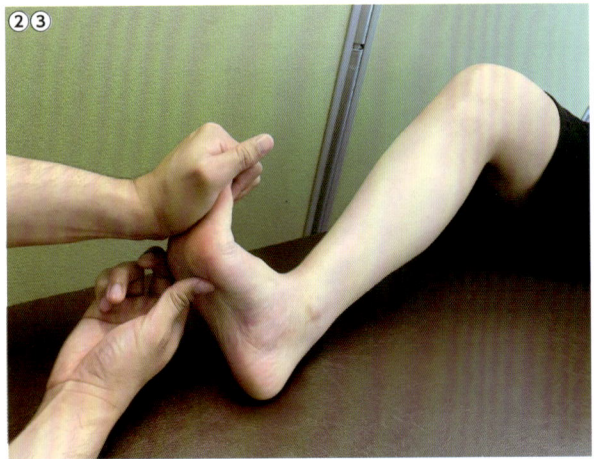

②③

重點2　並用直接推拿
● 等到腳踝背屈及腳趾伸展能流暢進行，治療師就併用另一隻手的大拇指壓迫足底腱膜直接推拿。

足底腱膜周圍的構造

- 足底腱膜是位於內側肌間中隔、外側肌間中隔中間的強韌縱向纖維束（圖1）。
- 起於跟骨粗隆的內側突起，止於大拇趾～小趾的近側趾骨（圖2）。

圖1

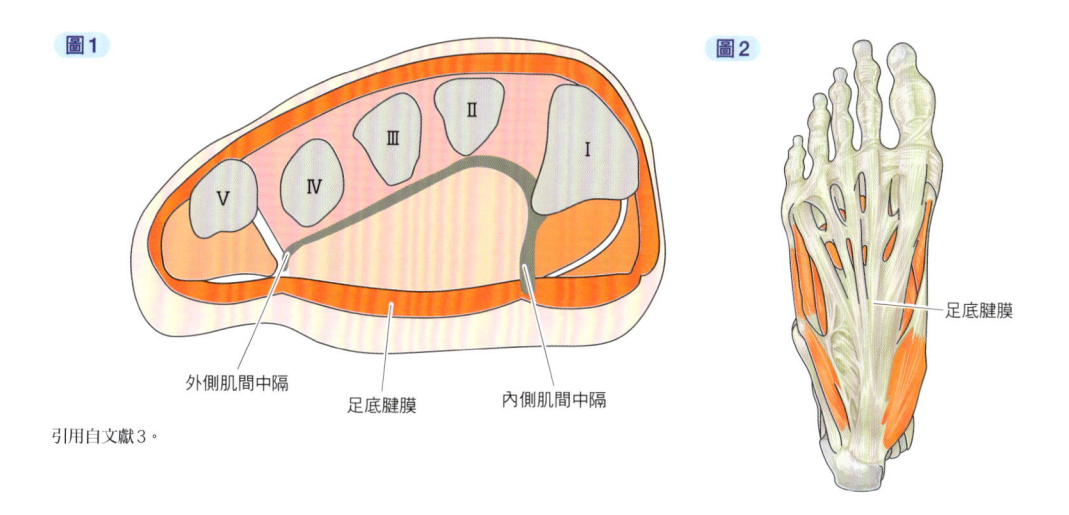

外側肌間中隔　足底腱膜　內側肌間中隔

引用自文獻3。

圖2

足底腱膜

物理治療的陷阱

1）背屈明顯受限的情況下

- 阿基里斯腱與足底腱膜的關係密切，有報告指出，一旦因為阿基里斯腱緊繃產生背屈限制，就會提高足底腱膜炎的風險[4]。
- 對於阿基里斯腱緊繃的患者，也要考慮施行比目魚肌鬆動術等手技（請參閱第8章-106）。

一起學！運動的變化版

◆ 腳踝背屈受限時的足底腱膜拉伸法（圖3）
- 一開始用膝關節屈曲位進行，習慣之後維持拉伸足底腱膜的狀態緩緩伸展膝關節。

圖3

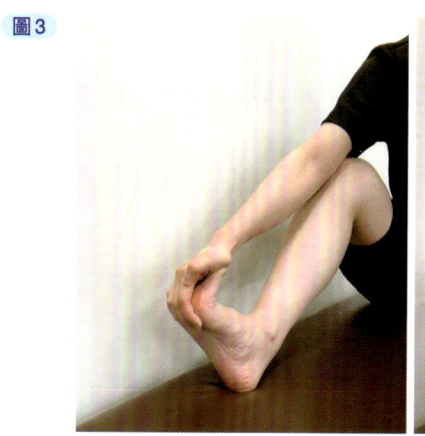

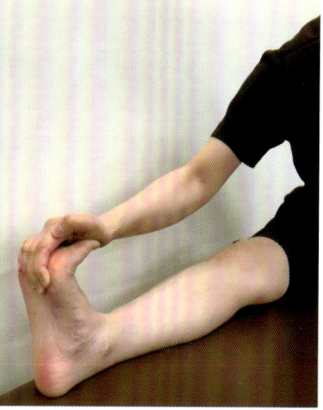

Case 11 主訴衝刺時踝關節後方疼痛的阿基里斯腱炎病例

森田竜治

> **症例** ▶ 來院時
> - 10多歲男性，隸屬於硬式棒球俱樂部的球隊。
> - 3週前跑壘中感覺到右踝關節後方部分疼痛，練習後冰敷疼痛有減輕，但之後練習中衝刺時仍舊會疼痛，慢跑中也會疼痛，所以來看診。
> - X光影像上沒有異常，但設定停止運動期間一週後症狀仍舊持續，診斷為阿基里斯腱炎，開始物理治療。

1 開始物理治療時的理學所見

1) 疼痛

◆ 運動時疼痛
- 負重位下踝部屈曲時阿基里斯腱遠端部位會疼痛，跑步的踏地動作時也出現同樣的疼痛。

◆ 壓痛
- 阿基里斯腱本體遠端部位有壓痛。

2) 踝關節可動範圍

- 背屈：膝關節伸展位0°；屈曲位15°；負重位20°。
  治療重點 針對背屈受限進行了阿基里斯腱下脂肪墊的治療，但背屈仍舊受限。
  →努力治療更深層的踝關節後方關節囊，改善可動範圍。

3) 足部評估

- 足部姿勢量表六項版FPI-6：後足部-3分；中足部4分；前足部-1分。

4) 肌力

- 徒手肌力測試MMT：腓腸肌4＋；比目魚肌4＋；脛骨後肌4＋；屈拇長肌4＋。

2 臨床推理 Clinical Reasoning

- 小腿三頭肌、屈拇長肌的肌力低下，使得此兩塊肌肉的硬度變高，結果踝部背屈時阿基里斯腱的伸展應力增加，可想見**卡格氏脂肪墊 Kager's fat pad**的內壓上升。
  ▶在這種環境下衝刺，可推測出摩擦應力增大，產生脂肪組織纖維化。卡格氏脂肪墊的攣縮又更提高了施加於阿基里斯腱的摩擦應力，可想見會引起疼痛。
- 在踝部背屈受限的情況下或用後足部內翻位蹬地會讓屈拇長肌、脛骨後肌過度負荷，可想見容易引起肌肉疲勞，進而產生肌力低下。

足部 Case

3 運動治療

1) 本患者的重點

- 重點在於：減輕卡格氏脂肪墊與阿基里斯腱之間的摩擦應力。
- 所以有必要改善列位異常與踝部背屈可動範圍受限的情況。
- 藉由改善小腿三頭肌、屈拇長肌、脛骨後肌的肌力，能減輕動作時施加於阿里斯腱的摩擦應力、伸展應力。

2) 運動治療實作

- 首先施行**阿基里斯腱下脂肪墊的徒手治療**（圖1），再加上針對踝部背屈受限施行**後方關節囊的徒手治療**（圖2），改善了阿基里斯腱的壓痛與背屈可動範圍限制。
- 針對後足部內翻施行**屈拇長肌的徒手治療**（圖3），脛骨後肌、腓骨肌個別施行了促使其活動的**提踵運動**（圖4）後，衝刺時的疼痛與負重位背屈時的阿基里斯腱疼痛逐漸改善，能回到競技場上。

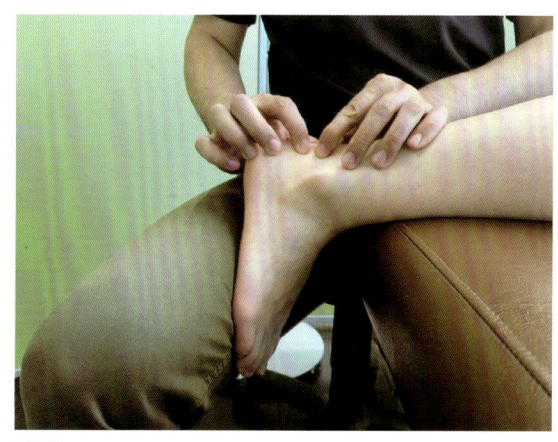

圖1 阿基里斯腱下脂肪墊的徒手治療
- 確認阿基里斯腱的壓痛部位，觸摸並鎖定同部位的阿基里斯腱下脂肪墊。配合踝部底屈運動，誘導脂肪墊活動。詳情請參閱第8章-107。

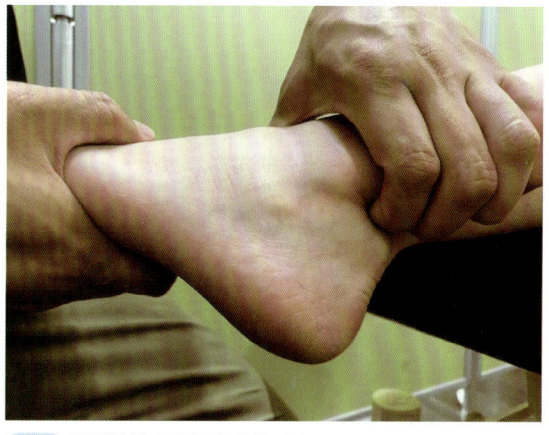

圖2 踝關節後方關節囊的徒手治療
- 在腓骨短肌、屈拇長肌放鬆的狀態下，治療師手指按壓進深層，一邊壓迫，一邊施加錯開組織般的刺激。詳情請參閱第8章-103。

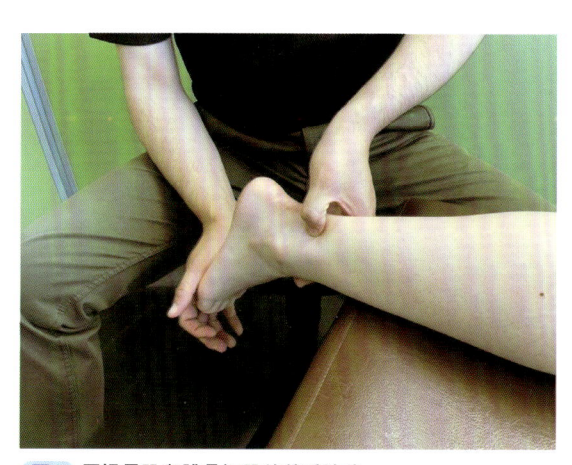

圖3 屈拇長肌與腓骨短肌的徒手治療
- 屈拇長肌的滑動性低下容易產生足部後內翻，所以要促使踝部背屈與腳趾伸展，讓肌肉充分滑動。詳情請參閱第8章-102。

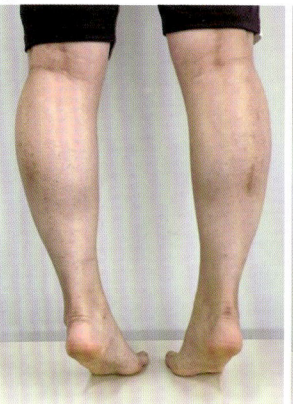

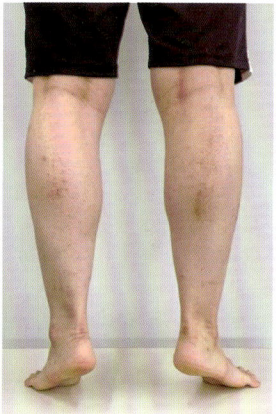

圖4 脛骨後肌、腓骨肌強勢的提踵
ⓐ 脛骨後肌　ⓑ 腓骨肌
- 詳情請參閱第8章-90一起學！運動的變化版。

Case 12 殘存底屈受限、負重時疼痛的踝關節扭傷病例

森田竜治

症例

▶來院時
- 40多歲女性，走路中扭到右腳踝受傷，當天就診，超音波影像確認有前距腓韌帶損傷。

▶石膏固定3週後
- 足部可動範圍受限，開始物理治療。

▶物理治療3週後
- 可動範圍有改善的傾向，但底屈受限，底屈、背屈時仍舊殘留疼痛。

1 理學所見

1）疼痛

◆ 運動時疼痛
- 踝部底屈時距骨小腿關節前外側處疼痛。
- 踝部背屈負重時踝關節前方有卡頓感，形成提起舟狀骨、內側楔骨的足弓後，背屈負重時的疼痛減輕了。

◆ 壓痛
- 跗骨竇、距骨小腿關節前方處有壓痛。

  治療重點 治療踝關節前方的距骨前脂肪墊後，仍舊殘留負重時疼痛。
  →著眼於動態穩定結構的破損，努力穩定內縱弓與跗橫關節。

2）踝關節可動範圍
- 背屈20°；底屈45°；旋後30°；旋前15°。

3）肌力
- 徒手肌力測試MMT：踝關節背屈4＋；底屈4；內翻4；外翻4；大拇趾、腳趾伸展4。

4）骨科測試
- 內翻應力測試＋。

2 臨床推理 Clinical Reasoning

- 本患者可想見是因為韌帶損傷後石膏固定不動致使**跗骨竇周圍**產生攣縮，底屈時引起拉伸疼痛。
- **距骨前脂肪墊**存在於伸趾長肌、伸拇長肌腱鞘與距骨前方之間，踝部背屈時脂肪墊會緩和距骨與脛骨的衝突，同時往近端方向滑動。靜止不動造成腱鞘與脂肪墊之間的滑動性低下，接著距骨前脂肪墊本身的柔軟度也變得低下，就無法緩和距骨與脛骨的衝突，可想見會產生前方疼痛。

足部 Case

3 運動治療

1）本患者的重點

- 本患者的重點在於：①改善跗骨竇周圍與距骨前方的柔軟度、滑動性；②改善踝關節負重時的疼痛。
- 跗骨竇周圍有伸拇短肌及伸趾短肌的起端，還有腓深神經外側枝與跗外側動脈行走。此外，距骨前脂肪墊也與伸趾長肌、伸拇長肌腱鞘相鄰，存在這附近的疏鬆結締組織纖維化即為治療對象。
- 再者，踝部背屈負重時維持內縱弓可減輕負重時的疼痛，所以有必要穩定跗橫關節。

2）運動治療實作

- 首先，施行**距骨前脂肪墊的徒手治療**（圖1），背屈負重時的疼痛減輕了。接著為了改善疏鬆結締組織的情況，施行**跗骨竇周圍的徒手治療**（圖2），底屈時的疼痛也改善了。
- 由於背屈負重時仍舊有疼痛殘留，進行**脛骨後肌、腓骨長肌的運動，以及離心提踵運動**（請參照第8章-92~94），以改善內縱弓與穩定跗橫關節為目的，進行**縮足運動**（圖3）後，背屈負重時的疼痛消失且可動範圍左右差異也改善了。

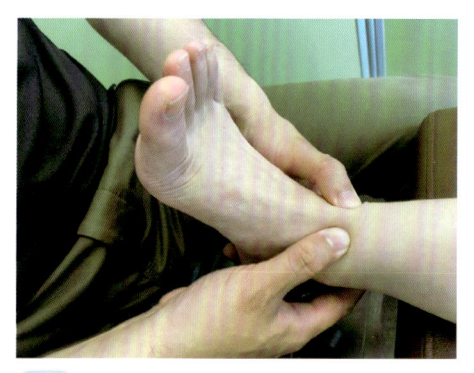

圖1 距骨前脂肪墊的徒手治療
- 觸診脂肪墊發現有左右差異，所以從伸肌肌腱的內側、外側捏起脂肪墊，施加橫切刺激後，前方部位的不舒服減輕了，因此接著追加伴隨伸展腳趾的脂肪墊操作。詳情請參閱第8章-104。

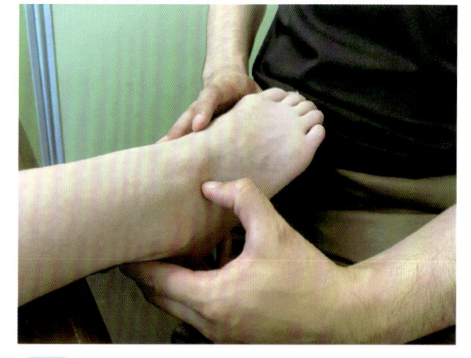

圖2 跗骨竇周圍的徒手治療
- 治療跗骨竇周圍疏鬆結締組織時，手指要有如活動前距腓韌帶、伸趾短肌表層般輕輕貼著進行。詳情請參閱第8章-105。

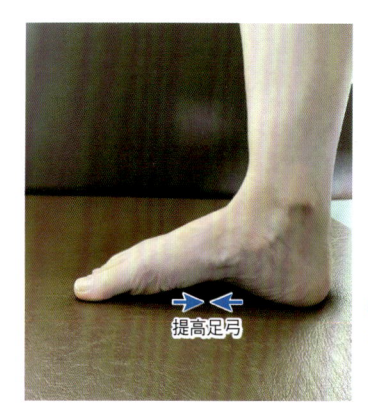

提高足弓

圖3 縮足運動
- 從低負荷的坐姿開始運動，慢慢轉移到單腳站立。每次都要一邊評估有無內縱弓低下與跗橫關節不穩定的情況，一邊進行運動。詳情請參閱第8章-96。

文献一覧

第1章　肩部

1) 福吉正樹・林 典雄：臨床スポーツ医学，30：467-472，2013，文光堂
2) 「関節機能解剖学に基づく整形外科運動療法ナビゲーション 上肢・体幹 改訂第2版」（整形外科リハビリテーション学会／編），p55，メジカルビュー社，2014
3) Clark JM & Harryman DT 2nd：J Bone Joint Surg Am，74：713-725, 1992
4) 「肩　第4版 その機能と臨床」（信原克哉／著），pp217-227，医学書院，2012
5) Tasaki A, et al：Knee Surg Sports Traumatol Arthrosc，23：2667-2673, 2015

第2章　肘部

1) Matsuzawa K, et al：Surg Radiol Anat, 43：3-10, 2021
2) Otoshi K, et al：Surg Radiol Anat, 36：289-294, 2014
3) Chang KV, et al：Arch Phys Med Rehabil, 99：743-757, 2018
4) 「肘関節理学療法マネジメント」（坂田 淳／編），p19，メジカルビュー社，2020

第3章　手部

1) 「手 その機能と解剖 第6版」（上羽康夫／著），p140，金芳堂，2017
2) 運動機能障害の「なぜ？」がわかる評価戦略」（工藤慎太郎／編著），医学書院，2017

第4章　頸部

1) Vasavada AN, et al：Spine（Phila Pa 1976），23：412-422, 1998
2) Ackland DC, et al：J Biomech, 44：475-486, 2011
3) 「改訂第2版 骨格筋の形と触察法」（河上敬介・磯貝 香／編），p52，大峰閣，2015
4) 「運動器疾患の「なぜ？」がわかる臨床解剖学」（工藤慎太郎／編著），p2，医学書院，2012

第5章　腰部

1) Vasavada AN, et al：Spine（Phila Pa 1976），23：412-422, 1998
2) Willard FH, et al：J Anat，221：507-536, 2012
3) 「Clinical anatomy of the lumbar spine and sacrum」（Bogduk N, et al, eds），Elsevier, 2005
4) Bohannon RW, et al：Phys Ther, 65：1501-1504, 1985
5) Murray R, et al：Clin Biomech（Bristol, Avon），17：147-151, 2002
6) 「身体運動学 関節の制御機構と筋機能」（市橋則明／編），p209，メジカルビュー社，2017
7) Juker D, et al：Med Sci Sports Exerc, 30：301-310, 1998
8) Elsharkawy H, et al：Anesthesiology, 130：322-335, 2019

第6章　股関節

1) 木下一雄，他：理学療法ジャーナル，44：1113-1117, 2010
2) Semciw AI, et al：Gait Posture, 39：822-826, 2014
3) Hummer CD & MacEwen GD：J Bone Joint Surg Am, 54：1255-1256, 1972
4) 小栢進也，他：理学療法学，38：97-104, 2011
5) Semciw AI, et al：J Electromyogr Kinesiol, 23：858-864, 2013
6) Kaya M：PLoS One, 13:e0191091, 2018
7) Kuniya H, et al：J Neurosurg Spine, 19：76-80, 2013
8) Maigne JY & Doursounian L：Spine（Phila Pa 1976），22：1156-1159, 1997
9) 林 典雄：理学療法研究，33：3-7, 2016
10) 「骨粗鬆症を原因とした脊椎圧迫骨折の病態理解と運動療法」（赤羽根良和／著），gene, 2017
11) Konno T, et al：J Pain Res, 10：1431-1435, 2017
12) Aota Y：World J Orthop, 7：167-170, 2016
13) 吉田信也，他：理学療法科学，24：287-291, 2009
14) 松崎太郎，他：理学療法科学，24：901-905, 2009

第7章　膝部

1) 池添冬芽，他：理学療法学，30：8-13, 2003
2) 三秋泰一・立野勝彦：金沢大学つるま保健学会誌，31：53-60, 2007
3) 宮原拓也，他：理学療法―臨床・研究・教育，13：44-47, 2006
4) 溝渕絵里，他：東海大学スポーツ医科学雑誌，23：27-34, 2011
5) WL Buford Jr, et al：IEEE Trans Rehabil Eng, 5：367-379, 1997
6) 「カパンディ 関節の生理学Ⅱ 下肢 原著第5版」（Kapandji AI／著，荻島秀男・嶋田智明／訳），医歯薬出版，1988
7) SR Ward, et al：Clin Orthop Relat Res, 467：1074-1082, 2008
8) Kudo S, Nakamura S：J Bodyw Mov Ther, 21：549-553, 2017
9) J Fairclough, et al：J Anat. 208：309-316, 2006
10) Nakanishi S, et al：J Funct Morphol Kinesiol, 6：doi：10.3390/jfmk6030068, 2021

第8章　足部

1) Akhbari B, et al：J Biomech Eng, 141：1110121-1110128, 2019
2) Kura H, et al：Anat Rec, 249：143-151, 1997
3) 「運動器疾患の「なぜ？」がわかる臨床解剖学」（工藤慎太郎／編著），p181，医学書院，2012より引用．
4) Riddle DL, et al:J Bone Joint Surg Am, 85:872-877, 2003

索 引

二劃

力偶	14

三劃

三角肌	14,44
三角肌下滑液囊	29
三角纖維軟骨複合體（TFCC）損傷	90
上臀神經／臀上神經	160
大菱形肌	20
大圓肌	18,34
大腿外側處疼痛	156
大腿後肌群	180
大腿後面	164
大腿筋膜	157
小指對掌肌	74
小面關節／關節突間關節	108
小菱形肌	20
小圓肌	16,31
小腿三頭肌	212,250
小腿前傾	234,236,238,240,242,244,246,248
小腿前傾不足	212,226
小腿過度外轉	182

四劃

中斜角肌	92,106
中腕關節	73
內八／腳趾朝內	213
內八提踵	211
內胸神經	37
內側肌間中隔	232
內縱弓	218,222,224
內蹠神經	230,232
尺神經	60,71,90
尺神經背側枝	86,90
尺神經障礙	50,74
尺神經鬆動術／鬆動術	60
尺側伸腕肌	77
尺側屈腕肌	50,71,76,86

比目魚肌	244

五劃

半棘肌	104
半腱肌	180,197
半膜肌	180,186
卡格氏脂肪墊	250
四角空間	35
外八／腳趾朝外	213
外展小趾肌	201
外展拇肌	224,230
外展拇長肌	76
外胸神經	37
外跗動脈	253
外縱弓	214,220
外翻不穩定性	52
外蹠神經	230
正中神經	58,84
正中神經掌枝	85
正中神經障礙	74
正中神經鬆動術／鬆動術	58

六劃

伏地挺身運動	23
划槳／划船	21
多裂肌	110,114,128,136
孖上肌	138
孖下肌	138
耳大神經	101
肋椎關節	134
肋橫突關節	135
肋頭關節	135
肌皮神經	32
肌肉活動／肌肉動態	186

七劃

伸肌支持帶	81,82
伸指（總）肌	64

伸趾短肌	242	股四頭肌	170,172,176,178
低位髖骨	210	股外側皮神經／大腿外側皮神經	156
佛羅氏弓	57	股外側肌	172,179,192,203
坎普氏徵象	136	股直肌	150,154
坐下	170	股直肌起端	168
坐骨神經	164,201	股神經	151,154
坐骨神經伸展測試	136	股骨前脂肪墊	190,208
夾肌	104	股薄肌	197
夾擠	150	肩胛上神經	30
肘部內側副韌帶	52	肩胛下肌	27
肘部前方脂肪墊	55	肩胛下肌上方部分	18
肘部前方關節囊	55	肩胛下肌下方部分	18
肘隧道	61	肩胛背神經	40
肛門三角	112	肩峰下夾擠	43
足掌內肌／足部內在肌	215	肩峰下滑液囊	28,45
		肩帶	48

八劃

夜間疼痛	46	肱三頭肌	62
屈曲攣縮	210	肱三頭肌內側頭	71
屈肌支持帶	81	肱三頭肌長頭	34
屈拇長肌	236,238,244,250	肱三頭肌長頭肌腱	44
屈指淺肌	52	肱三頭肌短頭	33
屈趾長肌	226	肱肌	54,68
承重反應期	218,224	肱骨頭	42
拇指對掌肌	74	肱橈關節	68
拇趾蹠趾關節	232	表層	205
杭特氏隧道＝內收肌管／內收肌隧道／ 　內收肌通道＝縫匠肌下管	195	近端指間關節	88
		近端橈尺關節	66
枕下三角	103	長軸滑動	165
枕下肌群	102	阿基里斯腱／跟腱	234
枕下神經	103,105	阿基里斯腱下脂肪墊	246
枕大神經	105		
枕小神經	101	## 九劃	
泌尿生殖三角	112		
盂肱關節	43,48	前足滾動	232
直接拉伸	248	前斜角肌	92
股二頭肌	180	前距腓韌帶	242
股二頭肌短頭	198	前跨弓箭步	172,211
股中間肌	190,208	前鋸肌	22,38
股內側肌	172,179	前鋸肌上方部分	40
股方肌	138	前鋸肌上側纖維	48
		前臂外側皮神經	33
		後方脂肪墊	63

INDEX

後方關節囊	31,63,238
後足部過度旋後	220
後頸三角	97
背屈受限	200,244
背屈運動	80
背側深枝	79

十劃

原位運動	176
射飛鏢運動	72
疼痛	166,200,206
站立末期	212,216,232
站立初期	146
胸大肌	18,36
胸小肌	36
胸肌神經	37
胸長神經	38
胸背神經	38,127
胸腰筋膜	116
胸腰筋膜貫穿處	159
胸廓出口症候群	37
胸鎖乳突肌	92,100
脂肪墊	202
脊髓神經內側枝	129
脊髓神經外側枝	131
脊髓神經根	133
蚓狀肌	74
逆射飛鏢運動	72
配重／衡重／平衡重／平衡力／砝碼／秤錘／配重塊	123
骨盆底肌	112
骨盆股骨節律	122
骨盆後傾運動	119
骨盆側邊晃動	148
骨纖維隧道	159

十一劃

側向弓箭步	174
側腹肌	110
副神經	97

動態	193
斜方肌	21
斜方肌上束	98
斜方肌下束	24
斜方肌中束	24
斜角肌間隙	107
斜移	19,43
旋扭動作／鎖扣動作／調節螺旋動作	211
旋前方肌	86
旋前肌	220
旋前圓肌	58
旋後	68
旋後肌	65,218
旋轉肌間隙損傷	27
梨狀肌	138
深層	205
深層外轉六肌	138,140,152
深蹲	170
牽張縮短循環	216
疏鬆結締組織	46,91
第2區	83
第3枕神經	105
脛後動脈	226,228,230
脛神經	200,226,228,230
脛骨前肌	222
脛骨後肌	218,250
背側淺枝	79
閉孔內肌	138
閉孔外肌	140,152
閉孔神經	152
麻痺	166,206

十二劃

喙肱肌	32
喙肱韌帶	26
喙突下滑液囊	29
掌內肌	51
掌屈運動	80
掌板／腹板	88,89
掌指關節	88
掌側深枝	79

掌側深枝	79	腹股溝韌帶	157
掌側淺枝	79	腹橫肌	116
提肩胛肌	40,96,108		

十四劃

斯特拉瑟氏弓／肱二頭肌溝	61		
最低限度提踵	215	對掌肌	74
最長肌	130	維持骨盆水平	148,174
棒球肘	71	腿部伸展	178
棘上肌	14,27,28,48	腿部屈曲	180
棘下肌	16,30,48	遠端指間關節	89
椎動脈	103	遠端橈尺關節	79
椎間孔	132		

十五劃

絞扼障礙	159,163		
腋神經	35,46	寬距深蹲／寬步深蹲	140
腋神經前枝	44	膕肌	182
腓骨長肌	207,220	膝伸展肌力低下	190
腓骨短肌	220,236	膝伸展受限	182,186,188,198,204
腓深神經外側枝	253	膝屈曲肌力	180
腓腸肌	244	膝屈曲受限	188,190,192,198,206
腓腸神經	234	膝部內側疼痛	194,196
腓總神經	201,206	膝部外側疼痛	202
腕骨近端列	81	膝部前側疼痛	204
腕隧道	85	膝蓋／髕骨	188
舒緩	186	踏地時	244
菱形肌	25	踏地動作	222
跗骨竇	242	踝底屈受限	242,246
跗骨竇周圍	252	踝背屈肌力	222
距骨前脂肪墊	240,252	踝背屈受限	226,228,230,234,236,238,240,246,248
		踝關節不穩定性	212,216
		踝關節內翻扭傷	219,221
		骶髂韌帶	162
		骶髂關節痛	163

十三劃

奧斯本氏韌帶／奧斯本氏帶（腱膜）	61
滑膜皺襞	67,69

十六劃

腰大肌	142		
腰方肌	124	橈尺韌帶	79
腰臀部疼痛	158,162	橈神經	56
腱劃	120	橈神經深枝	65
腱鞘	81	橈神經鬆動術／滑動術	56
腳趾伸展受限	248	橈骨環狀韌帶	67
腳趾屈曲肌力	230	橈側伸腕長肌	82
腹內斜肌	118		
腹直肌	120		

橈腕關節	73,91
橫腕韌帶（屈肌支持帶）	85
橫頸動脈	97
頭夾肌	108
頭頸部伸肌群	94
頭頸部屈肌群	92
頸筋膜	97
項韌帶	99

十八劃

縫匠肌	154,194,197
聯合腱	33
臀上皮神經	131,158
臀下皮神經	131,166
臀大肌	146
臀小肌	144,160
臀中皮神經	162
臀中肌	148,160
闊背肌	38,126
闊筋膜張肌	160
隱神經	194
鎖骨下動脈	107
鬆動術	188
鵝足	196

十九劃

髂肌／腸骨肌	142
髂脛束	202
髂腰肌	142,168
髂腹下神經	125,167

二十四劃

髕上囊	191
髕骨下脂肪墊	204,208,210

二十六劃

髖臼發育不良	168
髖關節內轉	144
髖關節內轉肌力	174
髖關節外展、外轉運動	145
髖關節外展肌力	148,174
髖關節伸展	146,154
髖關節的外轉	152
髖關節前方夾擠	168

執筆者一覽

◆ 編輯、執筆

工藤慎太郎　　森之宮醫療大學保健醫療學部物理治療法學科
（第1章，第2章，第6章，第7章，第8章，Case 10）

◆ 執筆（按刊載順序）

野田　逸誓　　蘆屋骨科體育診所
（第1章、第2章、第3章-27、28、31、32、33）

森田　竜治　　OSUMI骨科復健科
（第3章-26、29、30、34、Case 1～9、11、12）

川村　和之　　國際醫學技術專門學校物理治療學科
（第4章，第5章）

河西　謙吾　　加納綜合醫院復健科
（第6章，第7章）

兼岩　淳平　　Ar--Ex尾山台骨科復健科
（第8章）

編著 Profile

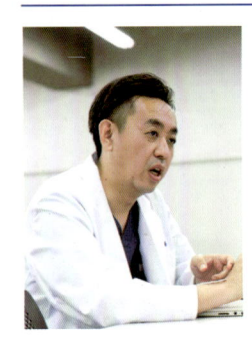

工藤慎太郎

專門物理治療師（基礎），博士（醫療學科）

【所屬】 森之宮醫療大學インクルーシブ医科学研究所　所長
　　　　森之宮醫療大學保健醫療學部物理治療法學科　教授
　　　　（預定2022年4月起改組為「綜合復健學部」）
　　　　基於形態學與運動學的物理治療研究會　代表
　　　　足部構造與功能研究會　副會長

【最終學歷】 鈴鹿醫療科學大學大學院　醫療科學研究所　博士後期課程

【給讀者的話】
　　　　對「徒手治療」的物理治療師而言，最重要的是要「治療什麼？」，不過「如何治療？」也越加重要。本書刊載了我們施行的基礎運動治療法，而各位面對患者時，也歡迎加入自己特有的技巧。

「機能解剖と運動療法」　工藤 慎太郎 / 編
Copyright © 2022 by YODOSHA, CO., LTD.
All rights reserved.
Original Japanese edition published in 2022 by YODOSHA, CO., LTD.
Chinese translation rights in complex characters arranged with YODOSHA, CO., LTD.
through Japan UNI Agency, Inc., Tokyo

功能性解剖與運動治療　物理治療師的臨床指南

出　　　版／楓葉社文化事業有限公司
地　　　址／新北市板橋區信義路163巷3號10樓
郵 政 劃 撥／19907596　楓書坊文化出版社
網　　　址／www.maplebook.com.tw
電　　　話／02-2957-6096
傳　　　真／02-2957-6435
編　　　著／工藤慎太郎
翻　　　譯／李依珊
責 任 編 輯／黃稺容
內 文 排 版／洪浩剛
港 澳 經 銷／泛華發行代理有限公司
定　　　價／950元
出 版 日 期／2025年5月

國家圖書館出版品預行編目資料

功能性解剖與運動治療 物理治療師的臨床指南 / 工藤慎太郎作；李依珊譯. -- 初版. -- 新北市：楓葉社文化事業有限公司, 2025.05　面；　公分

ISBN 978-986-370-791-2（平裝）

1. 運動醫學 2. 運動器官 3. 物理治療

416.69　　　　　　　　　　114003811